増補新版

薬膳・漢方

食材&食べ合わせ手帖

監修

横浜薬科大学　教授

喻静

管理栄養士・

国際中医薬膳管理師

植木もも子

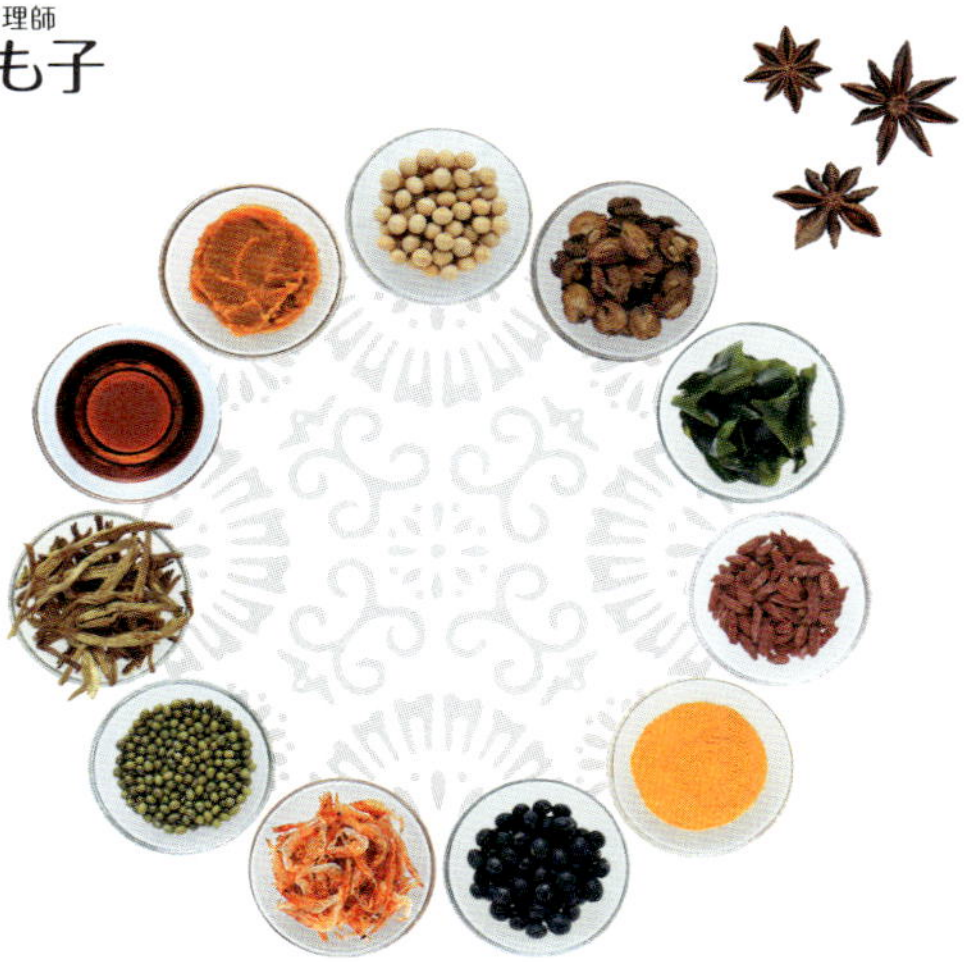

西東社

目次

本書の使い方

本書は食材を、野菜、果物など9つの章に分けて紹介しています。食材のページでは、薬膳や漢方、栄養学から見た性質や効能、おすすめの食べ合わせ方がわかります。

薬膳データ

薬膳の観点からの区分けと、その食材に合う体質がひと目でわかります。

主な効果と食材名

食材の働き・特性の解説

薬膳・漢方の観点から見た食材の働きと、栄養学的な特性、健康に及ぼす影響を解説。

おすすめの食べ合わせ

食材の特性を生かした食べ合わせ例を紹介。

特徴的な栄養成分

食品成分値は「日本食品標準成分表2020年版（八訂）」によるものです。成分値がないものは、食材に含まれる栄養成分のみ記載しています。

※たんぱく質はアミノ酸組成によるたんぱく質、脂質は脂肪酸のトリアシルグリセロール当量、炭水化物は利用可能炭水化物（未測定の場合は「差し引き法」による利用可能炭水化物）、ビタミンA（β-カロテン）はβ-カロテン当量、ビタミンA（レチノール活性当量）はレチノール活性当量、ナイアシンはナイアシン当量、ビタミンEはα-トコフェノールの値です。

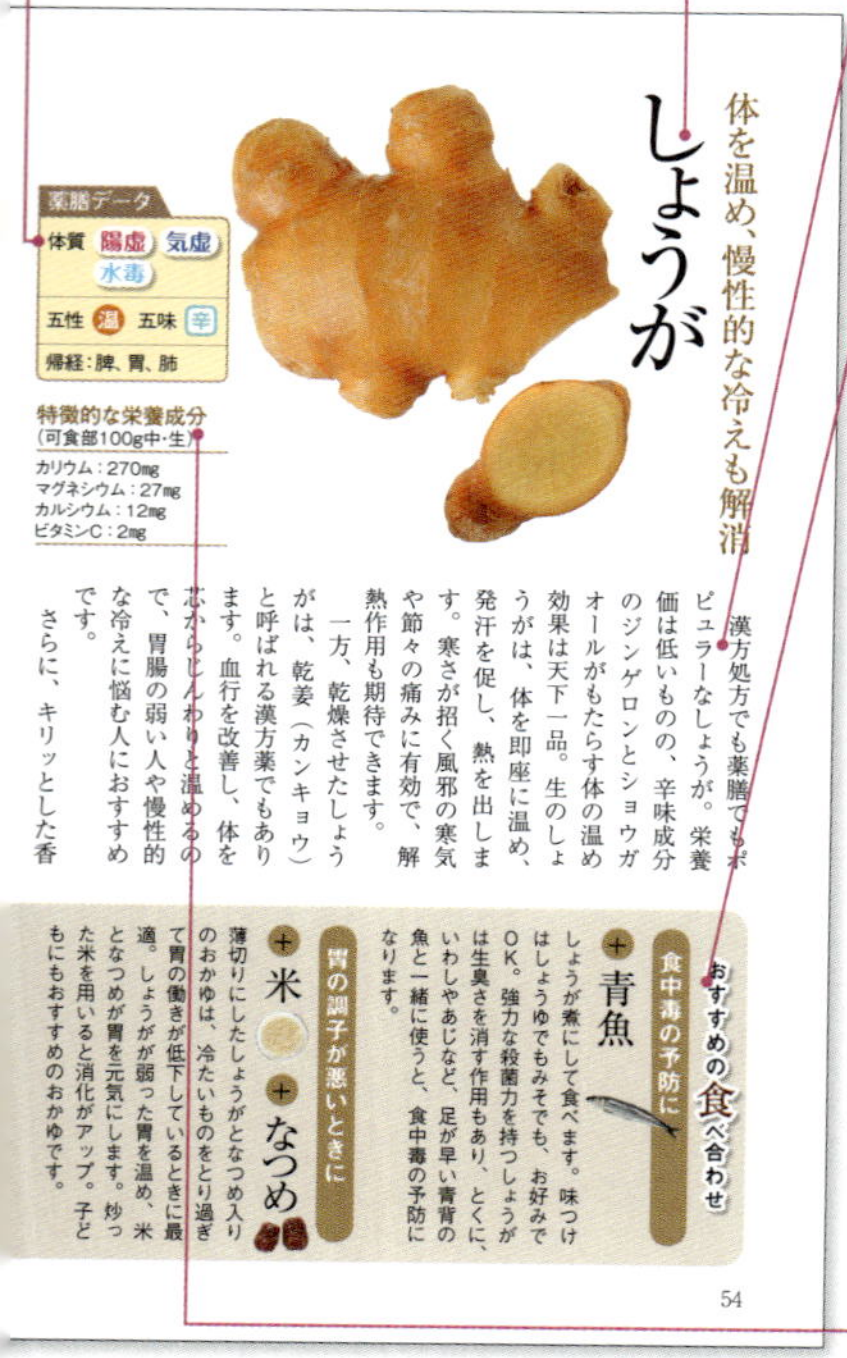

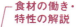

しょうが

体を温め、慢性的な冷えも解消

薬膳データ
体質 陽虚 気虚 水毒
五性 温 五味 辛
帰経：脾、胃、肺

特徴的な栄養成分
（可食部100g中・生）
カリウム：270mg
マグネシウム：27mg
カルシウム：12mg
ビタミンC：2mg

漢方処方でも薬膳でもポピュラーなしょうが。栄養価は低いものの、辛味成分のジンゲロンとショウガオールがもたらす体の温め効果は天下一品。生のしょうがは、体を即座に温め、発汗を促し、熱を出します。寒さが招く風邪の寒気や節々の痛みに有効で、解熱作用も期待できます。

一方、乾燥させたしょうがは、乾姜（カンキョウ）と呼ばれる漢方薬でもあります。血行を改善し、体を芯からじんわりと温めるので、胃腸の弱い人や慢性的な冷えに悩む人におすすめです。

さらに、キリッとした香

おすすめの食べ合わせ

食中毒の予防に
＋青魚
しょうが煮にして食べます。味つけはしょうゆでもみそでも、お好みでOK。強力な殺菌力を持つしょうがは生臭さを消す作用もあり、とくに、いわしやあじなど、足が早い青背の魚と一緒に使うと、食中毒の予防になります。

胃の調子が悪いときに
＋米 ＋なつめ
薄切りにしたしょうがとなつめ入りのおかゆは、冷たいものをとり過ぎて胃の働きが低下しているときに最適。しょうがが弱った胃を温め、米となつめが胃を元気にします。炒った米を用いると消化がアップ。子どもにもおすすめのおかゆです。

54

主な栄養素の働き

●体を作る主成分

たんぱく質

体の組織を作り、生命活動の維持に欠かせない栄養素。約20種類のアミノ酸から構成され、そのうちの体内では作れない9種類を必須アミノ酸といいます。肉、魚、卵などに豊富です。

●体の主要なエネルギー源

糖質

体に吸収された後、すばやくエネルギーになります。炭水化物は糖質と食物繊維をまとめて称したもの。穀類、芋類に多く含まれます。

上手な利用方法
食材を有効に活用するための方法やレシピを紹介しています。

旬・選び方・保存法
旬はその食材が最もおいしいとされる時期を表示。ただし、輸入品や栽培法によって異なるものもあります。

薬膳豆知識
あまり知られていない、薬膳の観点からの食材の豆知識を紹介しています。

注意ポイント
食べ合わせの悪いもの、体質的に適さないもの、調理で気をつけることなどを紹介。食べ合わせの悪いものには、一緒に調理するだけでなく、一食として一緒に食べるものも含まれています。

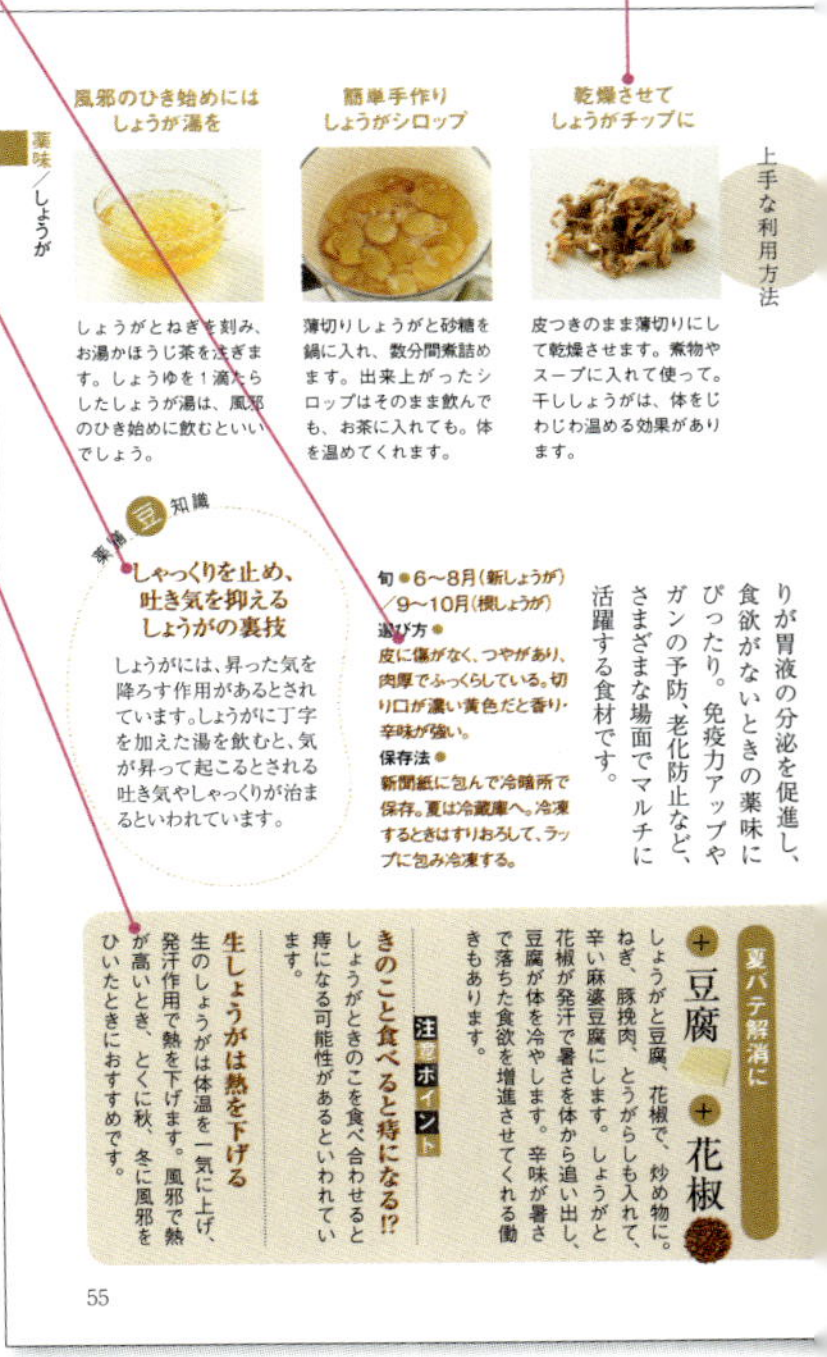

薬味／しょうが

上手な利用方法

風邪のひき始めにはしょうが湯を

しょうがとねぎを刻み、お湯かほうじ茶を注ぎます。しょうゆを1滴たらしたしょうが湯は、風邪のひき始めに飲むといいでしょう。

簡単手作りしょうがシロップ

薄切りしょうがと砂糖を鍋に入れ、数分間煮詰めます。出来上がったシロップはそのまま飲んでも、お茶に入れても。体を温めてくれます。

乾燥させてしょうがチップに

皮つきのまま薄切りにして乾燥させます。煮物やスープに入れて使って。干ししょうがは、体をじわじわ温める効果があります。

りが胃液の分泌を促進し、食欲がないときの薬味にぴったり。免疫力アップやガンの予防、老化防止など、さまざまな場面でマルチに活躍する食材です。

旬●6～8月（新しょうが）／9～10月（根しょうが）
選び方●
皮に傷がなく、つやがあり、肉厚でふっくらしている。切り口が濃い黄色だと香り・辛味が強い。
保存法●
新聞紙に包んで冷暗所で保存。夏は冷蔵庫へ。冷凍するときはすりおろして、ラップに包み冷凍する。

薬膳豆知識

しゃっくりを止め、吐き気を抑えるしょうがの裏技

しょうがには、昇った気を降ろす作用があるとされています。しょうがに丁字を加えた湯を飲むと、気が昇って起こるとされる吐き気やしゃっくりが治まるといわれています。

夏バテ解消に

＋豆腐＋花椒

しょうがと豆腐、花椒で、炒め物に。ねぎ、豚挽肉、とうがらしも入れて、辛い麻婆豆腐にします。しょうがと花椒が発汗で暑さを体から追い出し、豆腐が体を冷やします。辛味が暑さで落ちた食欲を増進させてくれる働きもあります。

注意ポイント

きのこと食べると痔になる!?

しょうがときのこを食べ合わせると痔になる可能性があるといわれています。

生しょうがは熱を下げる

生のしょうがは体温を一気に上げ、発汗作用で熱を下げます。風邪で熱が高いとき、とくに秋、冬に風邪をひいたときにおすすめです。

55

※本書で紹介している食材の効能・効果は一般的なものです。個人の体質や体調によって、効果は異なります。
また、病気や体調不良の場合は、医師の診断をおすすめします。

※一部食材は中国での文献が少なく、日本での説を採用しています。また、データのないものは掲載していません。（薬膳データ、栄養成分等）

※本書はとくに明記しない限り、2022年2月28日現在の情報にもとづいています。

●細胞膜やホルモンの原料になる

脂質

糖質と同様にエネルギー源になるとともに、細胞膜の成分やホルモンの材料になります。肉や魚、油脂に多く含まれます。

●体の調子を整える

ビタミン

体の機能を正常に保つ働きをします。代表的なものはビタミンA、B、Cなどで全部で13種類あり、体内での働きはそれぞれ。野菜に豊富で、水に溶ける水溶性、油に溶ける脂溶性に分けられます。

●微量で体を健康に保つ

ミネラル

ビタミンと同様に体の調子を整えるほか、骨や歯を作る役割もあります。カルシウム、カリウム、鉄など16種類あります。野菜や海藻などに多く含まれます。

漢方・薬膳の基本の考え方

●漢方とは？

自然とともに生きることが健康につながるという考え方

長い歴史を持つ中国の伝統医学をベースに発展した漢方。本来は漢方医学といい、漢方薬を用いた治療だけでなく、薬膳や鍼灸なども含んだ医学を指します。漢方では、一人一人の体質に合わせて治療法を考えるところが大きな特徴です。

また、漢方には「天人合一《てんじんごういつ》」という言葉があります。これは、人間と自然界との相互関連を表す言葉です。環境は人の体に影響を与える一方、人間は自ら体調を調整しながら、環境変化に対応しています。漢方の根底にある考え方です。

●薬膳とは？

身近な食材にも薬と同じ効果がある

薬膳とは、漢方の考えを基本に、季節や体質に合わせて食材を選んで作る料理のこと。「薬膳」という言葉自体は近代になって使われるようになりましたが、もともと中国には「医食同源《いしょくどうげん》」「食養生」という考え方があり、食材にも薬と同じように体を治す効果があると考えられていました。今でも健康維持のために、中国では毎日の食事に薬膳が取り入れられています。薬膳の考えを取り入れて食事を作るためには、まず、食材の持っている性質や味を知ることが大切です。

●薬膳と体質

体質に合った食材を選ぶことで食べものは薬になる

薬膳を取り入れるなら、食材の性質を知るとともに、自分の体質を知ることも必要です。同じ食材でも、体質によって、薬にもなれば毒にもなります。本書では、セルフチェックでわかる、8種類の体質を紹介しています（P16～17）。

また、体質は育った気候風土も関係しています。日本の湿気が多い気候や、気を遣う国民性も、体質に影響を及ぼしていると考えられています。水分代謝をよくする食材や、ストレスを緩和する食材を選ぶなど、日本人としての体質も意識しましょう。

●薬膳の知恵を食卓に取り入れるために

体質、季節、食材の性質をふまえて、食材を組み合わせる

薬膳では、食べる人の体質や体調、食材の性質、季節の特徴などをふまえて食材の組み合わせを考えます。組み合わせによって、効果がアップしたり、強過ぎる効果を抑えたりすることができます。

次ページからは漢方・薬膳の基となる考え方と、食材の性質や体質について詳しく説明します。

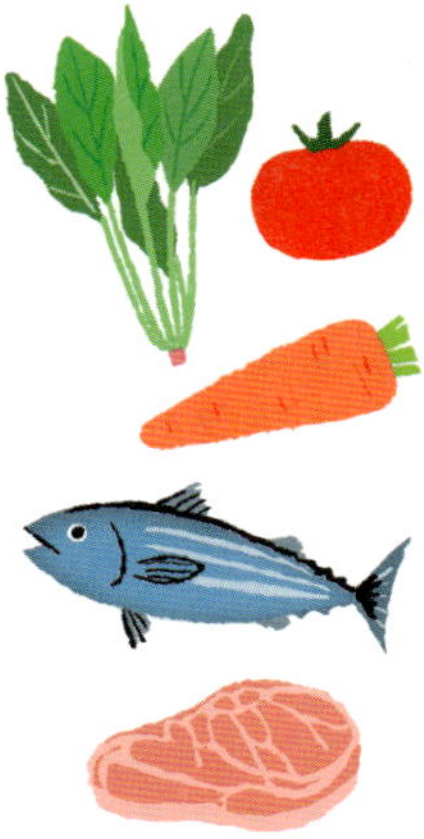

漢方・薬膳がわかる 7つのキーワード

漢方・薬膳を知る上で大切なポイントを7つのキーワードに分けて紹介します。

キーワード 1

陰《いん》と陽《よう》

相反する関係のバランスをとることが大切

陰と陽とは、もともとは月と太陽のことで、相反する関係を指します。例えば、夜と昼、下と上、寒い暑い、女と男などもこの関係に当てはまります。漢方では、この陰と陽がお互いに協力・抑制し合って、バランスがとれている状態を、よい状態と考えます。

食物も陰のものと陽のものに分けられ、温める性質は陽、冷やす性質は陰と考えられています。このことは、薬膳の観点から体に合う食材を組み合わせるときの大きなポイントになります。

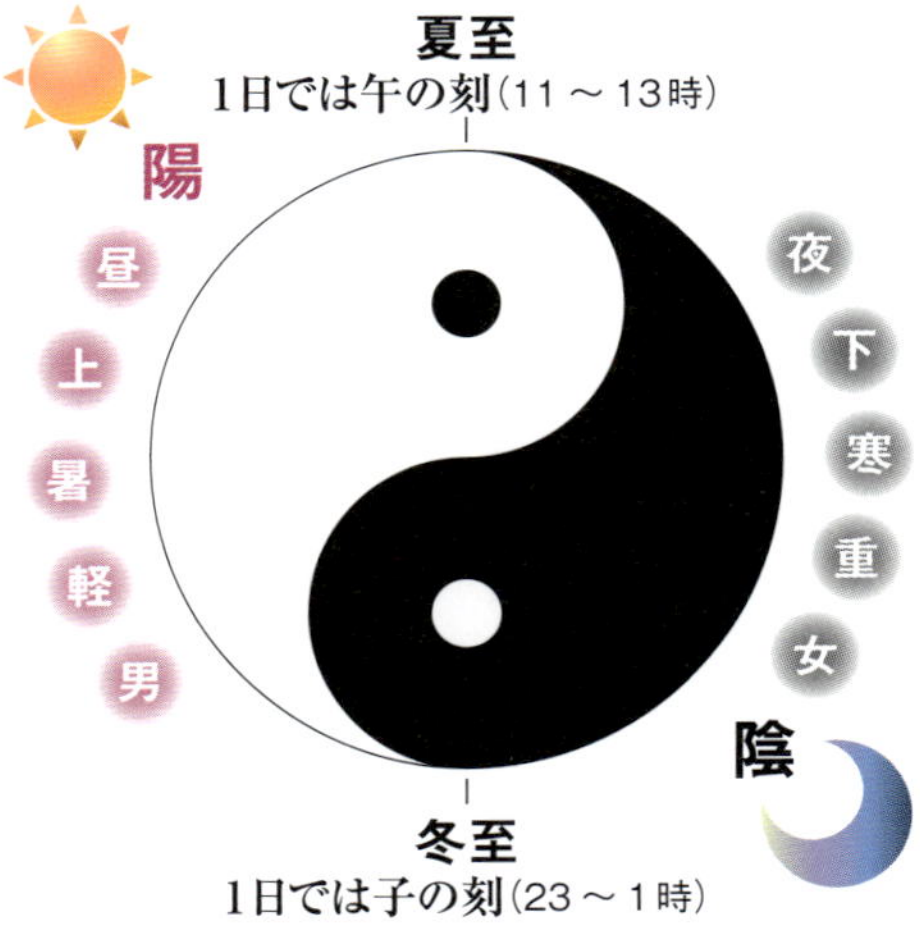

上の図は「太極図」といい、森羅万象が陰陽で成り立っていることを示す図。1年や1日の中の陰陽も表している。1年では陽は夏至、陰は冬至、1日では陽が午の刻（11～13時）、陰は子の刻（23～1時）がピークとなる。

キーワード 2

五行説《ごぎょうせつ》

あらゆるものは、木・火・土・金・水に分類できる

漢方では、自然界のあらゆるものは、「木、火、土、金、水」の五つの性質（五行）に分類できると考えます。このことを「五行説」といいます。五行には、それぞれ季節、色、味、体の臓器なども下の表のように対応しています。この考え方は食材の性質にもかかわってきます。

五行の間には、お互いにその力を促す関係と、抑える関係があります。例えば、木が燃えることで火が生まれます。これが促す関係と考えられます。一方、木は土から養分を奪います。これが抑える関係と考えられます。このように、五行はそれぞれに助け合い、抑制し合いながら、バランスをとっています。

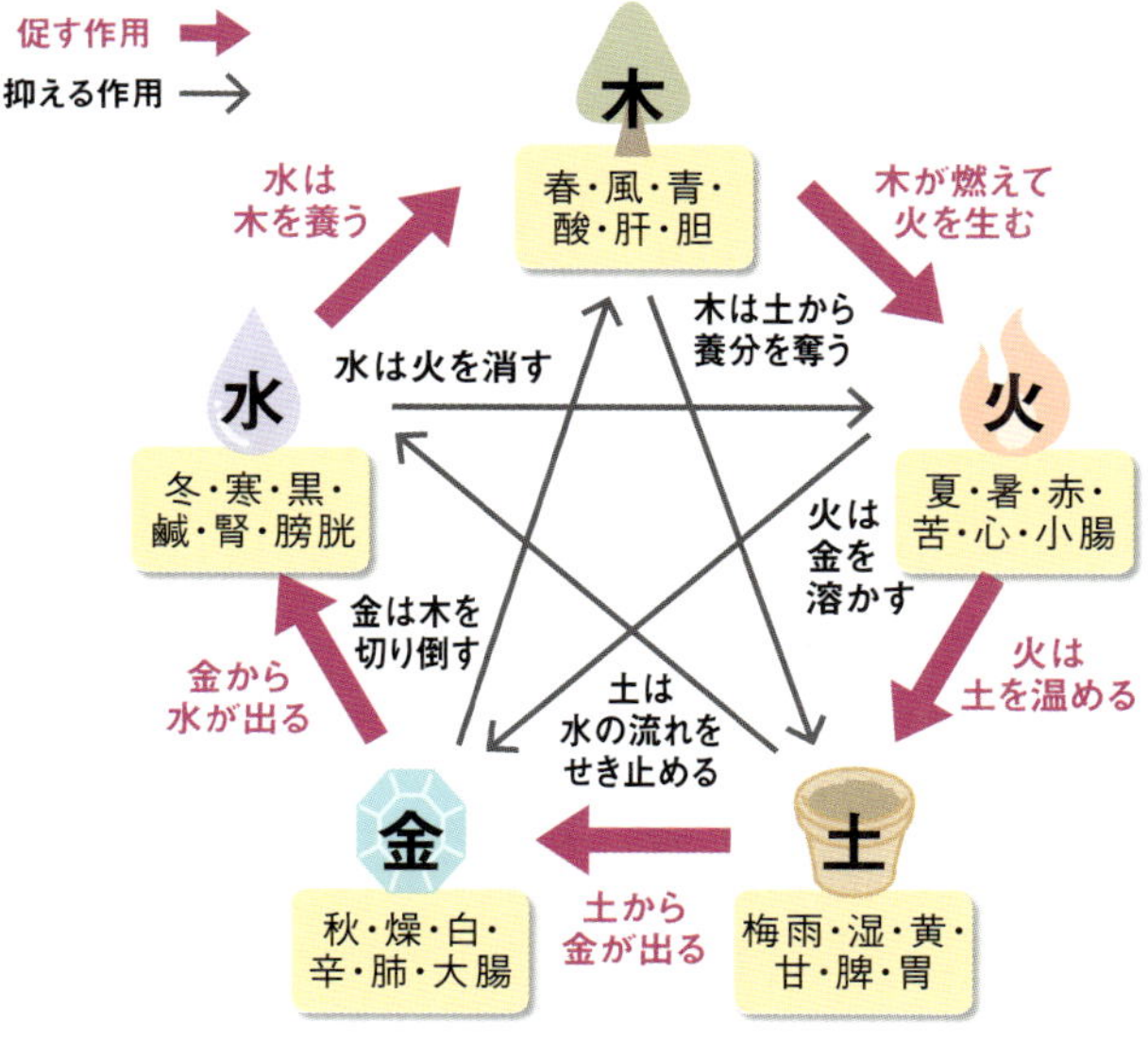

上記は五行の性質を季節、気候、色、味、人間の臓器など、それぞれ類似した性質を持ったもので分類し、関係性を矢印で示したもの。

キーワード 3

五性《ごせい》

食べものの陰陽の性質を5つの段階に分けたもの

食べものには体の機能を促して温めたり、機能を抑えて冷やしたりする性質があります。その性質を、熱性、温性、平性、涼性、寒性の5つに分類したものが五性です。体が冷えている人には熱性・温性の食べ物、体が熱っぽい人には涼性・寒性の食材が適しています。平性は体を温めも冷やしもしません。

旬の食材は、その季節にふさわしい性質を持っているものが多いのが特徴です。例えば暑い夏ならば、体の熱を取って冷やすもの、寒い冬ならば、体を温めるものが多いのです。薬膳では、この意味からも、旬のものを食べることが、体を健康に保つと考えられています。

熱	熱性のものは体を温める力が強いので、体の中の冷えや寒さを取り除く効果がある。気血の巡りをよくして、痛みを止め、冷えや、冷えによる下痢などによい。	食材● シナモン、こしょう、とうがらし、羊肉、日本酒など
温	熱性と同じく冷えや、寒さを取るが、熱性よりも作用は穏やか。疲れを癒したり、冷えによる食欲不振の改善などに適している。気血の巡りもよくする。	食材● なつめ、しょうが、しそ、もち米、かぼちゃ、ねぎ、ももなど
平	体を温めも冷やしもせず、常食しても体に偏った影響を与えにくい食材。熱性、寒性の強い性質を緩和する働きもあり、他の性質の食材と組み合わせやすい。	食材● 米、キャベツ、にんじん、じゃがいも、しいたけ、ぶどう、牛肉など
涼	体を冷やす性質を持っているが、作用は寒性より穏やか。微熱、のぼせ、ほてりなどの改善のほか、熱中症予防などの暑い季節の体温調節にも役立つ。	食材● あわ、大麦、きゅうり、セロリ、りんご、なしなど
寒	涼性よりもっと強い、体を冷やす性質を持っている。発熱、のどの渇き、顔が赤い、のどの痛み、便秘などの改善や、涼性と同様に、夏の体温調節などに使う。	食材● にがうり、れんこん、すいか、バナナ、かに、こんぶ、わかめなど

キーワード 4

五味《ごみ》

五行に基づき導き出された5つの味のこと

五味は、食材の味を五行に基づいて、5種類（酸、甘、辛、苦、鹹《かん》）に分類したもの。単純に舌に感じる味だけで分けられているのではなく、その味が持つ機能によっても分類されています。そのため、実際の味と五味が異なる食材もあります。食材によっては一つの味だけでなく、複数の味を持っているものも少なくありません。それぞれの味には、対応する性質（五性）、体の臓腑（帰経）があります。

五味のほかに「渋味」「淡味」という味もあります。「渋味」は酸味の一種と考えられています。「淡味」はほとんど味のないものとして分類されます。

酸
酸っぱい味。引き締める、固めるなどの効能がある。唾液の分泌をよくしたり、汗や咳を鎮めたり、下痢などの改善にも役立つ。
食材●うめ、あんず、ざくろなど

甘
甘い味。脾や胃の働きを助ける。虚弱体質の改善や食欲増進、痛みを和らげる作用がある。食べ過ぎは、逆に脾や胃に負担をかける。
食材●なつめ、米、大豆、はちみつなど

辛
辛い味。発汗作用を促し、気を巡らせて体の中にたまった寒さや熱、湿気を体の外に出す。血液、津液も巡らせて、胃の調子も整える。
食材●しょうが、こしょう、とうがらしなど

苦
苦い味。排泄作用や体の中の余計な水分を取り除く効能を持つ。便秘、むくみの解消や咳、ぜんそくの改善に役立つ。熱を取る作用も。
食材●にがうり、レタス、緑茶など

鹹
鹹味は塩味のこと。かたいものをやわらかくする作用や詰まっているものを正常に戻す作用があるため、便秘や腫れ物を改善する。
食材●くらげ、のり、こんぶ、塩など

淡
淡い味で、ほとんど味はない。体液の代謝を促し、利尿作用でむくみ、下痢を改善する。
食材●はと麦、とうがんなど

渋
渋い味は酸味に含まれる味と考えられる。働きに関しても、酸味と同様。
食材●蓮の実、うめ、ざくろなど

キーワード 5

気《き》・血《けつ》・津《しん》（水《すい》）

絶えず体を巡り、体を構成するもの

漢方では人の体は、気・血・津という3つの要素から成り立っていると考えます。「気」とは生命を維持し、活動させるエネルギーのこと。体の中の血（血液）や津（体液）を巡らせているのが「気」です。この3つは互いに影響し合っていて、全身の「気・血・津」のバランスが崩れると、体に不調が起こる原因となると考えます。

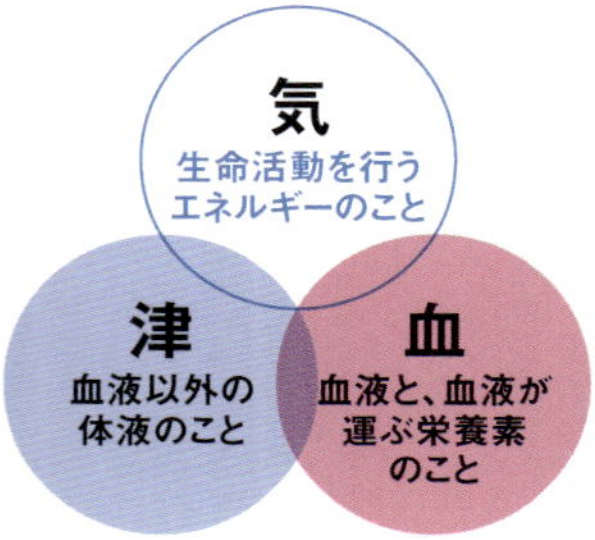

キーワード 6

五《ご》臓《ぞう》六《ろっ》腑《ぷ》

臓器を体の機能や働きで分けたもの

五臓とは肝、心、脾、肺、腎を、六腑とは胆、小腸、胃、大腸、膀胱、三焦《さんしょう》（体内の空間）を指します。五臓と六腑は表と裏のような関係で、五臓は栄養を貯蔵して使い、六腑は口から入ったものを仕分けし、栄養を五臓に送り、不要なものは体外に排出する働きをします。漢方で臓と腑とは、臓器そのものだけではなく、臓器の働きも指しています。

●五臓の働き

肝	気や血の流れをつかさどり、消化を助ける機能や、運動機能と深くかかわる。
心	五臓をコントロールする。血液を全体に送り出し、体を温め、栄養を送る。
脾	消化吸収機能を担い、栄養分を気血に変える。水分や不要物を排出する働きも。
肺	呼吸機能を担当するほか、全身の気や水分の調節を行う。感覚機能にもかかわる。
腎	成長発育、生殖機能と深いかかわりがある。体内の水分代謝と貯蔵を管理する。

キーワード 7

帰《き》経《けい》

五味と対応する五臓六腑の組み合わせのこと

五行に基づき、五味と対応した五臓六腑を帰経といいます。例えば、酸は肝と胆が結びつきのある臓腑になります。それぞれの味はそれぞれの臓腑の機能を助け、影響を及ぼすとされています。

帰経がわからない場合は、色で五行を照らし合わせて判断することもできます。例えば赤い小豆の帰経は心、黒豆は帰経が腎になります。帰経も五味と同じで、食材によってはいくつかの帰経を持つものもあります。

帰経は、五味や色のほかにも季節や気候などとも関係があり、それぞれ作用を及ぼし合っています。

●五行色体表

五行	臓	腑	味	色	季節	気候
木	肝	胆	酸	青	春	風
火	心	小腸	苦	赤	夏	暑
土	脾	胃	甘	黄	梅雨	湿
金	肺	大腸	辛	白	秋	燥
水	腎	膀胱	鹹	黒	冬	寒

五行によって、食材の味、色、季節、気候などと対応する臓腑が分けられる。これを表にしたのが「五行色体表」。
例えば、風邪がはやり始める秋に、しょうがなどの辛味のある食材をとると、肺の働きを助け、予防になると考える。

自分でできる 体質チェック

薬膳を効果的に取り入れるには、まず自分の体質を知りましょう。気になる症状に印をつけてください。当てはまる数が多いのがあなたの体質です。

気虚《ききょ》体質

- □ 気力が無く、疲れやすくいつも横になりたい
- □ 呼吸が浅くて、息切れしやすい
- □ 汗をよくかき、風邪を引きやすい
- □ 下痢をしやすい
- □ 昼間から眠気がする
- □ 顔につやがない

血虚《けっきょ》体質

- □ 不安、動悸が起こりやすい
- □ 寝つきが悪く、夢が多くて睡眠が浅い
- □ 髪や肌がパサついたり爪が割れやすい
- □ 目が疲れやすい（ドライアイ）
- □ 手足の引きつりやしびれを感じる
- □ 顔色が白っぽく、めまいを起こしやすい

気滞《きたい》体質

- □ イライラしやすい
- □ 脇腹や胸が張る（女性は生理のときなど）
- □ 頭や体の節々が痛む
- □ おなかが張りやすくおならが多い
- □ ため息やげっぷが多い
- □ 胸がつかえることがよくある

瘀血《おけつ》体質

- □ 顔にくすみやシミが出やすい
- □ 首や肩がこりやすく決まった所に痛みがある
- □ 生理痛がひどく、月経血に固まりがある
- □ 静脈りゅうがある
- □ 手足に冷えがある
- □ 慢性的な痛みや痔・ガンなどの持病がある

陰虚《いんきょ》体質

- □ のどが渇きやすい
- □ のぼせやすい
- □ 手足がよくほてる
- □ 便秘しやすく、ウサギのふんのような便が出る
- □ 舌が赤くて細い
- □ よく眠れない、または寝汗をよくかく

陽虚《ようきょ》体質

- □ 寒さに弱い
- □ 温かい飲み物や食べ物が好き
- □ 夜尿症、またはトイレが近い
- □ 下半身がむくみやすい
- □ 寝ても疲れがとれず朝に弱い
- □ 顔色が青白い

水毒《すいどく》体質

- □ 体が重く、だるい
- □ 吐き気をもよおしやすく、食欲が無い
- □ むくみやすい（とくに足）
- □ 体が全体的に冷たい
- □ 下痢気味で、尿が少ない
- □ 雨の日、くもりの日に具合が悪くなる

陽熱《ようねつ》体質

- □ 顔が赤い
- □ イライラしていつも怒りっぽい
- □ 目が充血している
- □ のどが渇き、冷水を好む
- □ 血圧が高い傾向
- □ 尿、痰、おりものなどの分泌物の色が濃く、臭いが強い

次ページから体質別の解説と養生法を紹介します。

※合計数が同じものが複数ある場合は、どれもあなたの体質になります。

気《き》虚《きょ》体質

「気」が足りず、体力が落ちている

人間の活動のエネルギー源である「気」。この気の量が不足しているのが「気虚」体質です。気は、食べ物が胃腸で消化吸収されて作られます。気虚体質は胃や腸が弱く、消化吸収機能が低下しているため、上手に気が作れない状態のこと。過労も気虚の原因となります。その結果、風邪などのウイルスに対する抵抗力も落ちてしまいます。

胃腸を冷やす食べ物や消化しにくい生ものは、できるだけ避けるようにしましょう。また、食べ過ぎも禁物。温かく消化のよいものを適度に食べるようにしてください。

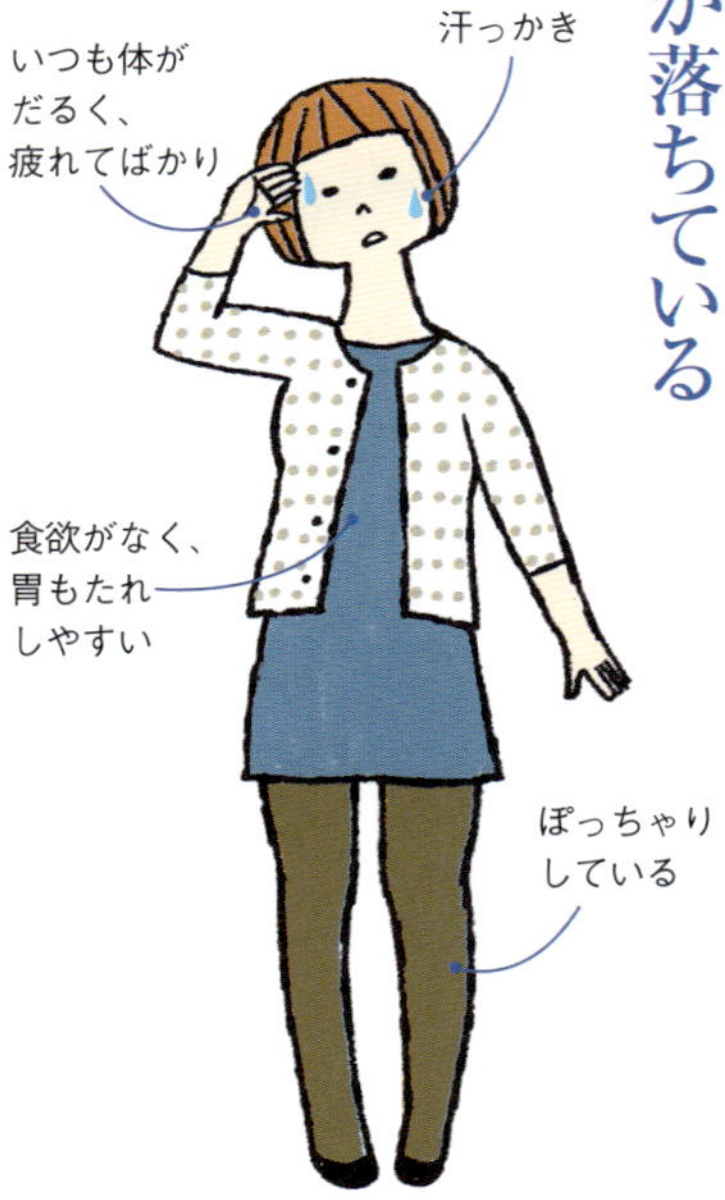

汗っかき
いつも体がだるく、疲れてばかり
食欲がなく、胃もたれしやすい
ぽっちゃりしている

おすすめの食材と養生法

五性　温　平

五味　甘

食材

漢方食材：なつめ、高麗人参
薬味など：しょうが
穀類&豆類：米、もち米、大豆
野菜&きのこ：かぼちゃ、せり、えだまめ、キャベツ、じゃがいも
果物&木の実：ぶどう、いちじく
魚介&海藻：あじ、かつお、うなぎ
肉・卵&乳製品：牛肉、豚肉、鶏肉
調味料：氷砂糖、はちみつ
飲み物：コーヒー、ココア、麦茶

養生法

体を温める食材を中心に、規則正しくよく嚙んで食べる。早寝早起きを習慣にし、休息を十分にとる。ヨガや気功などのゆったりとした運動がおすすめ。

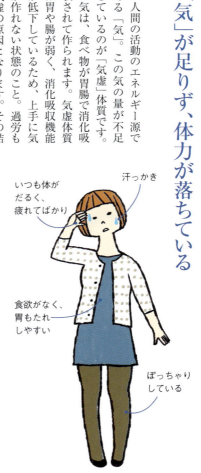

血虚《けっきょ》体質

「血」が不足し、体が栄養不足になっている

「血虚」は体のさまざまな部位に栄養を行き渡らせる「血」が不足した体質です。肌荒れや抜け毛、爪がかけたり、こむらがえりといった不調が起こりがちで、集中力の低下や不眠のほか、精神的にも不安定になりやすくなります。

女性は生理があるため、男性よりも血虚になりやすいといわれています。また、血虚の状態が慢性化すると、妊娠しにくくなる可能性があるので要注意。

食事の偏りや無理なダイエット、寝不足や過労は、血が不足する大きな要因となるので、注意しましょう。

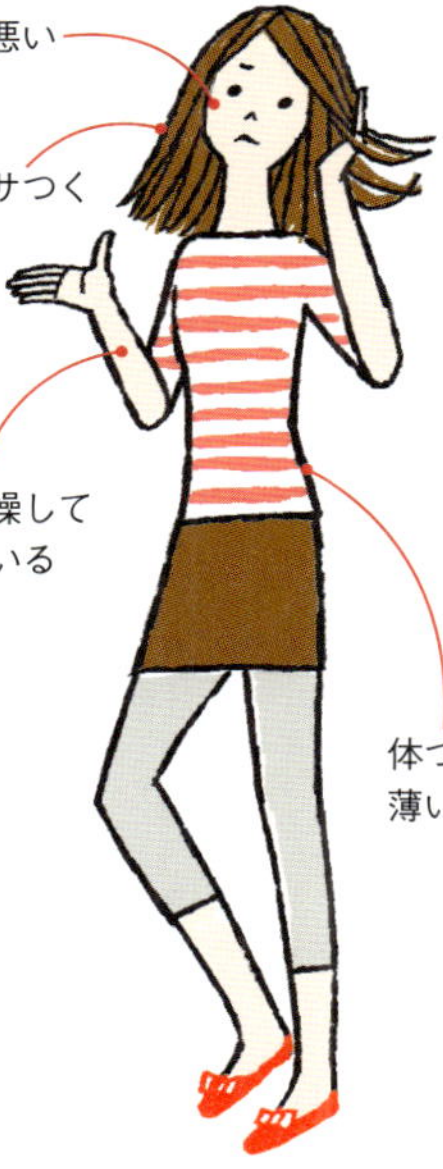

顔色が悪い
髪がパサつく
肌が乾燥して荒れている
体つきが薄い

おすすめの食材と養生法

五性 平 温

五味 甘 酸 鹹

食材

漢方食材：金針菜、枸杞の実
薬味など：ごま、なつめ
穀類&豆類：黒米、黒豆、小豆
野菜&きのこ：えだまめ、ほうれんそう、チンゲンサイ、にんじん
果物&木の実：ぶどう、くり
魚介&海藻：いわし、かき、いか
肉・卵&乳製品：羊肉、卵、牛乳
調味料：黒砂糖
飲み物：紅茶

養生法

鉄分の多い食材を意識して食べ、適度にレバーなど肉類をとる。赤い食材、黒い食材、ナッツ類やドライフルーツもよい。長風呂、熱い風呂は避けて。

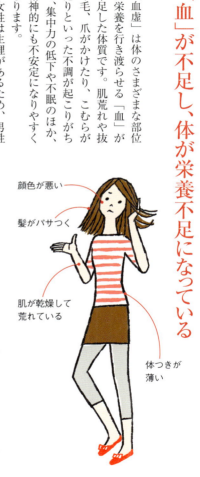

気《き》滞《たい》体質

「気」の流れが悪くなって、不調を起こしている

体や心がストレスを受けると気の流れが悪くなって滞り、気滞体質に陥ります。のどが詰まったり、おなかや胸が張るといった症状のほか、眠れない、怒りっぽくなるといった精神的な不調が現れやすくなります。

ゆっくり休養をとって、ストレスを上手に発散すれば、気の巡りはよくなります。また、薬味やハーブ、スパイスには、気の流れを促す効果があるのでおすすめです。

なお、気滞の状態を放置していると、気とともに体内を巡る血と津液の流れも悪くなりがち。早めに対処しましょう。

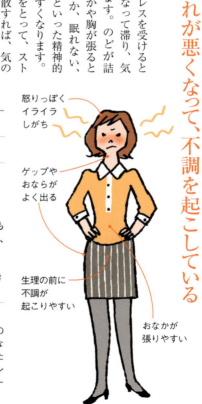

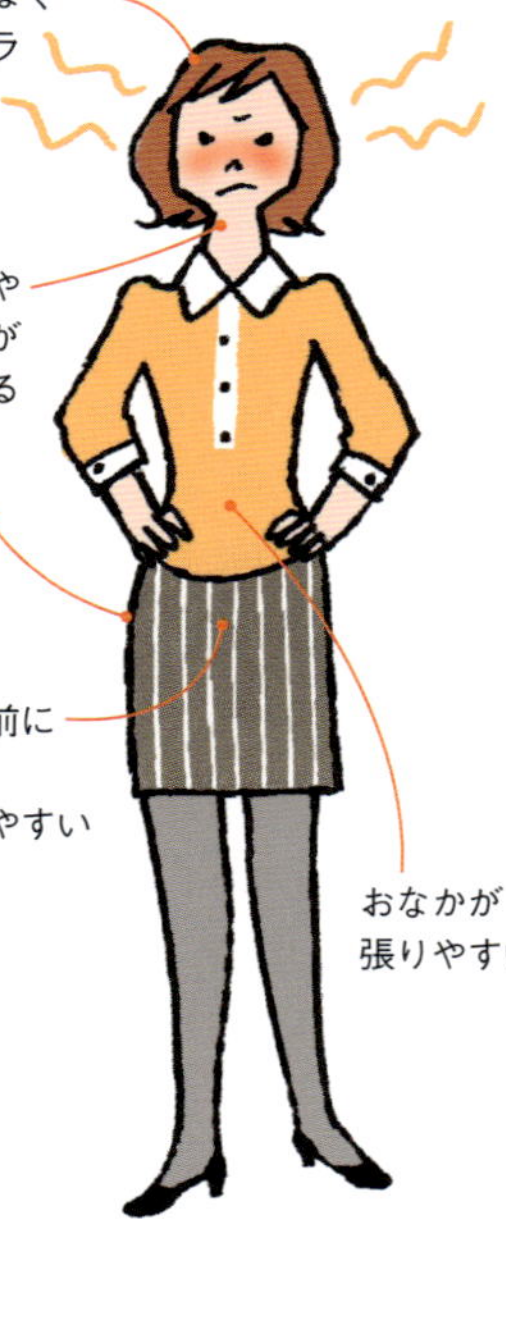

怒りっぽく
イライラ
しがち
ゲップや
おならが
よく出る
生理の前に
不調が
起こりやすい
おなかが
張りやすい

おすすめの食材と養生法

五性 温 平 涼

五味 辛 苦

食材

漢方食材：陳皮、ジャスミン
薬味など：みょうが、こしょう
穀類＆豆類：そば
野菜＆きのこ：ピーマン、とうもろこし、オクラ、さやえんどう、キャベツ、レタス、しゅんぎく
果物＆木の実：もも、みかん
魚介＆海藻：くらげ、のり、ひじき
調味料：酒、みそ、酢

養生法

香りのよいものや辛味のあるものをとるようにする。カルシウムなどのミネラル類も補給を。歌ったり、体を動かすなどして、ストレスを発散したり、アロマテラピーなどでリラックスするのもよい。

瘀《お》血《けつ》体質

「血」の流れが滞って、汚れがたまっている

血液そのものと、血液が運ぶ栄養素や酸素、ホルモンなどを含めた「血」の巡りが悪くなったり、汚れがたまって滞っている体質を指します。「瘀血」の原因はストレスや冷えが多く、更年期でホルモンバランスが乱れても起こりやすくなります。また、生理や閉経、妊娠・出産は、すべて血の機能にかかわっているため、女性は瘀血になりがちなので気をつけましょう。

ストレスをためないよう、趣味や運動で発散を。体を冷やす冷たいもののとり過ぎや、薄着も控えて。体を温めることが瘀血解消につながります。

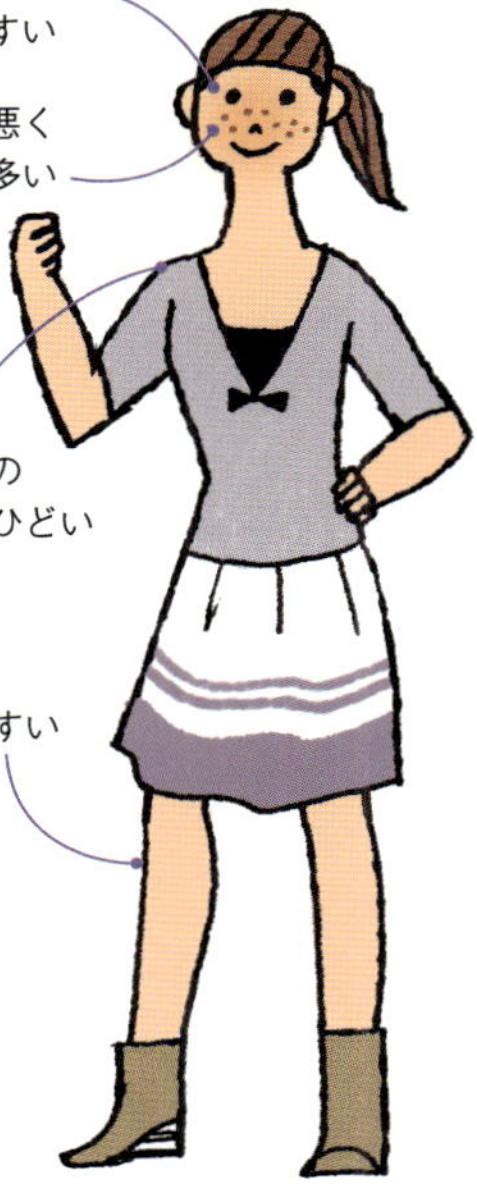

目にクマができやすい
顔色が悪くシミが多い
肩や首のコリがひどい
鮫肌になりやすい

おすすめの食材と養生法

五性 温 熱 平

五味 辛 苦

食材

漢方食材：山楂子、紅花
薬味など：にんにく、ウコン
穀類＆豆類：黒豆、小豆、大豆
野菜＆きのこ：とうもろこし、キャベツ、さといも、黒きくらげ
果物＆木の実：ブルーベリー、もも
魚介＆海藻：かつお、たら
調味料：酒、酢、黒砂糖
飲み物：ウーロン茶、ジャスミン茶

養生法

体を温めて血行をよくする、にんにくなどの辛味のある薬味や野菜を食べる。調味料は酒がおすすめ。体を冷やさないよう、夏場の冷房にも気をつける。ストレッチなどで、骨盤周りの血行を促して。

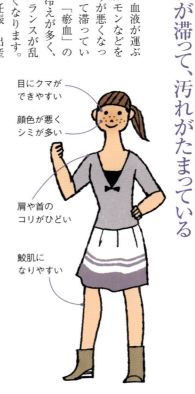

陰《いん》虚《きょ》体質

「陰」の気が足りず、潤い不足になっている

陰虚体質とは、体に潤いをもたらす「陰」の気が足りず、体内の津液も少ない体質です。陰の気は年をとるごとに減るため、更年期が近い40歳以降によく見られます。寝汗をよくかき、のどや口、目が乾きやすく、血液中の水分も少なくなって、血液がドロドロになりやすいのが特徴。秋の乾燥に弱く、咳が出たり、乾燥肌になりがちです。

体に潤いを与える、陰を補う食べものを積極的にとりましょう。十分な睡眠をとることも大切です。ストレスや疲労、喫煙なども、陰の気を減らす原因となるので注意してください。

おすすめの食材と養生法

五性　平　涼　寒

五味　甘　酸　鹹

食材

漢方食材：枸杞の実、松の実
薬味など：黒ごま、白ごま
穀類&豆類：あわ、豆腐
野菜&きのこ：トマト、黒・白きくらげ、はくさい、やまのいも
果物&木の実：なし、りんご
魚介&海藻：かに、こんぶ
肉・卵&乳製品：豚肉、卵、チーズ
調味料：白砂糖、はちみつ、オリーブ油

養生法

辛味が強いからしやこしょう、にんにくやしょうがなどの薬味は控え、果物など甘味で酸性の食べ物を多くとる。また、ストレスをため込まないよう、たっぷりと睡眠をとり、早寝早起きを。

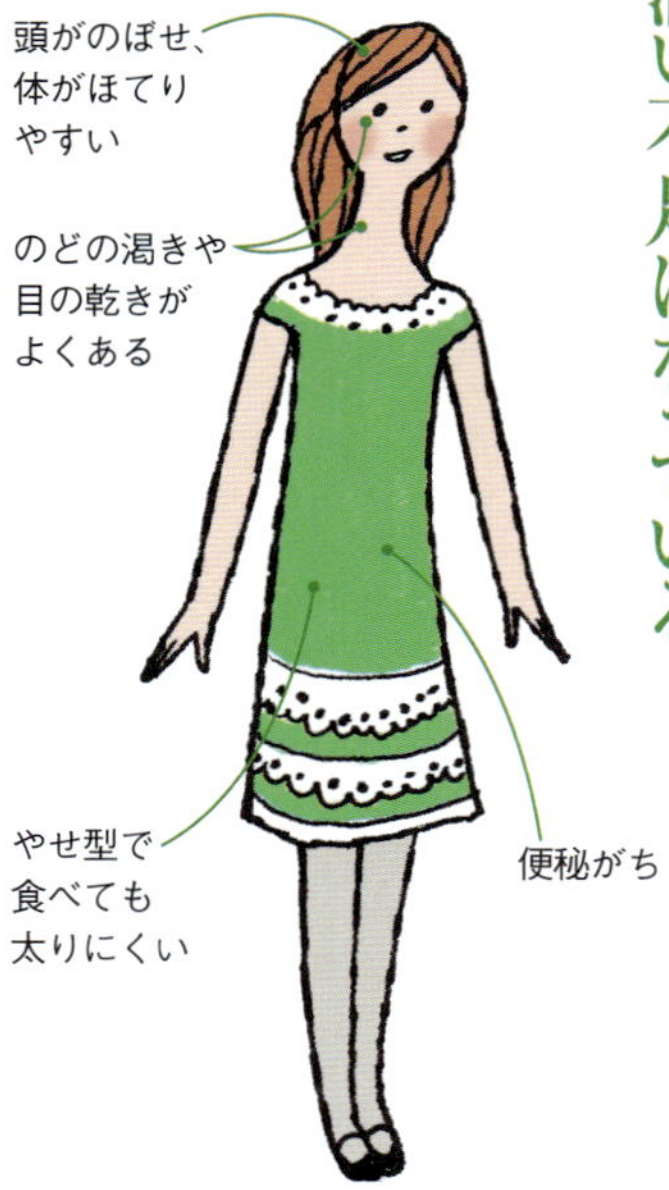
頭がのぼせ、体がほてりやすい
のどの渇きや目の乾きがよくある
やせ型で食べても太りにくい
便秘がち

陽《よう》虚《きょ》体質

「陽」の気が少なく、体が冷えている

体を温める「陽」の気が足りないのが「陽虚」です。体が冷えやすく、そのために腰や関節に痛みを感じたり、下痢をしやすいなどの症状があります。

寒さに弱くて、冬になると不調になりがち。寝ても疲れがとれません。やる気が出ず、声に力がないといった特徴があり、体がむくんだり、尿の量が少ないといった症状も見られます。

夏場でも体を冷やさないように注意し、胃腸を冷やす生ものや冷たいもの、脂っこいものや消化しにくい食べ物は避けること。また、塩分も控えめを心がけて。

おすすめの食材と養生法

五性 温　熱

五味 甘　辛

食材

薬味など：しょうが、ナツメグ、シナモン、八角、丁字、とうがらし
野菜&きのこ：よもぎ、ねぎ、らっきょう
果物&木の実：さくらんぼ
魚介&海藻：さば、うなぎ、えび
肉・卵&乳製品：牛肉、鶏肉
調味料：酒、黒砂糖
飲み物：紅茶

養生法

体を温めるしょうがやシナモンなどを積極的にとり、体を冷やすものは避ける。冷たい食べ物はできるだけ温めて食べる。日光を浴びて散歩をすると、陽の気が高まるのでよい。

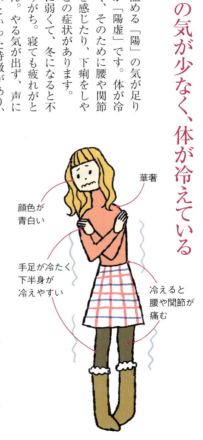

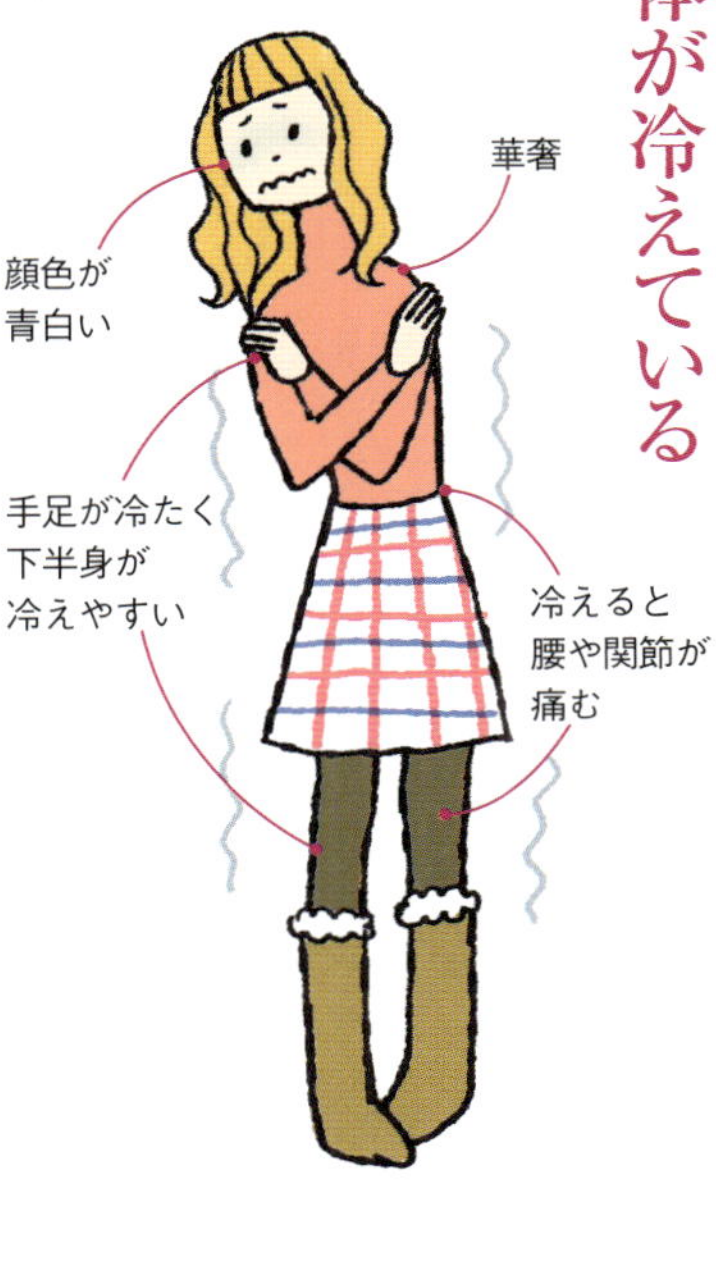

華奢
顔色が青白い
手足が冷たく下半身が冷えやすい
冷えると腰や関節が痛む

水《すい》毒《どく》体質

「水」の代謝が悪く、体内に水分がたまっている

津液の代謝が悪くて、体内に水分がたまった体質です。水分の代謝には脾、肺、腎臓が関係していますが、とくに腎臓の働きが低下していると、水分が体にたまりやすくなってしまいます。また、肺と脾に異常があると、むくみや喘息などの症状も現れてきます。

脾、肺、腎の働きを正常にするために、気を巡らす作用のある食材をとりましょう。さらに水分代謝をよくする食材で不要な水分を体外に排出します。この体質の人は冷え症の場合が多いので、体を温めるものをとり、運動をして代謝を上げましょう。

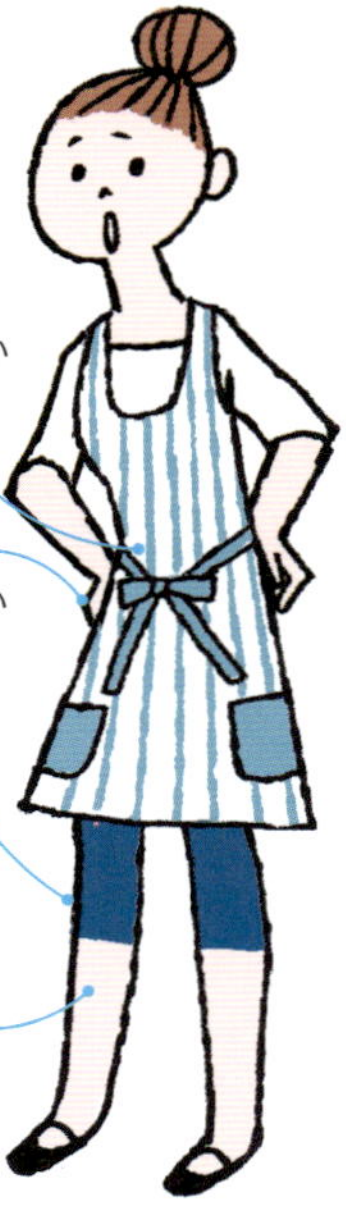

下痢になりやすい
手足が冷えやすい
むくんでいる

おすすめの食材と養生法

五性 平 温 熱

五味 淡

食材

漢方食材：陳皮、緑豆
薬味など：しょうが、セージ
穀類＆豆類：はと麦、小豆、大豆
野菜＆きのこ：なす、とうがん
果物＆木の実：ぶどう、すいか
魚介＆海藻：はまぐり、くらげ
肉・卵＆乳製品：鴨肉
調味料：酒、みそ、酢
飲み物：プーアール茶、麦茶

養生法

水分をとり過ぎないようにし、利尿作用の高いはと麦などの食材を食事に取り入れる。体を温める食材もおすすめ。階段の昇り降りや自転車こぎなどの運動で、汗をかく習慣をつける。

陽《よう》熱《ねつ》体質

ストレスなどで体に「熱」がこもっている

ストレスや飲酒、カロリーの高い食事などで体に熱がこもり、不調になっている体質です。ストレスにより肝がダメージを受け、この状態が続くと、脾や胃も弱くなり、心にも影響を及ぼすように。放置すると胃腸炎などの消化器系の病気や、脳卒中、心筋梗塞など循環器系の病気に陥るおそれがあります。

まずは、飲酒を控え、カロリーの高い食事をやめましょう。涼性、寒性の野菜をたくさん食べて、体の余分な熱を取り除いたり、気の巡りをよくする食材をとるなど、食生活から見直してください。

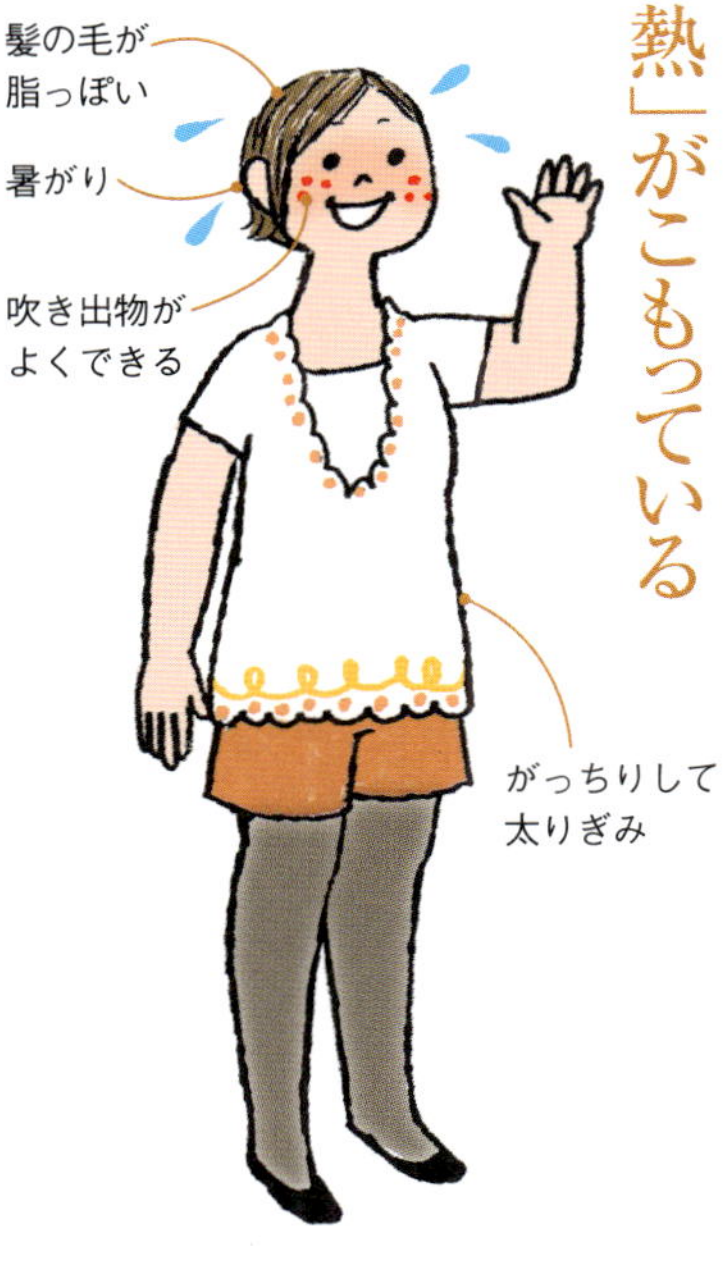

髪の毛が脂っぽい
暑がり
吹き出物がよくできる
がっちりして太りぎみ

おすすめの食材と養生法

五性 涼 平 寒

五味 苦 酸

食材

漢方食材：緑豆、葛
薬味など：セージ
穀類＆豆類：はと麦、小豆、豆腐
野菜＆きのこ：菊花、にがうり
果物＆木の実：いちご、バナナ
魚介＆海藻：あさり、かに、こんぶ
肉・卵＆乳製品：鴨肉、チーズ
調味料：しょうゆ、塩、みそ
飲み物：緑茶、麦茶

養生法

味の濃いもの、カロリーが高いものは控える。体の熱を取るセロリ、なす、きゅうり、とうがんなどの野菜を食べる。食べ過ぎ、飲み過ぎに気をつける。ストレス発散は運動で汗を流すのがおすすめ。

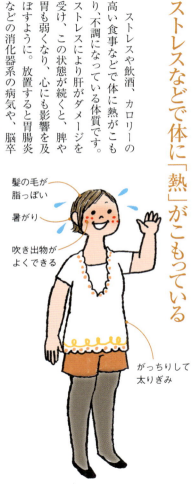

年齢などによる体質

基本の8体質のほかに、年齢などによっても体質の特徴があります。
当てはまる場合は、こちらの体質もあわせて考えましょう。

高齢者

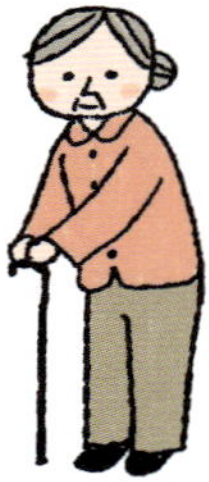

胃腸の働きが弱っているので、消化のいいものを

加齢によって、胃腸の働きが弱くなり、消化能力も落ちているので、生ものや体を冷やすもの、消化が悪いものは避けましょう。肥満型の人は脂っこいものは控えます。やせ型の人は香辛料をとり過ぎるとのぼせることがあるので注意を。

子ども

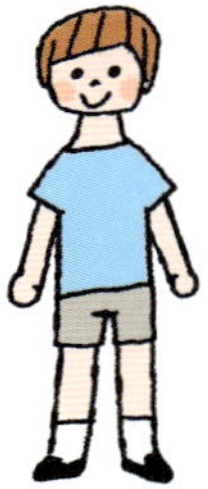

成長を妨げない胃腸にやさしい食事を

成長や発育を促すため、胃腸を守る食事を心がけて。香辛料は刺激が強いので控えめに。甘いもののとり過ぎは、食欲不振を引き起こすので、ほどほどの量に抑えましょう。カフェインを含む飲み物は×。飲み物は白湯（お湯）が最適です。

妊婦

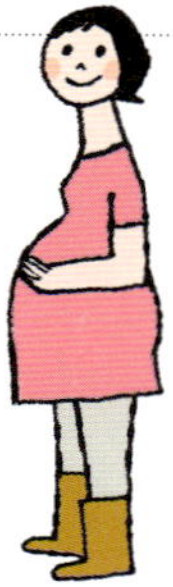

流産につながるような食材は避ける

妊婦は暑がりになりがちなので、熱を取る野菜や果物を食べるといいでしょう。また、アロエのような気を降ろす性質のある食材は、流産につながる可能性があるので摂取は禁物。辛過ぎるものやお酒類、甘いものの食べ過ぎもよくありません。

第一章

漢方食材
かんぽう しょくざい

薬膳における漢方食材の役割

人間の知恵が育んだ薬になる食材

本書では漢方の薬（生薬）にも使われる食材を「漢方食材」と称しています。生薬とは植物を中心に自然のものから作られた薬のこと。一般的なスーパーなどでは手に入りにくいものもありますが、中華食材店や漢方薬局などで買うことができます。この章では、薬膳でよく使われる、比較的扱いやすく、食べやすい食材を紹介しています。

漢方食材のいちばん手軽な利用法は、10分程度水で煮出して、その汁を飲むことです。漢方では煮出すことを煎じるといい、これは基本的な利用法です。

普段食べている野菜や魚、肉などの食材もすべて、体質に食材の性質が合えば体にとって薬となる「食薬」となります。しかし、漢方食材を使えば、薬膳の効果がより実感できるでしょう。

金針菜《きんしんさい》

むくみを取り、貧血を防ぐ

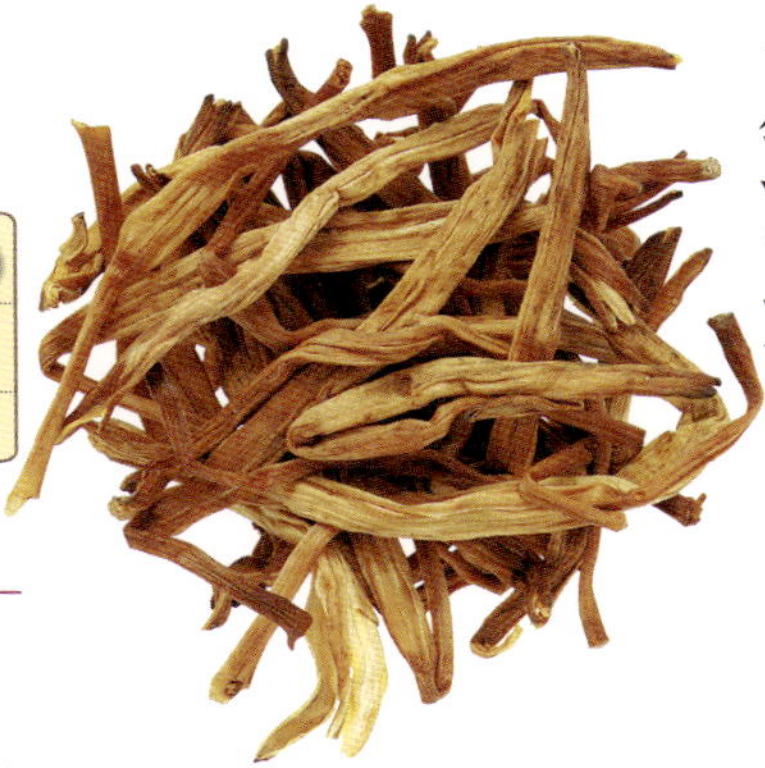

薬膳データ

体質	血虚　瘀血
五性	涼　五味　甘
帰経	肝、脾、腎

特徴的な栄養成分
（可食部100g中・乾燥）

たんぱく質
カルシウム
鉄
ビタミンA（β-カロテン）

旬●6〜10月
選び方●
日本では乾燥品が一般的。明るい黄色のものが良品とされる。
保存法●
高温多湿を避け、常温で保存。開封後は冷蔵庫で保存する。

本萱草（ホンカンゾウ）という花のつぼみを乾燥させたもの。体の熱を冷まし、水分の代謝をよくする働きがあり、ほてりやむくみによく効きます。ほうれんそうの数倍もの鉄分が含まれ、血の巡りをよくするので、貧血や月経痛など女性の悩みにも有効。忘憂草（ボウユウソウ）とも呼ばれ、憂うつな気分を晴らす効果も。ただし、高カロリーなので食べ過ぎに注意を。

おすすめの食べ合わせ

気分が落ち込んでいるときに

＋ゆりね

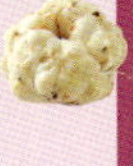

不安を取り除く効果があるゆりねと、血を補い、気の巡りをよくする金針菜で炒め物に。

むくみの解消に

＋はまぐり

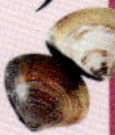

＋しょうが

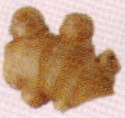

金針菜もはまぐりも体の湿気を取る、利尿作用があります。体を温めるしょうがを加えてスープにします。

注意ポイント

ほうれんそうと合わせない

金針菜の豊富なカルシウムの吸収がほうれんそうのシュウ酸によって妨げられるおそれがあります。

肝や腎の機能を高める

枸杞の実《くこのみ》

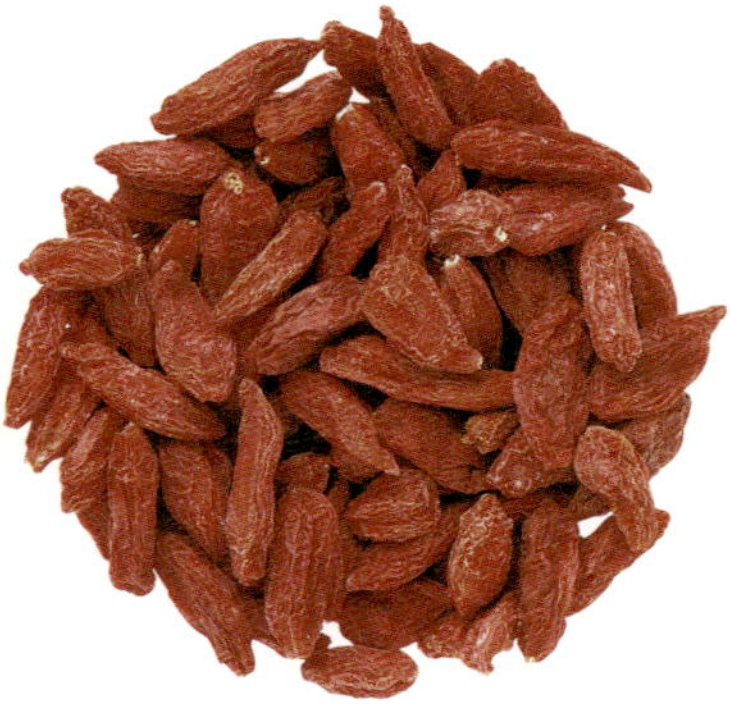

薬膳データ

体質	陰虚　血虚
五性 平	五味 甘
帰経：肝、腎、肺	

特徴的な栄養成分
（可食部100g中・乾燥）

カルシウム：47mg
ビタミンC：9mg
鉄：4.0mg

鮮やかな赤色とほんのりとした甘みの枸杞の実。古くから滋養強壮、不老長寿の妙薬として重宝されてきました。薬膳では、肝と腎の機能を高めるとされ、体を丈夫にし、視力を回復させたり、老化を遅らせるなどの働きがあります。

　ビタミン類やミネラル類などの栄養も豊富で、血圧を下げる作用のほか、肌荒れにも効用があるとされています。

選び方●
生のものも乾燥品もほぼ中国からの輸入。とくに、寧夏回族（ネイカカイゾク）自治区のものが品質がよく、薬効も高いといわれている。

保存法●
生のものも乾燥品も、高温多湿を避け、冷暗所で保存する。

おすすめの食べ合わせ

老化防止に

＋やまのいも

＋はちみつ

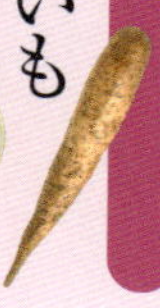

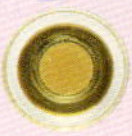

枸杞の実と同様に、老化防止効果のあるやまのいもを蒸し、すりつぶしたら、枸杞の実と潤いを与えるはちみつを加え、デザートにします。

老眼や視力低下に

＋菊花

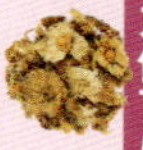

目によい働きをする菊花（乾燥）と組み合わせてお茶に。

注意ポイント

かにとの組み合わせに注意

胃腸の弱い人が枸杞の実とかにを食べ合わせると、おなかをこわし、下痢をすることがあります。

蓮の実《はすのみ》

心を落ち着かせ、不眠を解消

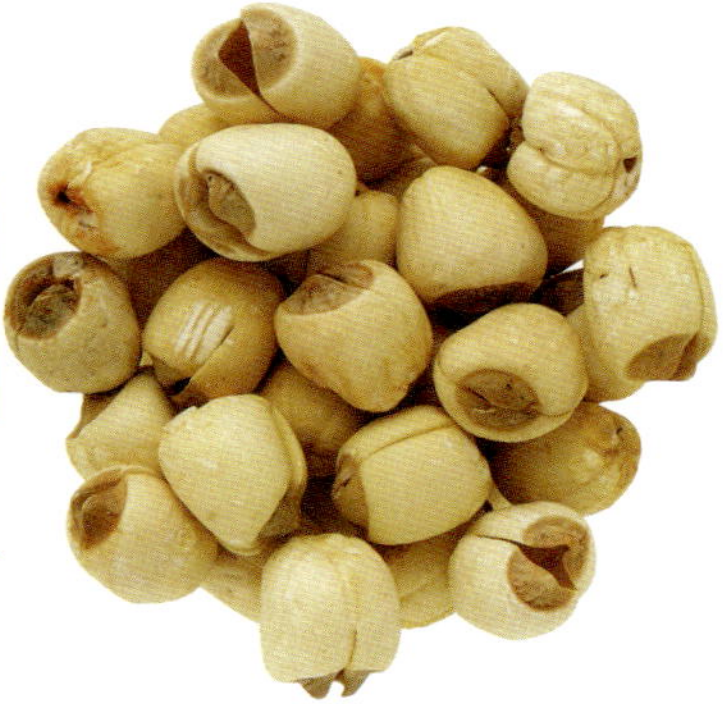

薬膳データ

体質	気虚　血虚
五性	平
五味	甘　渋
帰経	脾、腎、心

特徴的な栄養成分
（可食部100g中・乾燥）

たんぱく質：18.0g
カリウム：1300mg
マグネシウム：200mg
カルシウム：110mg
葉酸：200μg

れんこんは蓮の根にあたりますが、蓮の花が枯れた後の花びらの付け根に収まっているのが「蓮の実」です。中国では清の皇帝の誕生日を祝う膳に欠かせない食材でした。脾を守る果実として珍重され、胃腸機能を整えて精力を養い、百病を癒す薬として用いられてきました。さらに、精神面にも効用があり、心を落ち着かせ、安眠をもたらすといわれています。

旬● 8～9月

選び方●
日本では熟した実をゆでて乾燥させたものが一般的。実が崩れていないもの、なめらかなクリーム色のものを選ぶ。

保存法●
高温多湿を避け、開封後は冷蔵庫で保管するとよい。

おすすめの食べ合わせ

下痢の改善に
＋米

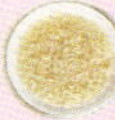

蓮の実には脾の働きをよくすることで、消化を促し、下痢を止める作用があります。米と一緒におかゆにすると吸収がよくなります。

胃の調子が悪いときに
＋ライチ

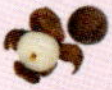

＋なつめ

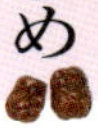

一緒にやわらかく煮て、コンポートに。漢方では胃腸が弱いのは脾の気が弱いと考えます。脾を養う食材を組み合わせることで働きを高めます。

注意ポイント
芽は取り除いて使う
蓮の実の中に芽が入っているものがあります。苦みが強いので取り除いて。また、便秘の人は摂取を控えて。

松の実
まつのみ

スタミナをつけ、体を潤す

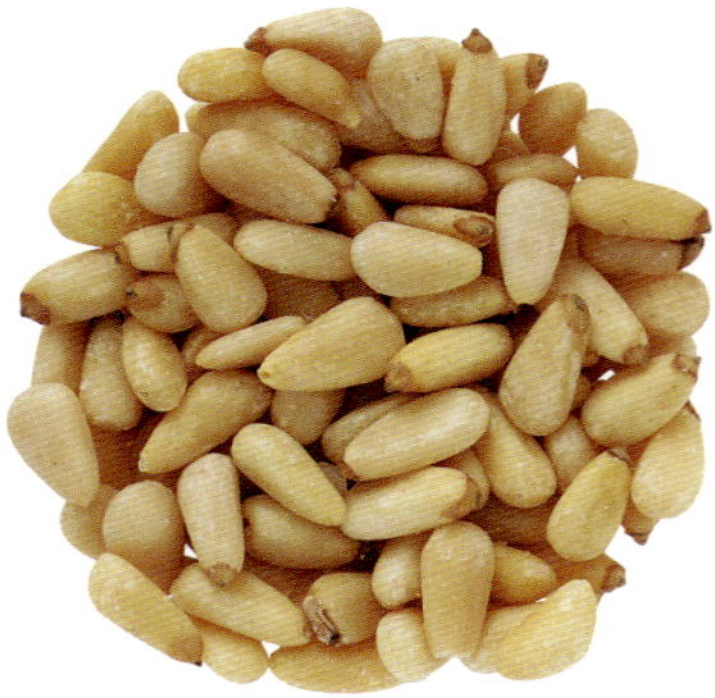

薬膳データ

体質　陰虚　瘀血

五性　温　五味　甘

帰経：肺、肝、大腸

特徴的な栄養成分
（可食部100g中・生）

脂質：55.0g
食物繊維：4.1g
カリウム：730mg
リン：680mg
マグネシウム：290mg
ビタミンE：11.0mg

松ボックリの種子の胚乳部分が「松の実」です。栄養価が高く、精力のつく食材として知られています。海松子（カイショウシ）という生薬名を持ち、体の中を潤す作用があります。免疫力を高める働きもあり、加齢による気力や抵抗力の衰えにも役立ちます。さらに、空咳の改善や便秘解消、肌や髪の毛、爪を美しく保つなど、幅広い効果が特徴です。

旬●9〜11月

選び方●
生のものも乾燥品も傷みやすいので、回転の早い店で購入を。粒がそろっているものが良品とされる。

保存法●
脂質（不飽和脂肪酸）を豊富に含むので、酸化しやすい。密閉容器に入れ、冷蔵庫で保存、もしくは、冷凍保存も可能。

おすすめの食べ合わせ

便秘解消に

＋米

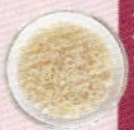

体を潤す松の実入りのおかゆで、腸の乾燥による便秘を解消します。食べやすく、高齢者にもおすすめのおかゆです。

美肌づくりに

＋白きくらげ

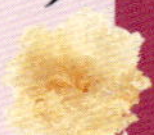

松の実と白きくらげでスープにします。どちらも肺を潤す食材です。漢方では皮膚は肺と関係があり、肺を潤すことで肌を美しくします。

注意ポイント

消化不良に要注意

油脂が多く、消化がしにくいので、下痢ぎみの人や、胃腸が弱い人は控えめにしましょう。

咳・痰を治め、食欲を促す

陳皮《ちんぴ》

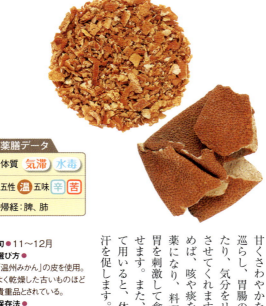

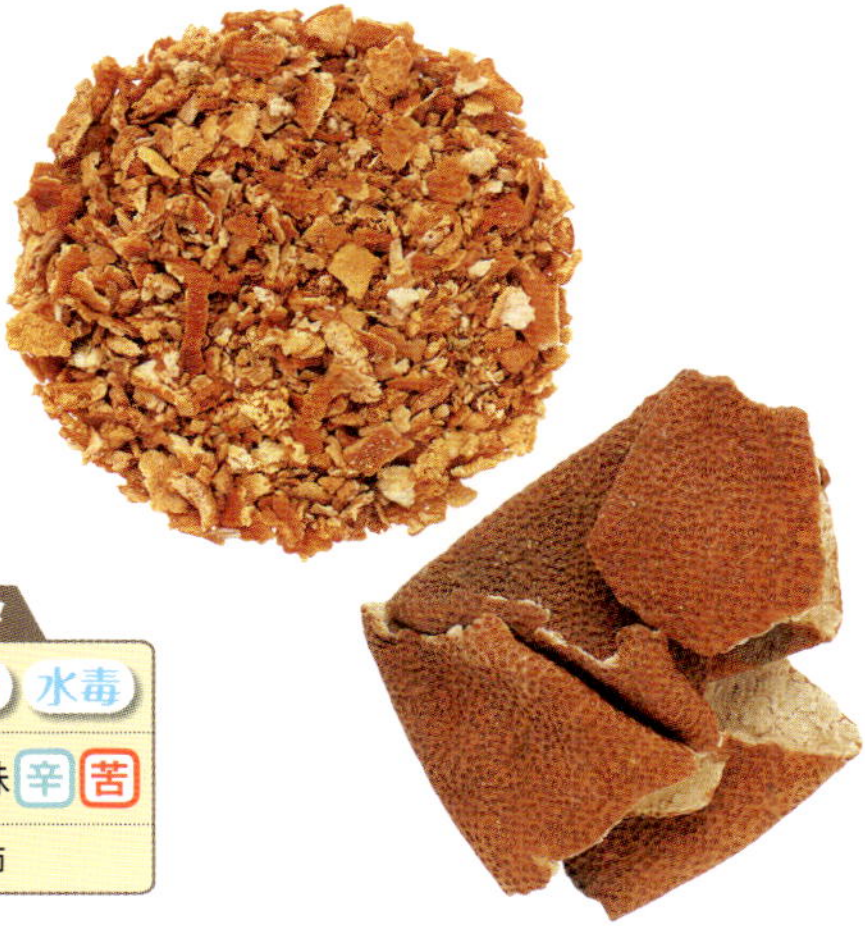

薬膳データ

体質　気滞　水毒

五性　温　五味　辛　苦

帰経：脾、肺

主に熟した温州みかんの皮を日陰干しにし、乾燥させたもの。陳皮には「古い皮」という意味があります。甘くさわやかな香りが気を巡らし、胃腸の働きを助けたり、気分をリフレッシュさせてくれます。煎じて飲めば、咳や痰を伴う風邪の薬になり、料理に使えば、胃を刺激して食欲を増進させます。また、入浴剤として用いると、体を温め、発汗を促します。

旬● 11〜12月

選び方●

「温州みかん」の皮を使用。よく乾燥した古いものほど貴重品とされている。

保存法●

吸湿しやすいので、開封後は、湿気の少ない、涼しい場所で保管する。冷蔵庫で保存してもよい。

おすすめの食べ合わせ

痰が気になるときに

＋なし  ＋はちみつ 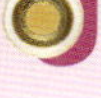

陳皮もなしも痰を取る働きがあります。なしをやわらかく煮込み、陳皮を加えて5分ほど加熱。のどを潤すはちみつで甘みをつけます。

食欲増進に

＋なつめ

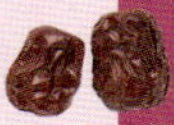

なつめと陳皮でお茶に。なつめが胃腸の機能を補い、陳皮が胃の気を巡らせて食欲を高めます。だるさや貧血の改善にも役立ちます。

注意ポイント

加熱し過ぎない

香りに気の巡りをよくする作用があります。加熱し過ぎると香りが飛んで、効能も弱まるので注意を。

なつめ

血と気を補う滋養強壮食品

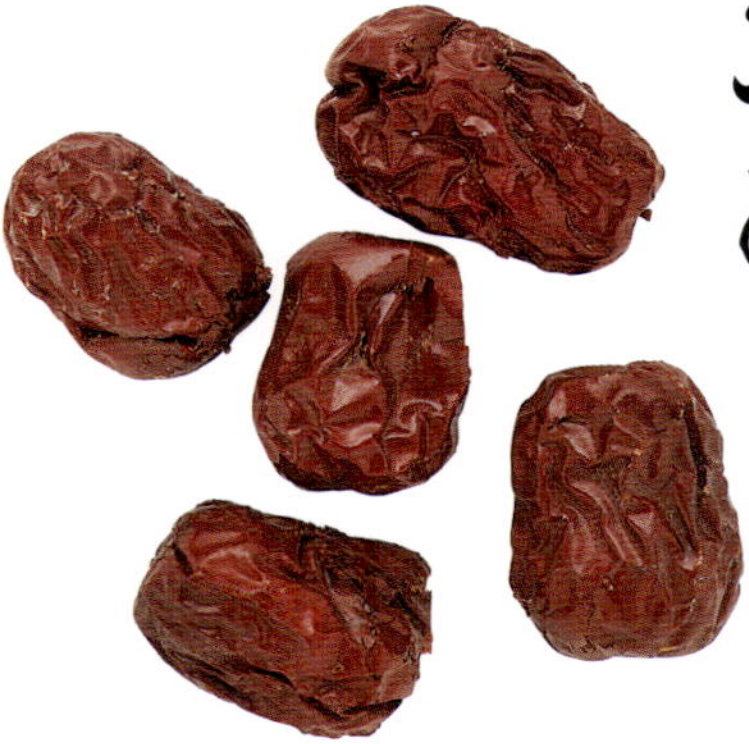

薬膳データ

体質	気虚　血虚
五性	温
五味	甘
帰経	脾、胃

特徴的な栄養成分
（可食部100g中・乾燥）

食物繊維：12.5g
カリウム：810mg
マグネシウム：39mg
カルシウム：65mg
鉄：1.5mg
ビタミンC：1mg

約3000年前から栽培され、中国では日常的に食されるなつめ。薬膳では大棗（タイソウ）という名で呼ばれ、「大棗を使わない漢方医はいない」といわれるほど頻繁に用いられています。日本では生のなつめは手に入れにくく、乾燥品が一般的。乾燥させたなつめにもさまざまな薬効が認められています。

　とくに血を補い、脾と胃を丈夫にする働きは広く知られ、中国では「1日3個のなつめを食べれば、年をとっても老いが現れない」ということわざがあるほど、滋養強壮に有効。事実、なつめには筋肉を増強

おすすめの食べ合わせ

胃の調子が悪いときに

＋米

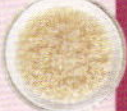

体質的に胃が弱い、夏バテや疲労で胃の働きが衰えている人は、鶏ガラスープで米となつめを炊き込んで、おかゆにして食べましょう。なつめも米も脾を補う作用があり、胃腸の調子を整えることで、食欲がわき、元気になります。

滋養強壮に

＋鶏肉

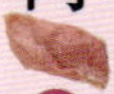

＋陳皮

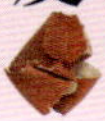

＋やまのいも

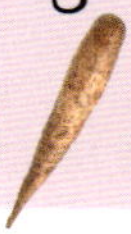

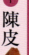

気を養う食材で作る煮物は、滋養強壮に最適。胃もたれを解消するため、気を巡らす陳皮を組み合わせます。なつめ、鶏肉、やまのいもを一緒に煮て、仕上げに陳皮をふりかけます。

し、白血球の生成を促すことで、免疫力を高める効果が確認されています。また、アレルギー反応を抑えたり、イライラや不眠など、心身の疲れにも有効です。

上手な利用方法

乾燥なつめは刻んで冷蔵庫へ

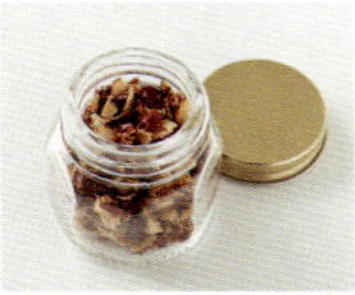

乾燥したなつめを細かく刻み、瓶に入れて密封し、冷蔵庫で保存。薬味代わりにパラパラと振りかけて、手軽に日常の食卓に登場させて。

なつめペーストを上手に活用

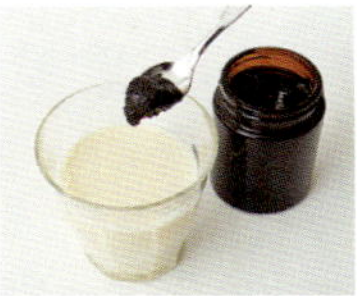

市販されているペースト状のなつめをお湯で溶いて飲みます。牛乳や豆乳に溶けば、カルシウムやイソフラボンなどの栄養素もとれて一石二鳥。

おやつ代わりにそのまま食べても

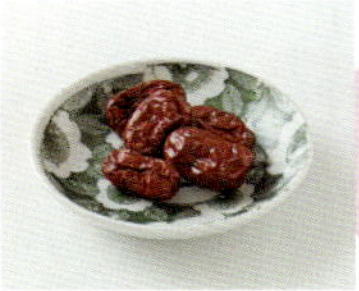

気と血を補うなつめは、適度な甘味があり、貧血や冷え、美肌にもよい食材です。中国では１日４～５個を間食する習慣もあります。

旬●9～10月

選び方●
乾燥なつめは、光沢があり、肉質がやわらかいものを。

保存法●
乾燥なつめは、湿気を嫌い、虫もつきやすいので、きっちりと密封し、暗所での保存が基本。

薬膳豆知識

中国ではなつめはとてもポピュラーな存在

中国では、庭のなつめの木は見慣れた風景。それほどポピュラーな食材です。収穫時期の秋には生のなつめが出回り、そのままかじって甘酸っぱい味を楽しみます。

不眠の改善に

＋グレープフルーツ

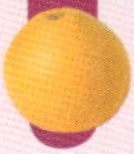

刻んだなつめを水と一緒に10分ほど煮込みます。さらにむいたグレープフルーツを加え、コンポートに。なつめの血を補う作用とグレープフルーツの気を巡らす働きにより、血行を促進、体を温めることで、すこやかな眠りへと導きます。

注意ポイント

ねぎ・魚との食べ合わせは要注意

なつめとねぎや魚を一緒に食べると腹痛や腰痛を起こすことがあるといわれています。

肥満・糖尿病の人は控えめに

なつめは補血作用に優れ糖分も多いため、肥満や糖尿病、のぼせがある人には不向きです。

夏バテの予防に効果的

緑豆《りょくとう》

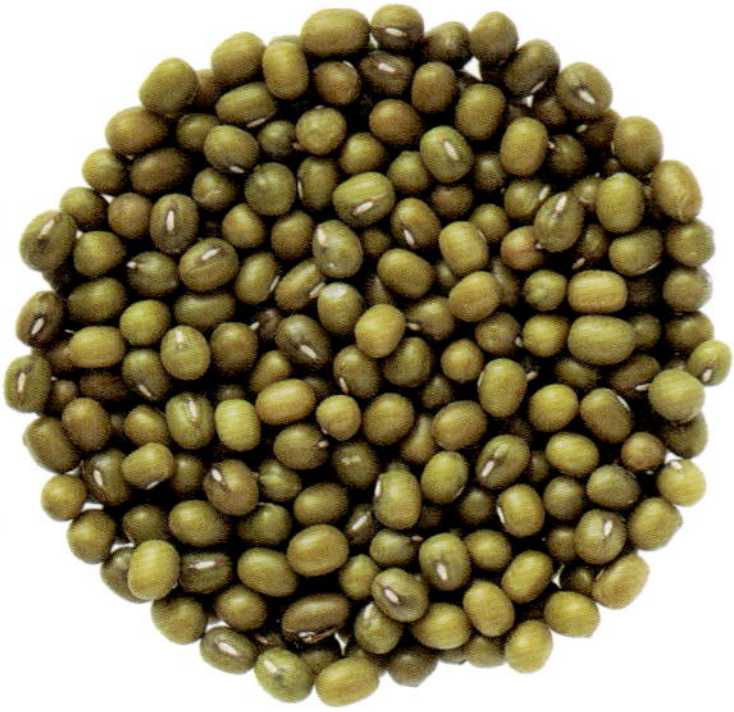

薬膳データ

体質　陽熱　水毒

五性　寒　五味　甘　淡

帰経：心、胃、肝

特徴的な栄養成分
（可食部100g中・乾燥）

炭水化物：41.4g
たんぱく質：20.7g
カリウム：1300mg
リン：320mg
鉄：5.9mg
ビタミンK：36μg

旬●夏

選び方●
乾燥品が一般的。鮮やかな緑色で粒がそろい、表面につやがあるものが良品。ふっくら丸みがあるものを。

保存法●
直射日光・高温多湿を避け、常温で保存。湿気が多い時期は冷蔵庫へ。

もやしや春雨の材料になる緑豆は、中国では夏バテの予防に欠かせない食材です。体の余分な熱を取るので、発熱や口内炎、吹き出物などにも有効です。皮を取り除くと消化がよくなりますが、体を冷やす作用は皮にあるとされています。さらに、解毒にも優れ、食あたりやむくみ解消にも役立ちます。食物繊維も豊富でダイエット食材としても人気です。

おすすめの食べ合わせ

熱中症の予防に

＋ミント＋レモン

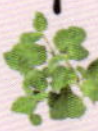

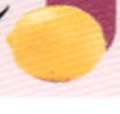

緑豆を煮て、鶏ガラスープを加え、味つけし、ミントとレモン汁を加えます。緑豆とミントが熱を取り、レモンの酸味が過剰な発汗を抑えます。

ストレスの緩和に

＋たまねぎ

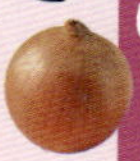

ゆでた緑豆とたまねぎでサラダにします。体にこもった熱を取る緑豆の働きと、たまねぎの血液サラサラ作用で、渇きやイライラを鎮めます。

注意ポイント

下痢気味の人は控えめに

緑豆は、体を冷やし、利尿を促す作用に優れているので、おなかがゆるい人は食べ過ぎに注意しましょう。

強い甘みが心身を癒やす
竜眼肉《りゅうがんにく》

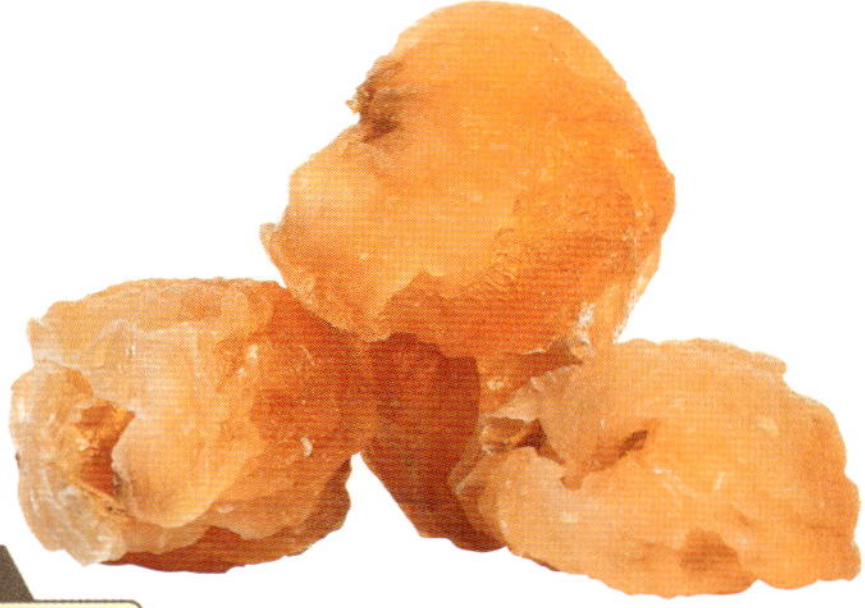

薬膳データ

体質	血虚　気虚
五性 平	五味 微甘
帰経：心、脾	

特徴的な栄養成分
（可食部100g中・乾燥）

炭水化物：72.1g
ビタミンB_2：0.74mg

中国や台湾で栽培され、乾燥させた果肉をドライフルーツや漢方薬として用います。甘みが強く、血を養うとされており、心を安らげる効果もあるため、不眠症などの改善が期待できます。疲労や、気血不足による精神症状、物忘れ、貧血にも。そのまま食べられますが、お湯を注ぐとやわらかくなります。またラム酒などに漬けると、スイーツのように楽しめます。

選び方
生食もできるが、漢方では乾燥させたものを用いる。その年に作られたもので、茶色のもののほうが新しい（古くなるほど黒っぽくなる）。

保存法
高温多湿を避け、冷暗所で保存する。

おすすめの食べ合わせ

不眠の改善に
＋蓮の実 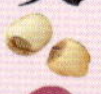 ＋なつめ

竜眼肉に、もどした蓮の実、なつめ、水を加えて煮ます。気と血を補うほか、甘みが精神を安定させ、質のよい眠りを導きます。

疲労回復に
＋鶏肉 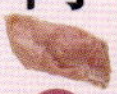 ＋しょうが 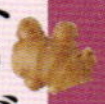

鶏肉、しょうが、酒、しょうゆでスープに。鶏肉もしょうがも内臓を温め、気や血を養って、疲労を回復させる効果があります。

注意ポイント
ほてり体質の人は控えめに
のぼせ、ほてりなどがある場合や、胃がもたれている場合、妊娠中は多食をしないようにしましょう。

杏仁《きょうにん》

咳を鎮め、腸や肌を潤す

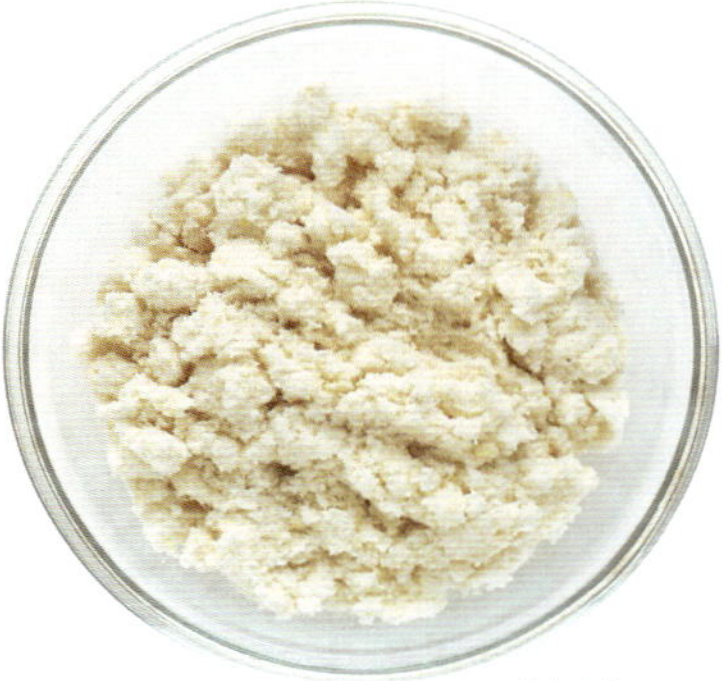

杏仁霜

薬膳データ

体質	気滞　陰虚
五性	温　五味　甘
帰経：肺、大腸	

特徴的な栄養成分
（杏仁霜）

たんぱく質
脂質
ビタミンC

旬●6〜7月

選び方●
杏仁を粉状にし、油を取った「杏仁霜」は杏仁豆腐の原料で、手に入れやすい。杏仁豆腐用だと寒天や砂糖がミックスされている場合があるので、杏仁100%のものを選ぶ。

保存法●
直射日光を避け、冷暗所で保存する。

杏の果実から取り出した種子で、木の種類によって〝甘味〟と〝苦味〟に分かれます。漢方治療には、咳や喘息、血圧降下、抗ガンなどの薬効を有する苦杏仁を用いますが、薬膳に用いられるのは、甘杏仁を粉状にした杏仁霜です。甘杏仁100%のものは、香りがよく、効能も期待できます。また、杏仁の油は肌の保湿力を高め、乾燥肌用化粧品にも使われています。

おすすめの食べ合わせ

咳止めに

＋はちみつ

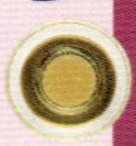

のどの調子を整える杏仁と肺やのどを潤すはちみつを湯に溶いて飲みます。のどの腫れを取り、咳止め効果が期待できます。

のどの腫れ、痛みの緩和に

＋ミント

＋氷砂糖

杏仁の咳止め作用とミントと氷砂糖の体を冷やす作用でのどのトラブルを鎮めます。湯に杏仁霜と氷砂糖を溶かし、ミントを刻んで加えて。

注意ポイント

苦杏仁は摂取量に注意

苦杏仁はとり過ぎると中毒になることがあるので、一日10gを目安に。甘杏仁は中毒にはなりません。

山楂子《さんざし》

消化を促し、血の巡りを改善

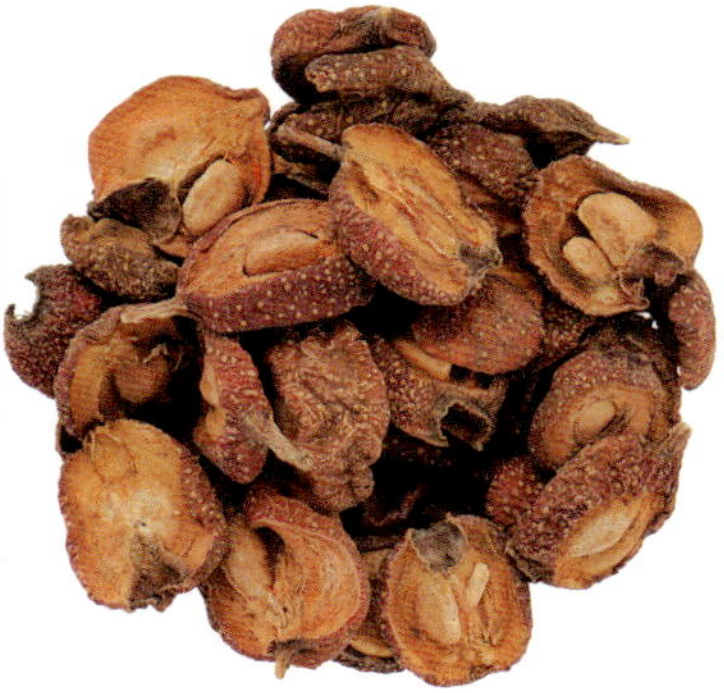

薬膳データ

体質	瘀血
五性	温
五味	酸　甘
帰経	脾、胃、肝

特徴的な栄養成分
（可食部100g中・乾燥）

カリウム
ビタミンC
カルシウム
ナトリウム
マグネシウム

姫りんごに似た形の、強烈な酸味を持つ果実。欧米では強心作用や血液循環を高めるハーブとして用いられています。消化を促す作用に優れ、肉料理など脂っこい食事や外食が多い人に最適。漢方では消化不良や瘀血、脱腸、生理不順などの症状に処方されます。現在では、ダイエット効果や血圧・コレステロール値を下げたり、ガン予防などの作用が認められています。

選び方
薬効は生食が優れているが、酸味が強いのでドライフルーツや粉末にしたものが手軽に使えて便利。

保存法
ドライフルーツ、粉末ともに高温多湿を避け、常温で保存可能。開封後は冷蔵庫での保存がおすすめ。

おすすめの食べ合わせ

消化不良のときに

＋陳皮

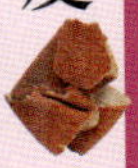

胃の気を巡らせ、働きを活発にする陳皮と消化を促す山楂子を合わせ、お湯を注いで飲みます。胃もたれしやすい人に最適です。胃が弱く、飲みにくいときは氷砂糖をプラス。

血栓の予防に

＋緑豆もやし

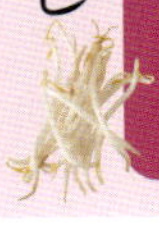

漢方では熱が血に入り、ドロドロ血液になると考えられています。うっ血を改善する山楂子と熱を取る緑豆もやしでスープにします。

注意ポイント

妊娠中は食べない

子宮の収縮作用があるため、妊娠中は食べないように。

葛《くず》

風邪の邪気を払い、熱を下げる

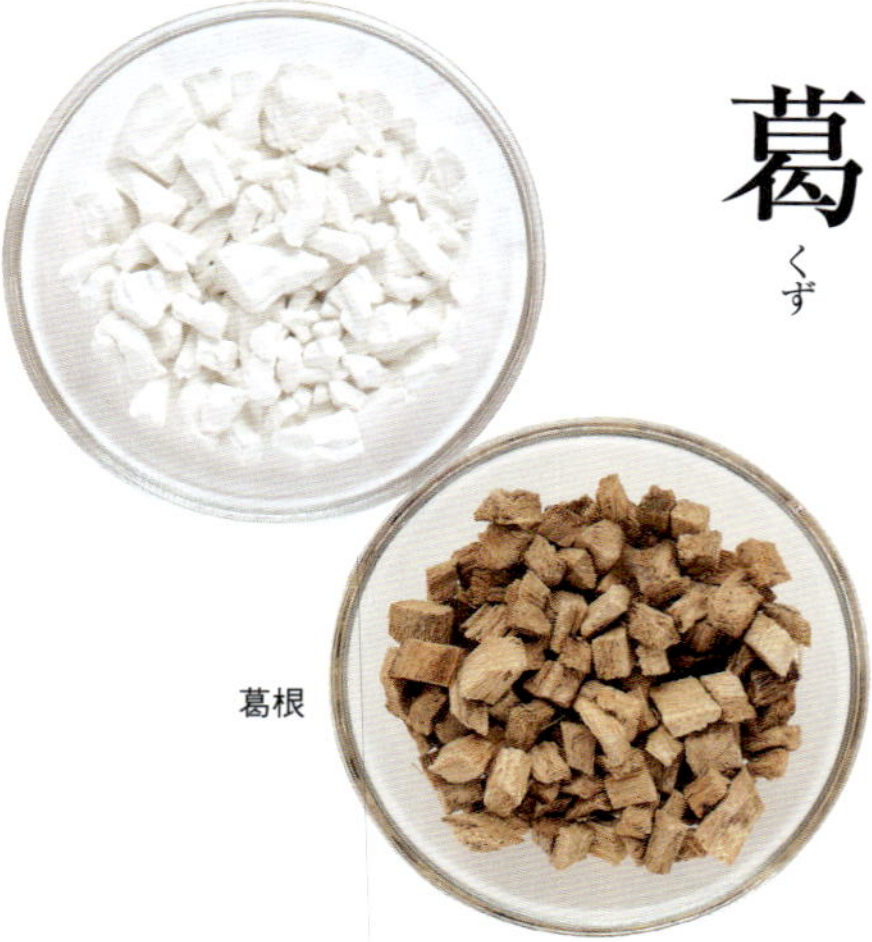

葛粉

葛根

薬膳データ

体質	陽熱　陰虚
五性	涼
五味	甘　辛
帰経	脾、胃

特徴的な栄養成分
（可食部100g中・葛粉）

炭水化物：85.6g
カルシウム：18mg
リン：12mg
ナトリウム：2mg

葛の根は葛根（かっこん）と呼ばれる有名な生薬。葛根湯は、風邪のひき始めの特効薬です。熱を取る作用があり、首や肩のこわばりを改善します。葛粉は葛の根からデンプンの成分を取り出したもの。女性ホルモンと似た働きをするイソフラボン誘導体や10種類以上のサポニンなど、栄養成分が豊富です。血流改善、ホルモンバランスの調整など幅広い効能があります。

選び方●
葛粉は"本葛粉"と表示されていてもほかのデンプンが混ざっていることが多い。効能を得るには100％のものを選ぶ。

保存法●
開封前は常温で保存が可能。高温・湿気に弱いので開封後は密閉容器に入れて、冷蔵庫へ。

おすすめの食べ合わせ

風邪予防に
＋みかん＋しょうが
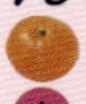
葛根を10分ほど煮出し、みかん果汁としょうがをプラス。みかんとしょうがが体を温め、葛が風邪の邪気を追い払います。

熱があるときに
＋りんご
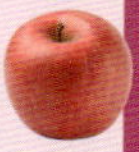
葛とりんごは、どちらも体の熱や渇きを取る働きがあり、相乗効果が期待できます。水で溶いた葛粉を温め、りんごのすりおろしを加えます。

風邪の寒気に
＋シナモンやしょうが
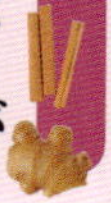
シナモンやしょうがを組み合わせると発汗を促し、症状を改善。

気の不足を補う
黄耆《おうぎ》

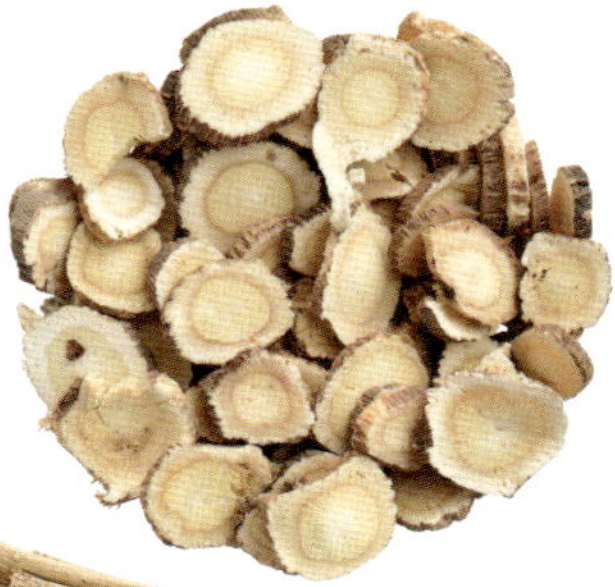

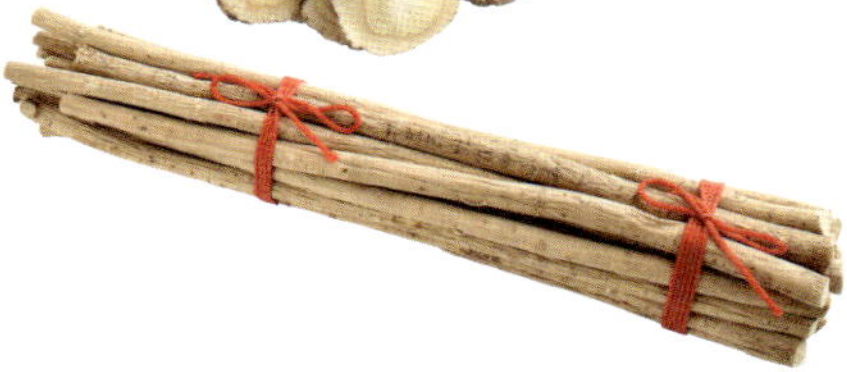

乾燥させた根（下）を刻んで用いる

薬膳データ

体質　気虚　陽虚

五性　温　五味　甘

帰経：脾、肺

選び方

乾燥したもの、炒ったものがあるので、症状に合わせて選ぶとよい。

保存法

高温多湿を避け、冷暗所で保存する。

マメ科のキバナオウギなどの根を乾燥したもので、低下した内臓の機能を高める働きがあります。疲れやすい、気力が出ない、食欲がない、息切れするなどの際、用いるとよいでしょう。また汗をかきやすい、寝汗といった症状を抑えます。利尿作用があり、むくみなどの改善も期待できます。

免疫機能を整えるので、慢性化した感染症の治りも早めてくれます。

おすすめの食べ合わせ

疲労回復に

＋高麗人参

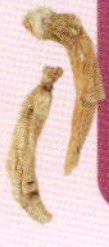

滋養強壮の作用が強く、気を補う高麗人参とともにお茶として飲むことで、心身の疲労を回復する効果がアップします。

滋養強壮に

＋牛肉

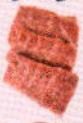

＋しょうが

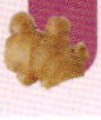

血・気を補う牛肉、体を温めるしょうがを合わせると、相乗効果で気を補う働きが強まります。また、気を巡らせる陳皮と煮出しても免疫アップの効果が高まります。

注意ポイント

のぼせタイプには向かない

体力が充実した急性炎症の場合や、のぼせタイプの人は控えめに。

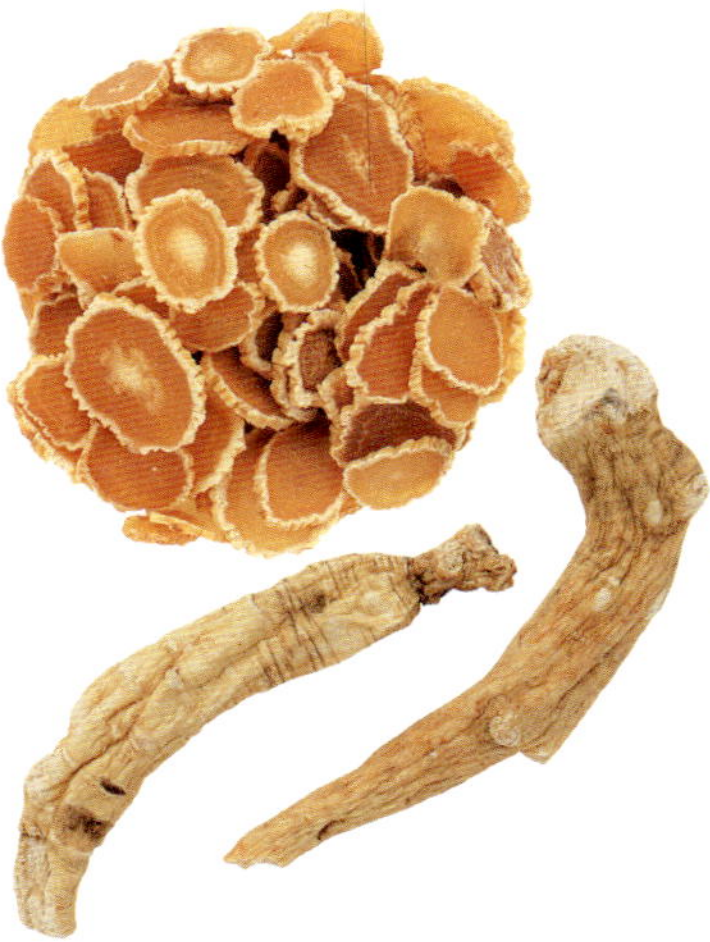

高麗人参《こうらいにんじん》

気を補う〝最強〟の薬草

薬膳データ

体質	気虚　血虚
五性	平
五味	苦
帰経	心、脾、胃

特徴的な栄養成分

炭水化物
たんぱく質
脂質
ナトリウム

もともとは人参（ニンジン）と呼ばれ、日本でも古くから用いられてきた薬草でした。野菜のにんじんとは全くの別物です。産地の気候や土壌により栄養価に差があり、朝鮮半島で採れるものを高麗人参と呼んでいます。虚弱体質の不調を治すといわれ、不老長寿の薬として珍重されています。

多彩な薬効は、苦味成分サポニンとビタミン類、ミネラル類が相乗して生まれると考えられ、血行促進、疲労回復、整腸などの作用があります。血糖値やコレステロール値を下げたり、ストレスにも効用があり、心と体に元気を養います。

おすすめの食べ合わせ

老化防止に

＋焼酎

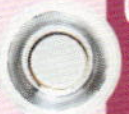

密封容器に高麗人参と焼酎を入れ、1カ月ほど熟成。アルコールに漬けると、成分が出やすいので効率よく薬効を得られます。毎日おちょこ1杯飲めば、疲れ知らずの若々しい体を維持できます。ただし、寝る前に飲むと寝つきが悪くなるので注意。

体力回復に

＋なつめ

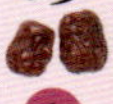

＋鶏肉

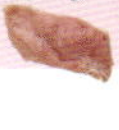

熱湯につけて一晩置いた高麗人参を薄切りにし、なつめ、鶏肉と一緒に煮込みます。高麗人参の五臓を補う働きをなつめの血を補う働き、鶏肉の気を補う働きがサポートし、気力、体力が充実します。丸鶏で作れば韓国料理のサムゲタンになります。

上手な利用方法

高麗人参は薬効が高く、高価なものですが、高麗人参と同様に補気作用を持つ党参は、薬効は劣るものの、比較的安価で手に入れることができます。

はちみつで苦味を和らげる

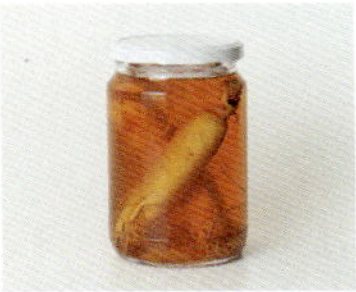

“良薬口に苦し”の言葉通り、高麗人参は苦味が強く、食べにくいので、はちみつに漬け込むと甘味が出て食べやすくなります。

性質が真逆の西洋参

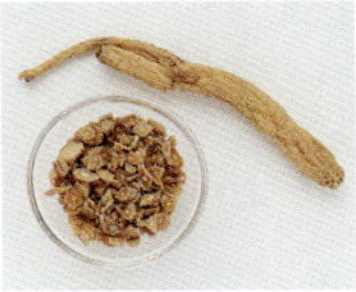

西洋参も高麗人参の仲間ですが、性質は寒性で体を冷やします。気を養い、陰を養うので、とくに女性の更年期障害におすすめです。

党参なら安価で手に入る

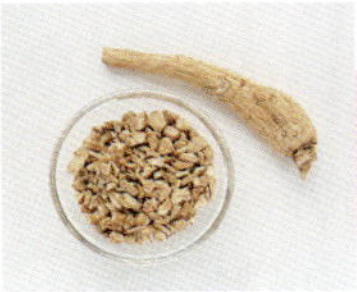

割安で日常食に適しているのが党参。刻んだものも漢方薬局で売られています。お茶やスープなどに手軽に利用できて、便利です。

選び方●
年数によって1年根～6年根に分類。6年根が極上品、3年根以下は効能が薄いとされている。

保存法●
生の高麗人参は、新聞紙に包んで冷蔵庫で保存。真空パックなら長期保存が可能。

薬膳豆知識

洗って、干して何度も大切に使います

中国でも高価な高麗人参は、一度使ったら、きれいに洗って、干して、あと2～3回は使います。ひげ根も捨てずに使われます。それほど大事にされている食材なのです。

疲れ目の改善に

＋枸杞の実

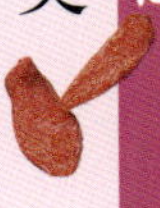

目によい枸杞の実と気を養う高麗人参を細かく刻んで、熱湯を注ぎ、お茶にします。毎日飲むことで効果が現れるでしょう。

注意ポイント

気を巡らす食材と組み合わせるときは注意を

だいこんのような気を巡らす食材と一緒に食べると、薬効が弱められる場合もあるので注意。

更年期ののぼせ・高血圧の人は控えめに

高麗人参は気を補う働きがかなり強いので、たくさん食べると、血圧の急上昇を招く心配があります。とくに更年期ののぼせがある人、高血圧の人は控えめにしましょう。

女性の悩み・不調におすすめ

当帰《とうき》

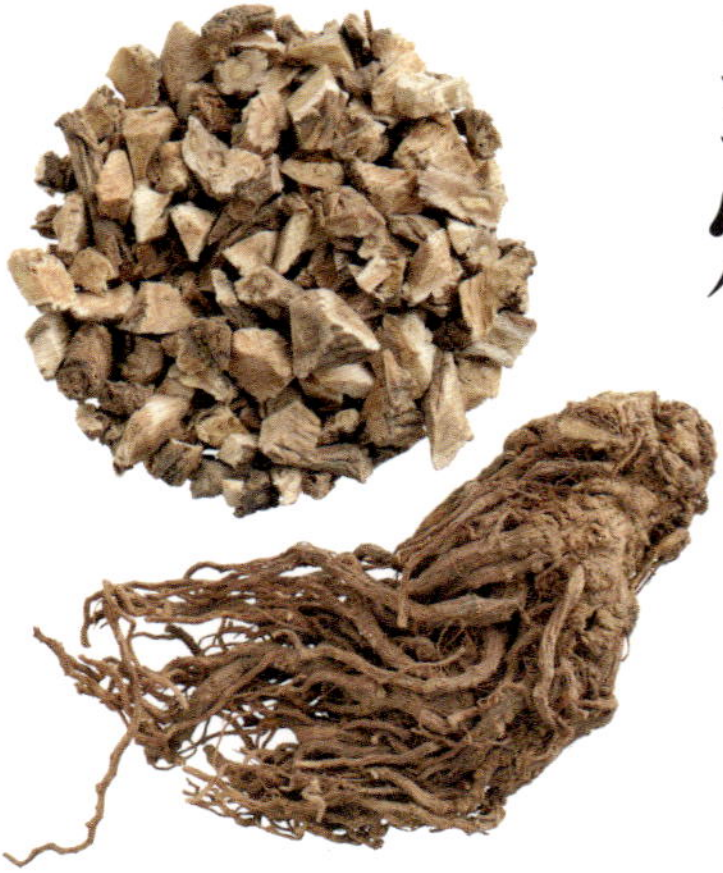

乾燥させた根（下）を刻んで用いる

薬膳データ

体質	血虚　瘀血
五性	温
五味	甘　辛　苦
帰経：心、肝、脾	

セリ科トウキ属の植物の根を乾燥させたもので、心・肝・脾を補って血を養いながら、血液の流れを向上します。血虚、瘀血などの血の病に用いられます。生理不順、生理痛、妊娠中、産後のあらゆる不調によいことから〝婦人科の良薬〟とも。体を温め、痛みを和らげる作用があり、冷えや打ち身による腫れ、痛みを改善。また、腸を潤して便通をよくします。

選び方●
セロリのような、特有の香りが立っているものが新鮮。

保存法●
高温多湿を避け、冷暗所で保存する。

おすすめの食べ合わせ

貧血の改善に

＋なつめ ＋高麗人参 ＋鶏肉

気血を補うなつめ、高麗人参、鶏肉とスープに。また、もち米を入れて雑炊にするのもおすすめです。

生理痛の緩和に

＋シナモン ＋しょうが ＋陳皮 ＋酒

巡りを整え、気血を養い、重い生理痛を和らげてくれます。

注意ポイント

胃腸が弱い場合

胃腸が弱く下痢がち、お腹が張る人は症状を悪化させるので控えて。

紅花《べにばな》

女性特有のトラブルを緩和

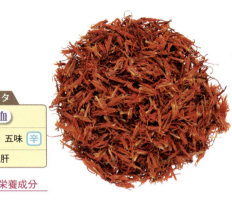

薬膳データ

体質　瘀血

五性　温　五味　辛

帰経：心、肝

特徴的な栄養成分

ビタミンE

紅花は最初は黄色い色ですが、水にさらして乾燥させることをくり返すと、鮮やかな紅色に変わります。血液を浄化し、血液循環をよくすることから、月経不順や月経痛、更年期障害など女性特有の瘀血によるトラブルに有効。冷えやこり、痛みを緩和する働きもあります。また、種子から取れる油は、高血圧や動脈硬化予防への効果が認められています。

旬●7〜8月

選び方●

香りが強く、色が鮮やかで均一のものがよい。ただし、人工的に着色しているケースもあるので無添加のものを選んで。

保存法●

高温多湿を避けて常温で保存。

おすすめの食べ合わせ

血行促進に

＋黒きくらげ

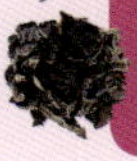

血液サラサラ食材、黒きくらげと一緒にスープに。香りづけに瘀血を取る紅花を加えれば、血液循環がさらにアップします。

冷え症の改善に

＋もち米

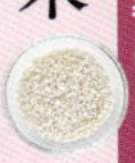

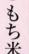

湯に浸した紅花ともち米を合わせて炊きます。おなかを温めるもち米と、血流を改善して冷えを取る紅花が相乗効果で冷え症を改善。

注意ポイント

妊娠中や出血時は避けて

血流をよくし過ぎてしまうことがあるため、妊娠中や、月経過多など出血があるときは厳禁。

ジャスミン

胃痛・腹痛を治め、うつを改善

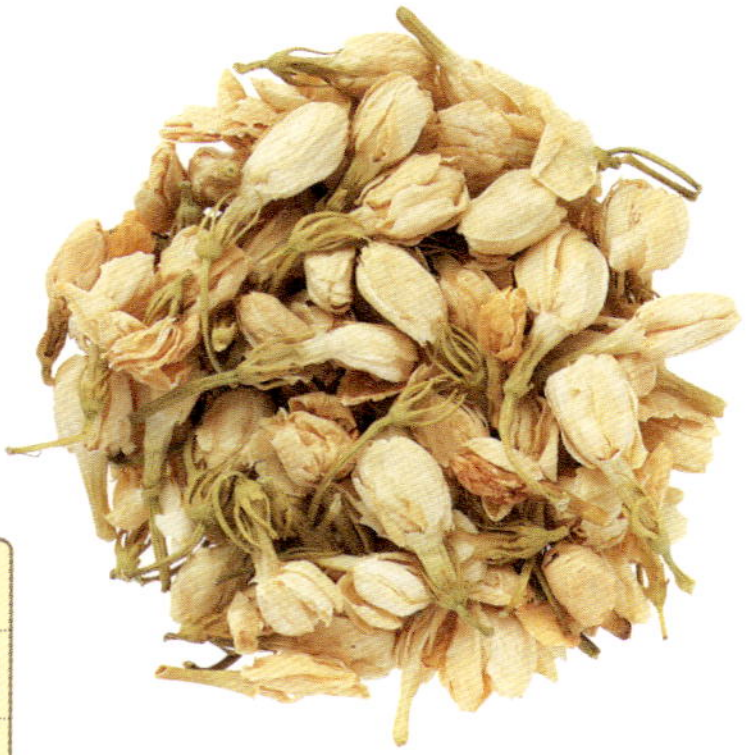

薬膳データ

体質	気滞
五性	温
五味	辛 甘
帰経	肝

旬●8〜10月

選び方●
香りがよいものが良品とされる。

保存法●
未開封であれば常温で長期保存が可能。開封後は風味を損なわないようにするために冷蔵保存がおすすめ。

〝香りの王様〟と称されるジャスミンの花は、上品な甘い芳香が魅力。生薬名を茉莉花（マツリカ）といい、ストレスによる胃痛や下痢、腹痛などにも処方されますが、特筆すべきは、香りによって気を巡らす働きです。香り成分ベンデルアセテートは右脳を刺激し、自律神経のバランスを整える働きがあり、気分をリラックスさせ、憂うつを取り除いてくれます。

おすすめの食べ合わせ

気分が落ち込んでいるときに

＋緑茶

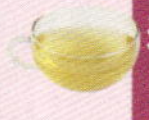

ジャスミンの花と緑茶の茶葉を一緒に入れてお湯を注ぎます。香りが強まり、緑茶の頭をスッキリさせる作用と相まって、気分を爽快にします。

ストレスの緩和に

＋くり

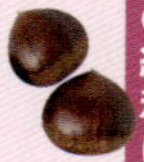

ペースト状にしたくりを、ジャスミンを煮てこした温かい牛乳でのばし、モンブランに。気を補うくり、気を巡らすジャスミンでリフレッシュ。

注意ポイント

毒のある品種も

ジャスミンという名称でも、品種が異なり、毒性があるものも。食用のものを使いましょう。

マイカイ花

香りが気持ちを安らかに

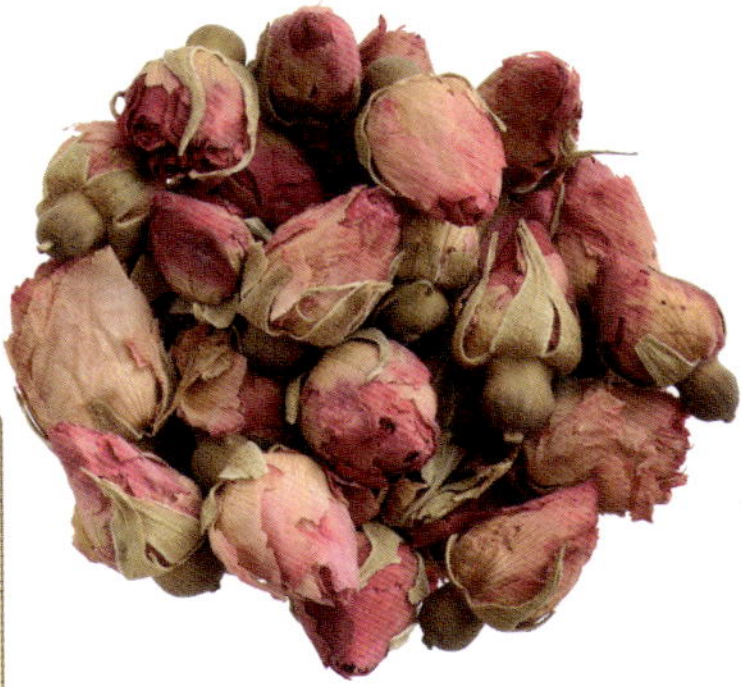

薬膳データ

体質	気滞　瘀血
五性	温
五味	甘　微苦
帰経：肝、脾	

バラ科のハマナスの蕾を乾燥させたもの。甘い香りが気血を巡らせ、肝の働きをよくします。ストレスによる不安感、イライラ、胃痛、脇腹の痛みやおなかの張りを和らげます。痛みを止める効果から、生理痛やPMSも改善。女性の不調改善に優れる食材です。

お茶として飲むほか、紅茶に加えて飲んでもよいでしょう。お茶でシロップやゼリーを作るなどしても。

選び方

よく乾燥しているものを選ぶ。かつ色が鮮やかで香りがよいものが新鮮。

保存法

密閉容器に入れ、高温多湿を避けて冷暗所で保存する。

おすすめの食べ合わせ

気分が落ち込んでいるときに

＋ジャスミン 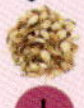 ＋ゆず 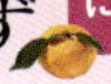

＋はちみつ 

気持ちを上向きにするほか、ストレスから起こる胃痛なども和らげます。

イライラしているときに

＋ミント 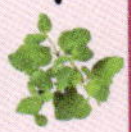

マイカイ花のお茶に少量のミントを加えます。香りが気を巡らせ、イライラを解消。レモンやオレンジの果汁を加えてもOKです。

注意ポイント

熱を加え過ぎない

苦味が出るガクを除き、バラバラにして熱湯を注ぎましょう。熱を加え過ぎると香りが飛ぶので注意。

漢方食材を手に入れるには

漢方食材でも枸杞の実や松の実など、比較的ポピュラーなものは、スーパーで売っていることもあります。中華食材店に行けば、さらに多くのものが手に入ります。

生薬として使われているものや、食材店に売っていないものは、漢方薬局に行くといいでしょう。また、食材店や漢方薬局が近くにない場合は、インターネットの通信販売が便利です。

普段はなかなか食卓に上がる機会の少ない漢方食材ですが、実は、手に入れるのはそんなに難しくありません。薬膳の世界が広がりますから、ぜひ、新しい食材にも挑戦してみてください。

●漢方薬局

カウンセリングで体質や薬膳のアドバイスも

食材店では売っていない漢方食材は、漢方薬局で買うことができます。通常、漢方薬はカウンセリングをしてから処方されますが、この本で紹介している漢方食材なら、薬膳に使いたいと言って相談してみましょう。

漢方薬局のカウンセリングでは、問診や舌などの診断をしたうえで、体が今どんな状態なのかを中医師や薬剤師が説明してくれます。また、漢方薬を処方してくれるだけでなく、食事や日常生活の注意、季節の養生法などもアドバイスしてくれる場合もあります。

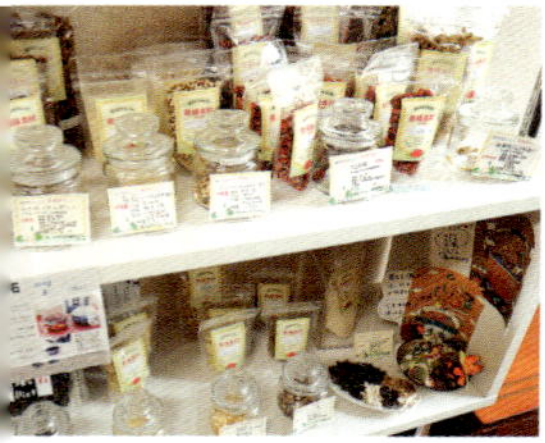

薬膳に使いやすい食材を陳列している薬局も。

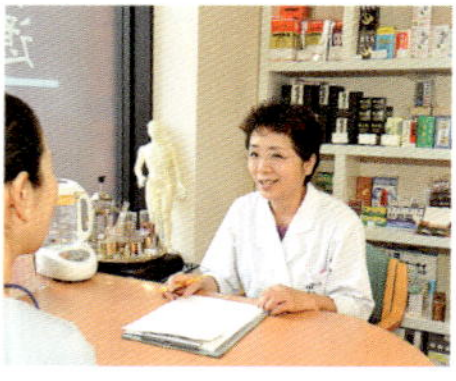

漢方薬局ではカウンセリングもしてもらえます。

●中華食材店

中華料理に使われる食材はたいていそろう

中華食材の専門店であれば、たいていの漢方食材がそろいます。とくに枸杞の実や松の実、緑豆など、中華料理でよく使われる食材は扱っています。また、大型スーパーであれば、中華食材を集めたコーナーに置いてある場合も。

●韓国・インド食材店

なつめや高麗人参、スパイスが手に入る

韓国食材店は中華食材店と共通する食材を扱っているところも多く、とくになつめや高麗人参などは手に入れやすいようです。

また、インド食材店はスパイスや豆の種類が豊富。緑豆はムング豆という名前で売られています。スーパーやデパートで買うより、お得なこともあります。

●ハーブショップ・茶葉店

お茶の材料になるものなら見つけやすい

陳皮やジャスミンなど、お茶の材料になるものは、ハーブショップや茶葉店でも売られています。中国茶によく使われる、菊花や桂花（キンモクセイ）、玫瑰花（マイカイカ／バラ）などは見つけやすいでしょう。

●インターネット

通信販売でさまざまな食材を選べる

インターネットでの通信販売でも、さまざまな漢方食材がそろいます。商品情報をしっかり確認して、品質のいいものを選ぶようにしましょう。漢方薬局が運営する通販サイトもあります。

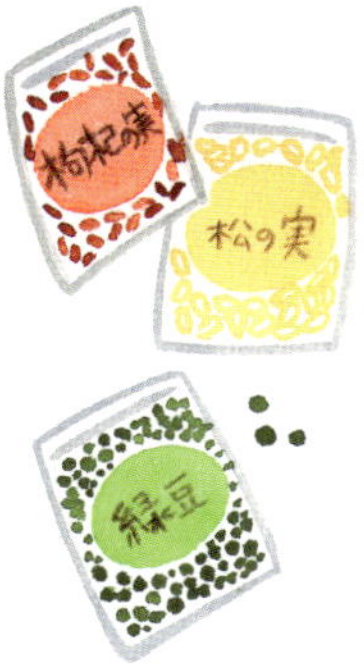

column ❶

おうちで楽しむ薬膳茶

漢方食材の効果を手軽に摂取できる薬膳茶。お湯を注ぐだけで楽しめるものをいくつかご紹介します。

気分転換におすすめの香りのよいお茶

ジャスミン×紅茶×陳皮のお茶はさわやかな香りが気を巡らせ、気分をリフレッシュしてくれます。落ち込んでいるときや、ストレスがたまっているときにおすすめのお茶です。

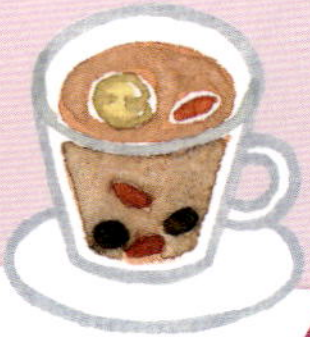

老化防止や肥満予防も期待できる!?

枸杞の実×くるみ×黒豆のお茶はアンチエイジングに。くるみは薄切りにします。すべて老化を防止する作用がある食材で、飲み終わったら、お湯でやわらかくなった実を食べるのがポイント。また、ダイエットなら山楂子×乾燥菊花のお茶を。解毒作用があり、脂肪を分解する働きがある食材の組み合わせです。

葛粉と組み合わせて、温めたり、冷やしたり

葛粉もお茶に利用できます。冷え症の人におすすめなのはシナモン×葛。アツアツをいただきます。葛は涼性ですが熱性の食材を組み合わせると体を温める効果が出ます。体がほてるときは体を冷やすミント×葛のお茶を。常温にして飲みます。

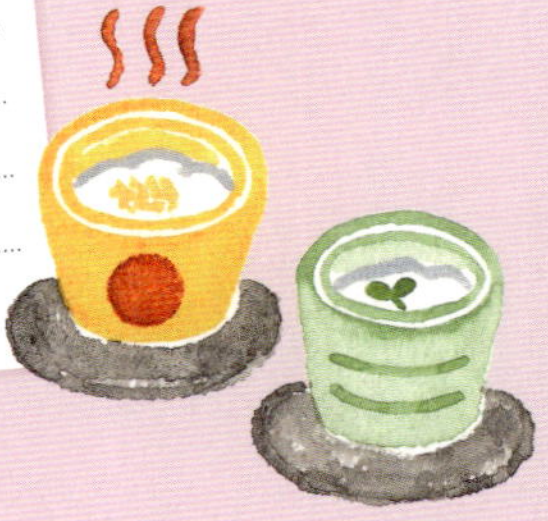

第二章

薬味《やくみ》&ハーブ・スパイス

薬膳における薬味&ハーブ・スパイスの役割

少量で料理を引き立て、薬のように体に効く

にんにくやしょうがなどの薬味は、薬という文字が示すとおり、体にいい成分を多く含んでいます。ハーブやスパイスも西洋版の薬味で、少量で高い効果があります。漢方薬の原料になっているものも多く、薬膳には欠かせない食材です。

薬味やハーブ、スパイスの主な働きは、特有の香りで食欲を増進させてくれること。また、胃液の分泌を促して、消化不良を改善し、胃を健康にする役割もあります。少量で料理の味や香りを引き立て、おいしくしてくれるうえ、上手に使うことで塩分のとり過ぎを防ぐこともできます。

なお、ハーブには生のものや乾燥品、スパイスにはホール（粒）タイプや粉末タイプなどさまざまな形状のものがありますが、形状によって効能、効果が大きく変わることはありません。

にんにく

生活習慣病の予防・改善に

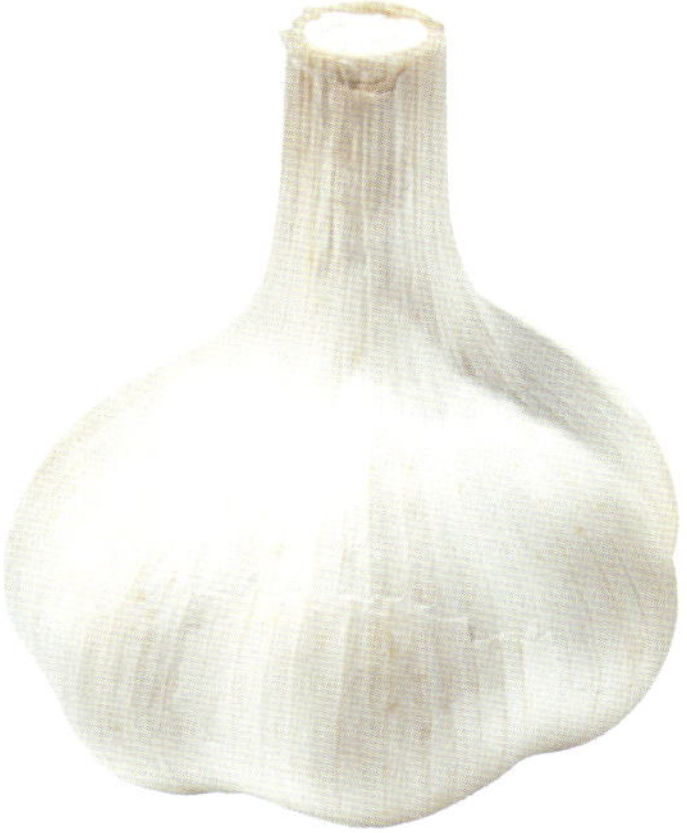

薬膳データ

体質	瘀血　気滞
五性 温	五味 辛
帰経：脾、胃、肺、大腸	

特徴的な栄養成分
（可食部100g中）

食物繊維：6.2g
カリウム：510mg
ビタミンC：12mg
ビタミンB_6：1.53mg

体を温める性質があるにんにくは、内臓の機能を活発にします。薬膳では、腫れものの改善や風邪予防、解毒の働きがある食材として用いられています。独特のにおいのもと、アリシンには、強力な殺菌作用があり、疲労回復から脳の活性化まで幅広く役立ちます。血液サラサラ作用もあり、動脈硬化の予防や血糖値の改善など生活習慣病の予防にも効果が期待できます。

旬●6〜7月

選び方●
ふっくらと大きく、粒がかたくて、締まりがあるものが良品。薄皮につやがあり、黄色く変色していないもの。

保存法●
紙袋に入れて風通しのよい場所で常温保存、または、ネットに吊るしてもよい。ただし、夏場は冷蔵庫で保存したほうが長持ちする。

おすすめの食べ合わせ

疲労回復に
＋**豚肉**

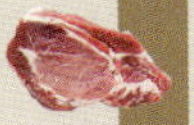

炒め物に。にんにくに含まれる有効成分のアリシンは、豚肉に豊富に含まれるビタミンB_1の吸収を高め、疲労回復を強力にサポートします。

肝機能アップに
＋**たこ**

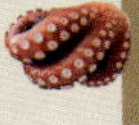

たこに含まれるタウリンが肝機能を高め、にんにくの解毒作用がその働きを後押しします。一緒に炒めて。

注意ポイント

はちみつとの組み合わせは×
薬膳では昔から、にんにくは、はちみつの栄養成分を壊すとされ、組み合わせないようにいわれています。また、陰虚体質の人は摂取を控えて。

体を温め、慢性的な冷えも解消

しょうが

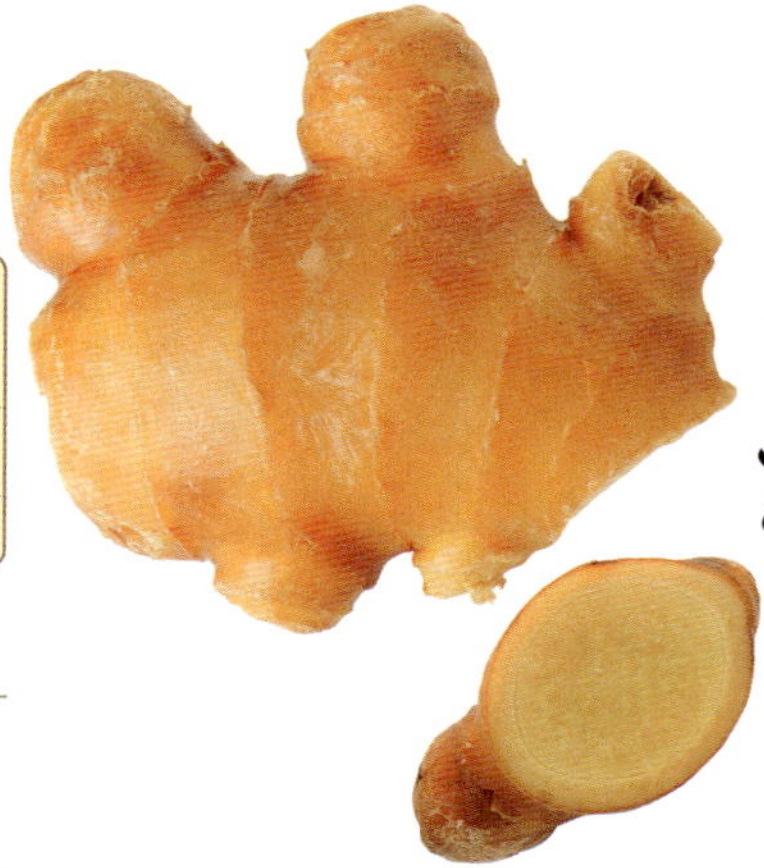

薬膳データ

体質　陽虚　気虚　水毒

五性　温　　五味　辛

帰経：脾、胃、肺

特徴的な栄養成分
（可食部100g中・生）

カリウム：270㎎
マグネシウム：27㎎
カルシウム：12㎎
ビタミンC：2㎎

漢方処方でも薬膳でもポピュラーなしょうが。栄養価は低いものの、辛味成分のジンゲロンとショウガオールがもたらす体の温め効果は天下一品。生のしょうがは、体を即座に温め、発汗を促し、熱を出します。寒さが招く風邪の寒気や節々の痛みに有効で、解熱作用も期待できます。

一方、乾燥させたしょうがは、乾姜（カンキョウ）と呼ばれる漢方薬でもあります。血行を改善し、体を芯からじんわりと温めるので、胃腸の弱い人や慢性的な冷えに悩む人におすすめです。

さらに、キリッとした香

おすすめの食べ合わせ

食中毒の予防に

＋青魚

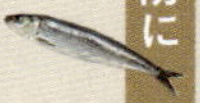

しょうが煮にして食べます。味つけはしょうゆでもみそでも、お好みでOK。強力な殺菌力を持つしょうがは生臭さを消す作用もあり、とくに、いわしやあじなど、足が早い青背の魚と一緒に使うと、食中毒の予防になります。

胃の調子が悪いときに

＋米

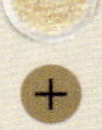

＋なつめ

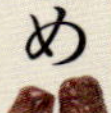

薄切りにしたしょうがとなつめ入りのおかゆは、冷たいものをとり過ぎて胃の働きが低下しているときに最適。しょうがが弱った胃を温め、米となつめが胃を元気にします。炒った米を用いると消化がアップ。子どもにもおすすめのおかゆです。

上手な利用方法

風邪のひき始めにはしょうが湯を

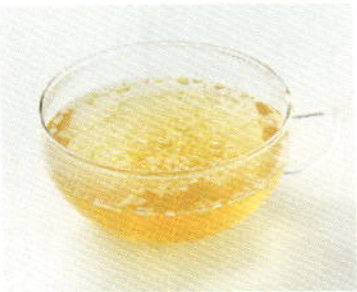

しょうがとねぎを刻み、お湯かほうじ茶を注ぎます。しょうゆを1滴たらしたしょうが湯は、風邪のひき始めに飲むといいでしょう。

簡単手作りしょうがシロップ

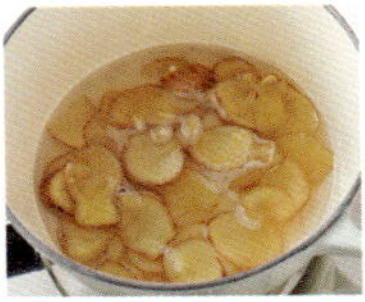

薄切りしょうがと砂糖を鍋に入れ、数分間煮詰めます。出来上がったシロップはそのまま飲んでも、お茶に入れても。体を温めてくれます。

乾燥させてしょうがチップに

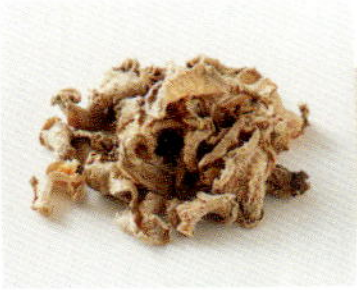

皮つきのまま薄切りにして乾燥させます。煮物やスープに入れて使って。干ししょうがは、体をじわじわ温める効果があります。

りが胃液の分泌を促進し、食欲がないときの薬味にぴったり。免疫力アップやガンの予防、老化防止など、さまざまな場面でマルチに活躍する食材です。

旬● 6〜8月（新しょうが）／9〜10月（根しょうが）

選び方●
皮に傷がなく、つやがあり、肉厚でふっくらしている。切り口が濃い黄色だと香り・辛味が強い。

保存法●
新聞紙に包んで冷暗所で保存。夏は冷蔵庫へ。冷凍するときはすりおろして、ラップに包み冷凍する。

薬膳豆知識

しゃっくりを止め、吐き気を抑えるしょうがの裏技

しょうがには、昇った気を降ろす作用があるとされています。しょうがに丁字を加えた湯を飲むと、気が昇って起こるとされる吐き気やしゃっくりが治まるといわれています。

夏バテ解消に

＋豆腐 ＋花椒

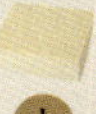

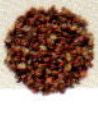

しょうがと豆腐、花椒で、炒め物に。ねぎ、豚挽肉、とうがらしも入れて、辛い麻婆豆腐にします。しょうがと花椒が発汗で暑さを体から追い出し、豆腐が体を冷やします。辛味が暑さで落ちた食欲を増進させてくれる働きもあります。

注意ポイント

きのこと食べると痔になる!?

しょうがときのこを食べ合わせると痔になる可能性があるといわれています。

生しょうがは熱を下げる

生のしょうがは体温を一気に上げ、発汗作用で熱を下げます。風邪で熱が高いとき、とくに秋、冬に風邪をひいたときにおすすめです。

みょうが

香り成分が食欲と消化を促す

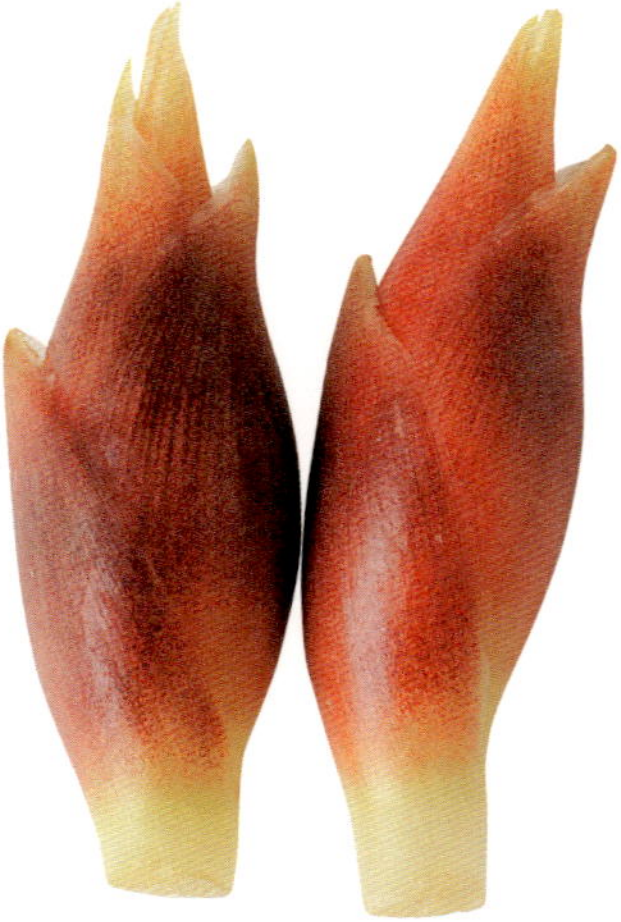

薬膳データ

体質	気滞　瘀血
五性	温
五味	辛
帰経	肺、大腸、膀胱

特徴的な栄養成分
（可食部100g中）

食物繊維：2.1g
カリウム：210mg
ビタミンC：2mg

旬●6〜10月

選び方●
ふっくらと丸みがあり、中身が締まっているもの。表面につやがあり、傷のないものを選ぶとよい。

保存法●
乾燥すると香りが飛ぶので、湿らせた新聞紙やキッチンペーパーで包み、冷蔵庫で保存する。冷凍保存も可能。

血行をよくして発汗を促したり、食欲増進や消化を助けるなどの効用があり、冷たいもののとり過ぎによる胃腸不調改善に役立ちます。薬膳では、生理不順や生理痛にもよい食材とされるほか、解毒作用にも優れ、風邪や口内炎予防にも有効。体内の塩分を排出するカリウムを多く含むため、高血圧予防にも役立ちます。とくに日本では、昔から食べられている食材です。

おすすめの食べ合わせ

生理痛の緩和に

＋卵

冷えからくる生理不順や生理痛には、溶き卵入りのおすましを。みょうがの血行を促す働きと卵の血を作る作用で、生理痛の改善が望めます。

胃の調子が悪いときに

＋だいこん

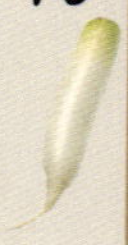

浅漬けに。だいこんに含まれる消化酵素アミラーゼが消化を促し、胃の調子を整えます。だいこんの体を冷やす作用をみょうがが抑えます。

注意ポイント

鉄の容器に入れない

みょうがの成分が鉄と反応して、栄養が落ち、色も変色しやすくなります。鉄の容器には入れないように。

しそ

ガンを予防する働きで大注目

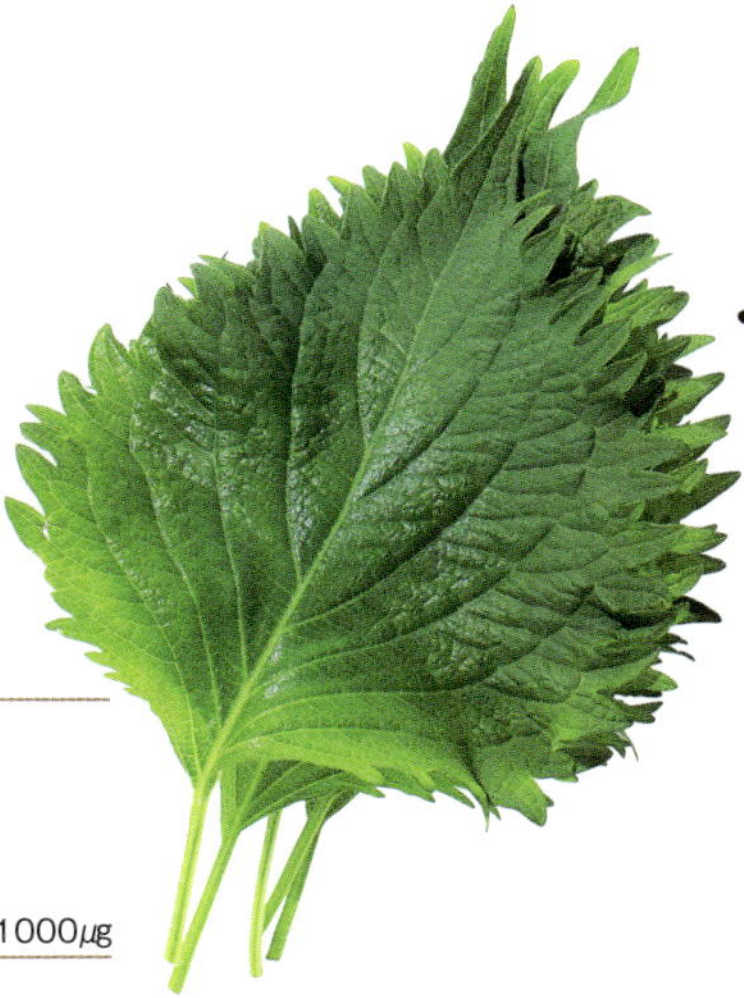

薬膳データ

体質　気滞　瘀血

五性　温　五味　辛

帰経：肺、脾

特徴的な栄養成分
（可食部100g中・青じそ）

食物繊維：7.3g
カリウム：500㎎
カルシウム：230㎎
ビタミンC：26㎎
鉄：1.7㎎
ビタミンA（β-カロテン）：11000μg

ピリッとした辛味が体を温め、寒さからくる風邪を遠ざけ、熱を下げる効果があります。しその香り成分であるペリルアルデヒドは、胃液の分泌を促し、食欲増進や、吐き気を防ぎます。さらに、栄養価も高く、ベータカロテンの含有量は、野菜の中でトップクラス。老化の元凶とされる活性酸素を除去し、ガンを予防する食材としても注目を浴びています。

旬●6〜9月

選び方●
青じそ、赤じそともに色が鮮やかで、葉先までピンとしているものが新鮮。独特の香りが強いものを選ぶ。

保存法●
湿らせたキッチンペーパーに挟み、密閉容器に入れて冷蔵庫で保存。香りが飛ぶので4〜5日で使い切る。

おすすめの食べ合わせ

冷え症の改善に

＋陳皮＋しょうが

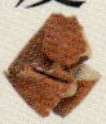

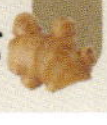

しそとしょうがは細かく刻み、陳皮を加えてお湯を注いで飲みます。すべて体を温める食材です。風邪のひき始めにも効果的。

血栓の予防に

＋酢

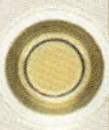

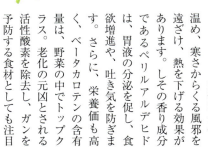

煮出した赤じそに酢とお好みで氷砂糖を加えたジュース。赤じそに豊富なポリフェノールと酢の働きで血液をサラサラにし、血栓を予防します。

注意ポイント

加熱調理はすばやく

しそに含まれる薬効成分は、揮発しやすいので、加熱調理する際は香りが立ち始めたら火を止めましょう。

黒ごま《くろごま》

肝腎を補うスタミナ食品

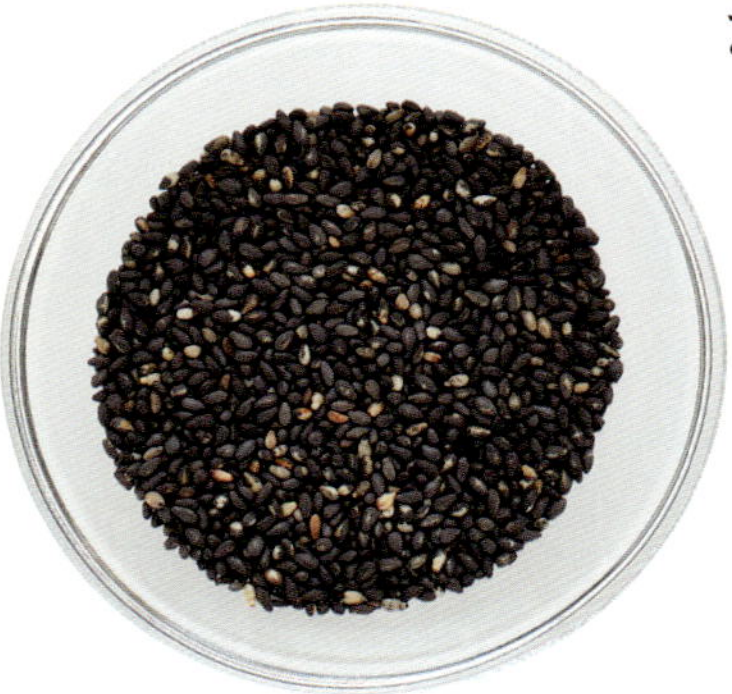

薬膳データ

体質	陰虚　血虚
五性	平
五味	甘
帰経	肝、腎、大腸

特徴的な栄養成分
（可食部100g中・ごま いり）

脂質：51.6g
たんぱく質：19.6g
カルシウム：1200mg
カリウム：410mg
鉄：9.9mg
ナイアシン：11.0mg

血と肝、精と腎を補う黒ごまは、「長生不老食」と呼ばれます。外皮の色素成分、黒ごまポリフェノールは、一説には赤ワインの何倍もの抗酸化作用があるといわれ、若返りを促すとされています。また、黒ごまに含まれるセサミンやビタミンEが血流を改善し、心臓の働きを助けるほか、便秘解消、骨の強化、美肌、白髪改善などの幅広い効能があります。

旬●9～10月

選び方●
粒の大きさが均一で、黒々としたつやがあるものが良品。よく乾燥しているものを選ぶ。

保存法●
ごまは湿気が大敵なので、袋のまま保存するときは、できる限り空気を抜き、しっかりと閉じる。夏場は冷蔵庫での保存がおすすめ。

おすすめの食べ合わせ

老化防止に ＋はちみつ

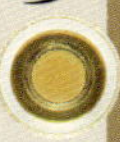

黒ごまが肝腎を補い、はちみつが潤いを与えることで若返りが期待できます。すった黒ごまとはちみつのペーストを作り、パンなどにのせて。

滋養強壮に ＋葛

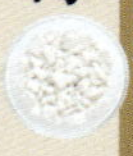

だしで溶いた練りごまと水溶き葛粉を混ぜて固め、黒ごま豆腐に。黒ごまが精をつけ、葛が免疫力を高めて、強い体を作ります。

注意ポイント　すりごまにして使う

すり鉢ですってすりごまにすることで、消化吸収がよくなります。する前に軽く炒ると香りも際立ちます。

白ごま

しろごま

豊富な油分が便通を促す

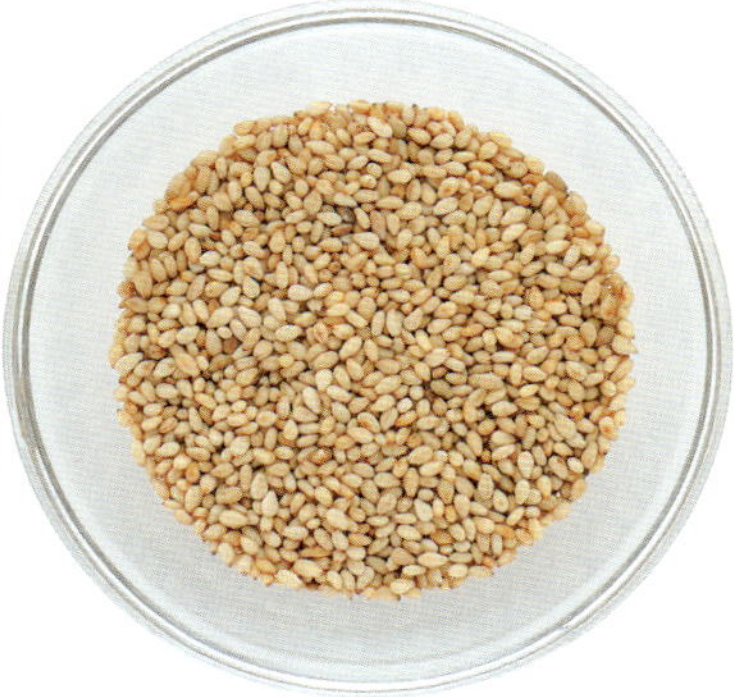

薬膳データ

体質	陰虚　血虚
五性	寒　五味　甘
帰経：肺、脾、大腸	

特徴的な栄養成分
（可食部100g中・ごま むき）

脂質：44.8g
たんぱく質：19.0g
カルシウム：62mg
カリウム：400mg
鉄：6.0mg
ナイアシン：11.0mg

良質な油分が多く含まれるごまは、薬膳では便秘の改善によく使われる食材です。白ごまをしぼったごま油には、体の熱を取り除き、皮膚を潤す効果があります。

また、ごまの油分は不飽和脂肪酸（リノール酸、オレイン酸など）で、脂質代謝をよくし、動脈硬化を予防。抗酸化作用の強い、特有の成分セサミンも多く含んでいます。

旬●9〜10月

選び方●
粒の大きさがそろっているものが良品。粒がふっくらして、実が締まっているものを選ぶとよい。

保存法●
ごまに含まれる油分は酸化しやすいので、高温多湿を避けるのが基本。開封後は、密閉容器に移し、冷暗所や冷蔵庫で保存する。

おすすめの食べ合わせ

便秘解消に

＋ほうれんそう

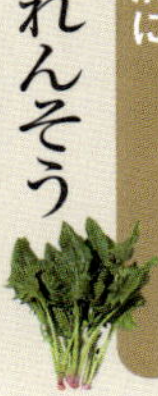

すった白ごまとほうれんそうを混ぜたあえ物は、通便作用があり、とくに加齢により胃腸のパワーが落ちた老人性便秘に効果があります。

骨粗しょう症の予防に

＋酢

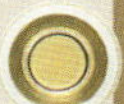

すった白ごまでドレッシングを手作り。酢はカルシウムの吸収を高める作用があり、白ごまのカルシウムを効率よく摂取して、骨を強くします。

注意ポイント

陽虚の人は下痢に注意

寒がりでいつも手足が冷たい人は、食べ過ぎると下痢をすることも。毎日少しずつ食べるとよいでしょう。

老化を防ぐ抗酸化ビタミンが豊富

えごま（葉）

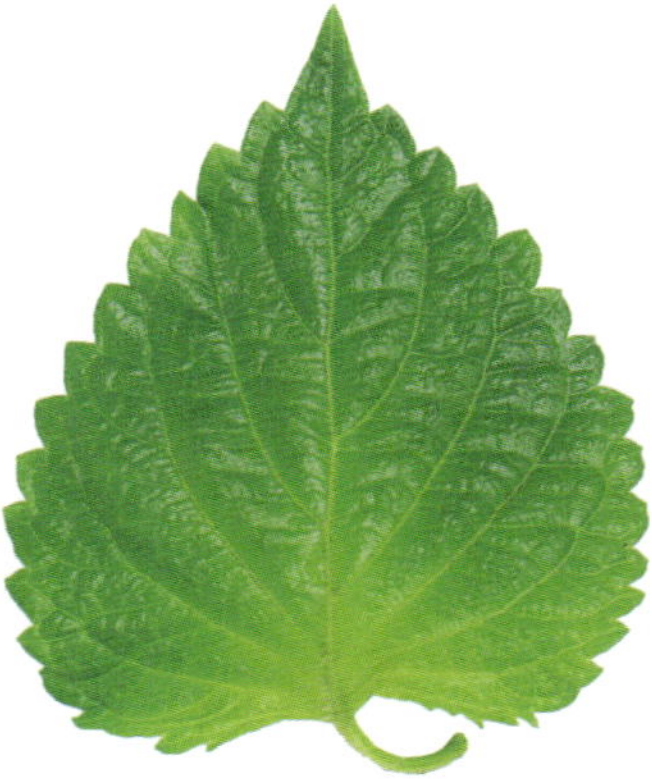

薬膳データ

体質　気滞　瘀血

五性　温　五味　辛

帰経：肺、脾

旬●6～8月

選び方●
鮮やかな緑をしており、みずみずしく、葉がピンと張っているもの。

保存法●
湿らせたキッチンペーパーに挟み、密閉容器に入れて冷蔵庫で保存。

韓国料理でポピュラーな食材で、独特の風味があります。民間薬として、風邪による寒気や咳などを止めるのに用いられます。

ベータカロテンや、ω－3の脂肪酸が豊富。体の酸化を防ぎ、免疫力を向上させるほか、アンチエイジングにも役立ちます。焼肉などを包んで食べるほか、しょうゆ漬けにして常備菜に。ω－3脂肪酸を加熱せずに取り入れられます。

おすすめの食べ合わせ

血栓の予防に

＋肉類

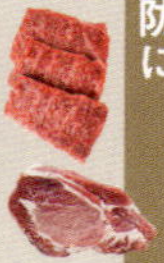

肉類とω－3系脂肪酸を含むえごまを一緒にとると脂質代謝をよくし、動脈硬化や生活習慣病などの予防につながります。

風邪のひき始めに

＋シナモン

＋しょうが

＋ねぎ

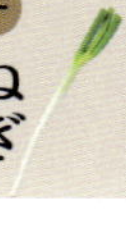

サッと煮たスープが体を温め、風邪の症状を軽減。

注意ポイント

加熱し過ぎない

熱を加えるほど酸化するので、サッと火を通すだけにとどめて。

ミント

のどの痛みや熱冷ましに有効

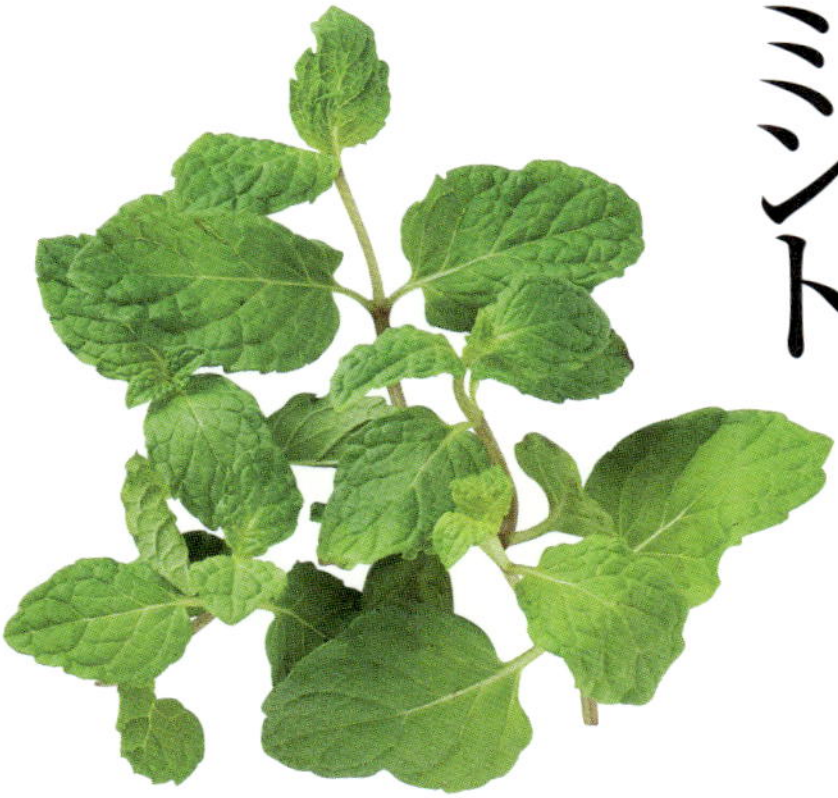

薬膳データ

体質	気滞　瘀血
五性	涼　五味　辛
帰経	肺、肝

刺激的な香りが特色のミントは、日本で最も親しまれているハーブのひとつ。お菓子の風味づけや気分をリフレッシュするハーブティーも人気です。気の巡りをよくしてくれるうえ、解毒・解熱作用もあるので、熱があるときや頭や顔のほてりが気になるとき、体に熱がこもって暑苦しく感じるときなどに適しています。のどの腫れや痛みの改善にもおすすめです。

旬● 5〜9月

選び方●
緑が濃く、みずみずしいもの。虫食いがあるものや枯れているものは避けること。乾燥粉末は消費期限を確認する。

保存法●
生葉は摘んですぐに使うのがベスト。水を入れたコップに茎つきのままで挿しておくと、数日間保存できる。

おすすめの食べ合わせ

熱があるときに

＋菊花

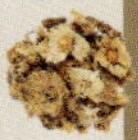

どちらも体の熱を取るミントと菊花（乾燥）を合わせ、お湯を注いでお茶に。少量の氷砂糖で甘味をつけてもOK。のどの痛みも和らげます。

のどの腫れ、痛みの緩和に

＋もも

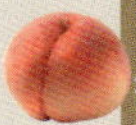

のどの痛みを癒すミントと、体の冷やし過ぎを防ぐ果物、ももを使ってサラダを。のどが腫れているときも食べやすい、さっぱりした味です。

注意ポイント

冷え症の人はとり過ぎに注意

体を冷やす作用が強いので、冷え症の人は、摂取を控えるか、体を温めるものと一緒に食べましょう。

バジル

胃の働きを助け、消化を促す

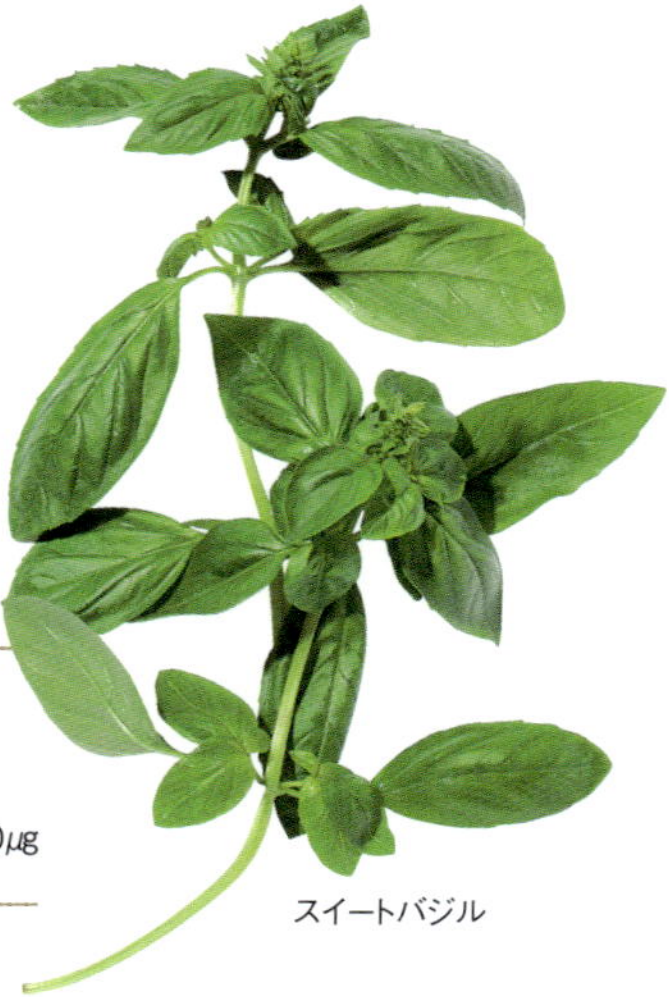
スイートバジル

西洋では古くから愛され、とくにイタリア料理では欠かすことができないハーブです。スイートバジルやブッシュバジルなどの種類があり、ベータカロテンや鉄分などが豊富。また、トマトやチーズとよく合うことで知られています。胃の働きを助け、消化を促進する作用があり、脂っこい料理や肉料理などに加えれば、胃もたれを防ぐ効果が期待できます。

薬膳データ

体質　瘀血　気滞

五性　温　五味　辛　甘

帰経：肺、胃、脾

特徴的な栄養成分
（可食部100g中・生）

カリウム：420㎎
カルシウム：240㎎
ビタミンC：16㎎
鉄：1.5㎎
ビタミンA（β-カロテン）：6300㎍
ビタミンK：440㎍

旬●7〜10月

選び方●
葉は黒ずみがなく青々とした色で、張りがあるもの、切り口がみずみずしいものを選ぶとよい。

保存法●
生葉はなるべく早く使う。風通しのよい日陰で一日干すと、乾燥バジルに。そのままポリ袋に入れ、冷凍保存することも可能。

おすすめの食べ合わせ

食べ過ぎに

＋豆腐

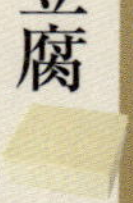

バジルも豆腐も胃の働きをよくする効果があります。食べ過ぎなどで胃がもたれたとき、豆腐にたっぷりのバジルを散らし、サラダに。

疲労回復に

＋パスタ

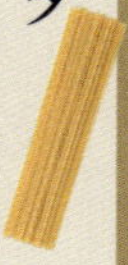

気を養う小麦粉と気の巡りをよくするバジルのコンビは、疲れた体に最適。アミノ酸豊富なパルミジャーノ・チーズを加えればさらに効果アップ。

注意ポイント

生の葉を長時間触らない

バジルの葉には少量の刺激物質が含まれています。肌の弱い人は調理中に触れる時間はなるべく短めに。

胃を温めて気を巡らせる

フェンネル

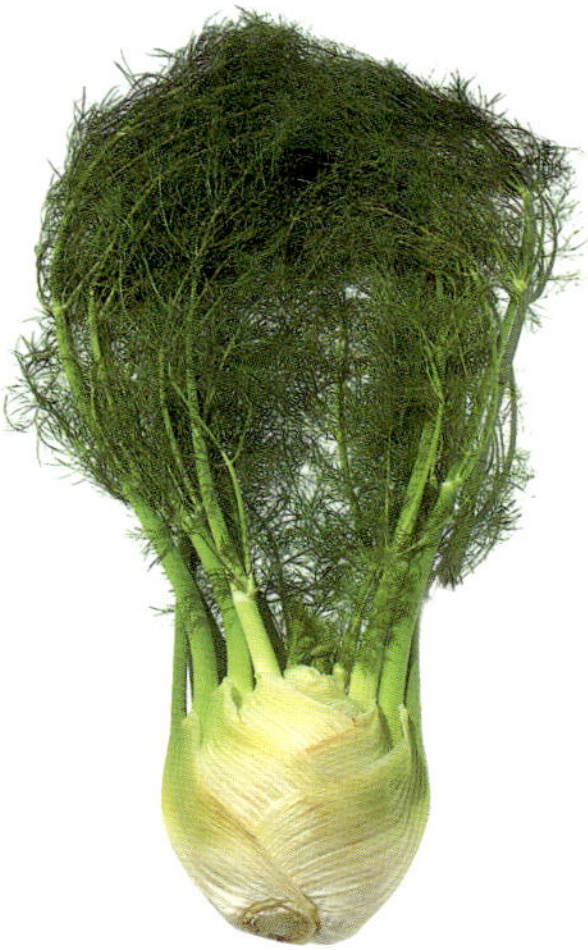

薬膳データ

体質　気滞　瘀血

五性　温　五味　辛

帰経：脾、胃、肺、肝
（種：腎）

甘い香りと独特の苦味を持つフェンネルは、古くから使われているハーブ。肉の臭み消しとして料理に用いたり、化粧品や医薬品などにも活用されています。日本や中国では、小茴香（ショウウイキョウ）と呼ばれ、種は漢方薬としても使われています。冷えを取る、胃の調子を整える、気の巡りをよくするなどの働きがあり、腹部の冷えを取って痛みを緩和します。

選び方

乾燥品が主流。香りが飛ばないよう、きちんと包装されているものを選ぶ。

保存法

密封できる容器や袋に入れて、直射日光や高温多湿を避け、常温で保存するのが基本。

おすすめの食べ合わせ

滋養強壮に

＋牛肉

牛肉、とくに挽肉との相性が抜群。肉の臭みを消し、消化を促します。焼くときにフェンネルを加えて。元気が出ないときにおすすめです。

老化防止に

＋かき

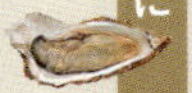

心や肝の働きを補うタウリンが豊富で、腎の衰えを防ぐ作用を持つかきとフェンネルの組み合わせ。一緒に炒めて食べます。

注意ポイント

妊娠中は食べない

温め作用の強いハーブなので、のぼせる体質の妊婦には不向き。また、加熱し過ぎると効果が半減します。

タイム

強力な殺菌力で食中毒を防ぐ

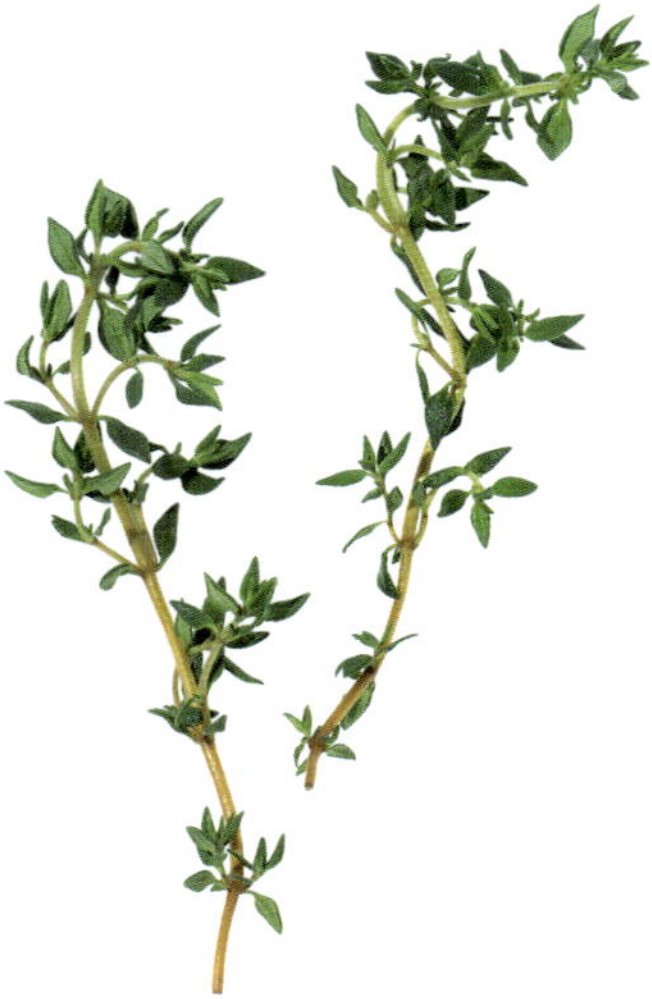

薬膳データ

体質　気滞　瘀血

五性　平　五味　辛　苦

帰経：肺、大腸

特徴的な栄養成分
（可食部100g中・粉）

カルシウム：1700mg
カリウム：980mg
マグネシウム：300mg
鉄：110.0mg
リン：85mg

選び方
生のまま使うなら、最も香りが強くなる開花前の4～6月に収穫したものを。

保存法
生のものは日陰干しをするなど乾燥させて保存するとよい。乾燥品は密閉容器に入れ、常温で保存。

立麝香草（タチジャコウソウ）ともいうハーブです。強力な抗菌作用があり、料理に使えば、食あたりを予防することができます。また、咳や痙攣を鎮める働きもあり、入浴剤として用いると、リウマチ、痛風、神経痛などによいとされています。さらに、気を養い、胃腸の調子を整える効果により、胃のむかつきやもたれの解消にも効力を発揮します。

おすすめの食べ合わせ

血行促進に

＋かつお

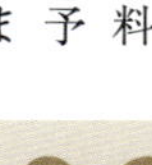

かつおのオーブン焼き。かつおの血を養う作用と、タイムの気を巡らす働きにより、血流を改善。タイムは臭み消しにもなるので一石二鳥です。

夏バテ解消に

＋トマト＋なす

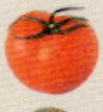

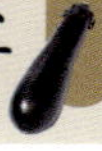

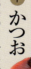

焼いた夏野菜にタイムを散らして。体の熱を取る夏野菜、トマトとなすに、気を巡らすタイムを組み合わせ、夏の疲れを撃退します。

注意ポイント

とり過ぎはNG

強い効果・効能があるので、とり過ぎに気をつけましょう。しそ科のアレルギーがある場合も控えて。

セージ

のどの痛みや生理不順を緩和

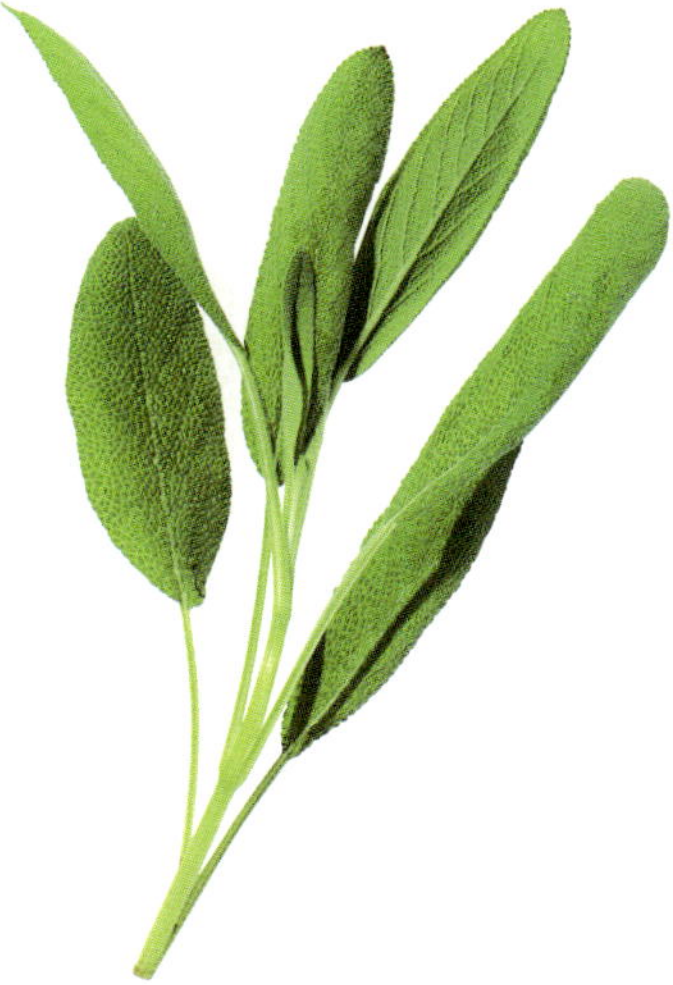

名前の語源はラテン語の〝治す〟に由来します。殺菌力に優れ、のどの痛みや口内炎を緩和。欧米ではうがい薬や防腐剤の材料として使われています。よもぎに似たさわやかな香りは、イライラを鎮め、やる気を出す効果があり、頭をスッキリさせて集中力を高めます。疲労を回復したり、胃を丈夫にするほか、生理不順、更年期障害などへの薬効も知られています。

薬膳データ

体質　陽熱　水毒　瘀血

五性　寒　五味　苦　辛

帰経：心、肝、脾

特徴的な栄養成分
（可食部100g中・粉）

カリウム：1600mg
カルシウム：1500mg
マグネシウム：270mg
鉄：50.0mg

選び方
葉は古くなると黄色っぽくなるので、濃い緑色のものを選ぶ。乾燥粉末はしっかり包装されたものを。

保存法
日陰に干して乾燥させる。電子レンジで1分ほど加熱してもよい。乾燥した葉はグレーに変色する。

おすすめの食べ合わせ

血行促進に

＋タイム

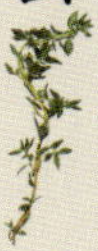

セージと相性のよいタイムを組み合わせ、ハーブティーに。相乗効果で、血の巡りをよくします。薬効が強いので飲み過ぎに気をつけましょう。

老化防止に

＋豚肉

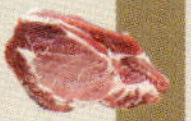

豚肉にセージを挟んで焼くと、臭みを消し、効能もアップ。セージの持つアンチエイジング効果を豚肉の腎を養う働きがサポートします。

注意ポイント

妊娠中は控える

タイムと同様に強壮作用が強力なので、とり過ぎに気をつけて。とくに、妊娠中は控えましょう。

記憶力・集中力アップに

ローズマリー

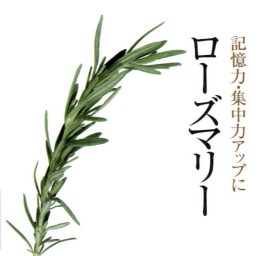

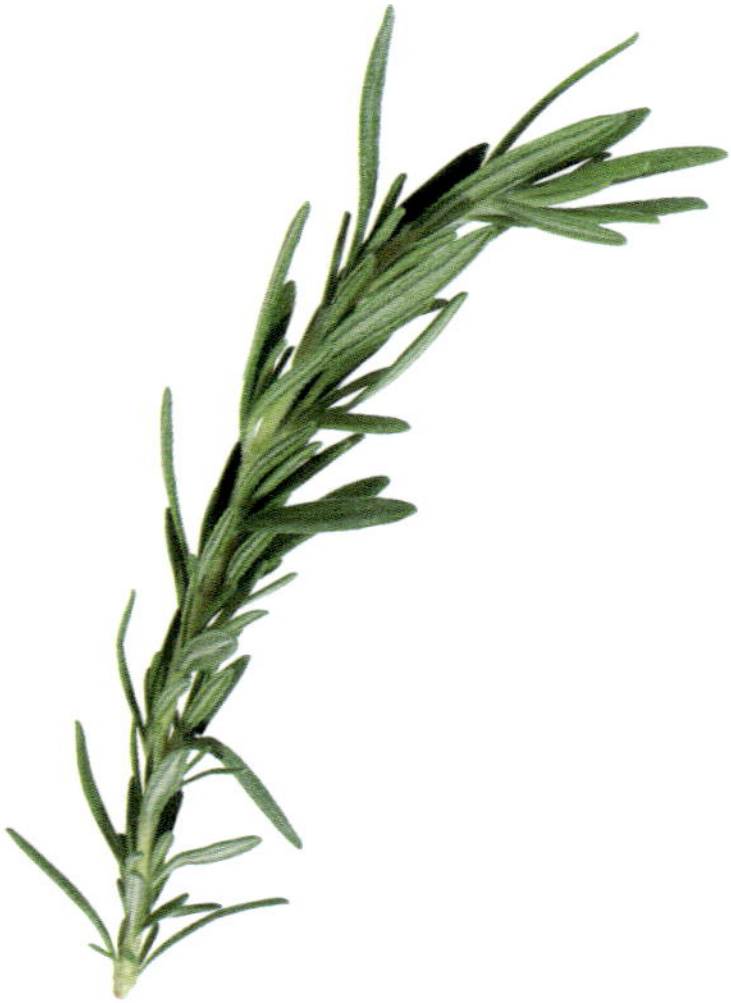

薬膳データ

体質	気滞　瘀血
五性	温　五味　辛
帰経	心、胃、肝

触れるだけで香りが立つことから、常に香るという意味の迷迭香（メイテッコウ）という生薬名がつけられました。〝記憶のハーブ〟、〝若返りのハーブ〟として有名で、強い香りが記憶力や集中力アップに期待できます。関節の炎症を抑える、血流を改善する、胃腸の働きを助けるなどの効果があり、ローズマリーを湯にひたしたお茶は、花粉症を緩和するといわれ人気です。

選び方●
日本のショウノウに似た草木の香りが強くするものが新鮮。鮮度が落ちると香りが失われる。

保存法●
風通しのよい場所でしっかり乾燥させ、密閉容器に入れて保存。

おすすめの食べ合わせ

ストレスの緩和に

＋カリフラワー

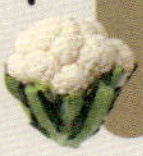

サラダに。カリフラワーは、脳に働く食材のひとつ。ローズマリーの気うつを取る効果を高め、気分をリフレッシュします。

疲労回復に

＋たら

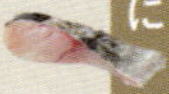

たらをローズマリーと一緒に蒸すか、焼きます。胃腸を元気にするローズマリーと気を養うたらの組み合わせで、気力、体力を補います。

注意ポイント

貧血気味の人は要注意

ローズマリーは渋み成分のタンニンを含みます。これは鉄分の吸収を妨げるため、貧血気味の人は控えめに。

胃のむかつきを抑える
バーベナ

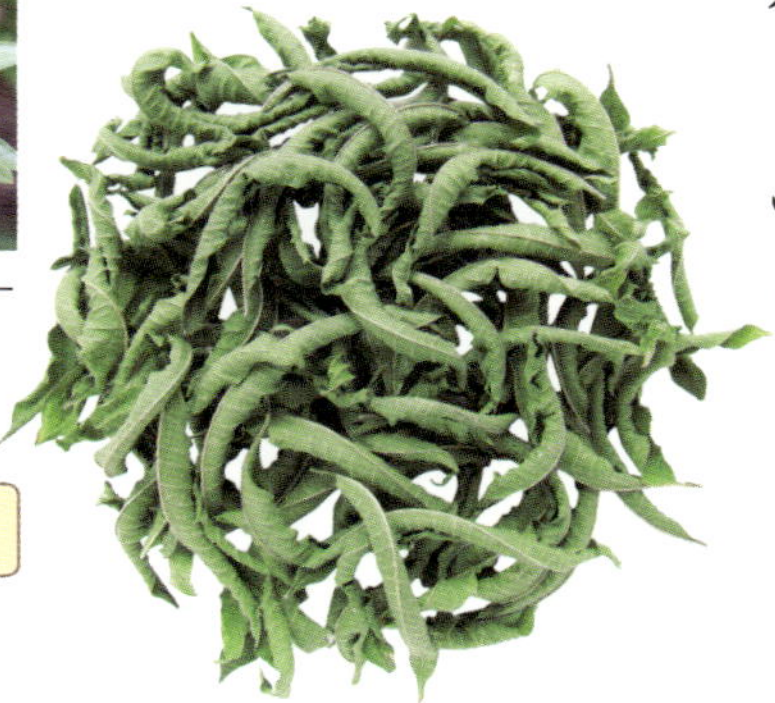

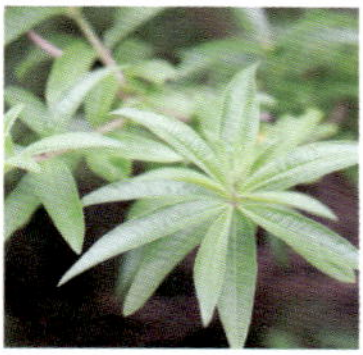
フレッシュハーブのバーベナ。

薬膳データ
体質 気滞

選び方●
フレッシュハーブとドライハーブがあるが、薬効はドライハーブのほうが凝縮されている。ハーブ店で入手するか、苗木から自宅で育成する。

保存法●
フレッシュハーブは、ぬらしたキッチンペーパーなどで挟み、密閉容器に入れて冷蔵庫へ。できるだけ早く使い切る。ドライハーブは、高温多湿を避け、冷暗所で保存すること。

南米原産の灌木の植物で、スペイン人によりヨーロッパに持ち込まれ、お茶として飲むほか、料理の香りづけによく用いられます。

レモンのような香りが特徴で、「レモンバーベナ」とも。その香りや味には気分をスッキリとさせ、胃腸の働きを活性化する作用があります。胃腸の炎症を抑える働きもあるので、吐き気がするときにお茶で取り入れるとよいでしょう。

おすすめの食べ合わせ
胃をスッキリさせる
＋肉類

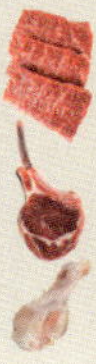

バーベナとオリーブオイルに漬け込んで焼くと、肉の風味がアップ。レモンに似た香りが肉類によく合います。食後のお茶として飲むとスッキリし、胃もたれも解消。カフェインが入っていないので、不眠を招く心配もありません。

注意ポイント
生のバーベナは自宅で栽培を
バーベナは乾燥に弱いので、スーパーなどには出回っていません。生のハーブを使いたい場合は自宅で育てましょう。日当たりがよくて温かく、水はけのよい土地に向きます。鉢植えでも育てられます。

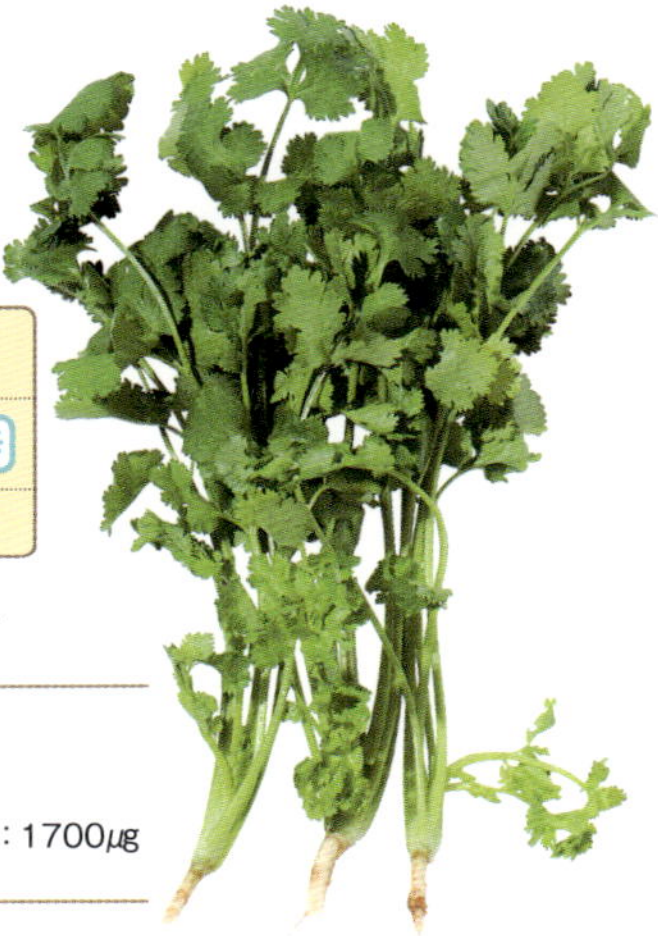

独特な香りが気を巡らせる

香菜《しゃんつぁい》（パクチー・コリアンダー）

薬膳データ

体質　気滞

五性　温　五味　辛

帰経：肺、脾、胃

特徴的な栄養成分
（可食部100g中・生）

カリウム：590mg
カルシウム：84mg
ビタミンC：40mg
ビタミンA（β-カロテン）：1700μg
ビタミンK：190μg

胃の働きを助け、消化を促し、ストレスを解消するなどの働きがある香菜。独特の香りが気の巡りを改善し、薬膳でもよく使われる食材です。さまざまな別名があり、パクチー、コリアンダーのほか中国パセリとも呼ばれます。発汗作用によって、発疹を改善したり、食あたりを防ぐ作用もあるといわれています。

栄養価が高く、葉にはベータカロテンやビタミンC、カリウムなどが豊富で、強力な抗酸化作用があり、老化防止や美容効果も期待できます。

種も葉と同じくらい薬効があります。とくに消化促

おすすめの食べ合わせ

冷え症の改善に

＋えび 

香菜とえびを炒め、塩、こしょうで味つけします。どちらも体を温める食材で、冷え症の改善や寒さによる風邪におすすめの一皿です。また、香菜もえびも老化防止の働きがあり、アンチエイジング効果も期待できます。味の相性も抜群です。

肝機能アップに

＋米 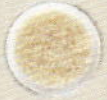 ＋ウコン

香菜とウコン（ターメリック）をたっぷり入れてカレーチャーハンに。香菜の解毒作用とウコンの肝臓の働きを高める機能が期待できます。ウコンだけだとおいしくないので、ウコンを含むカレー粉を利用するといいでしょう。

進作用に優れ、整腸や滋養強壮作用もあります。種は熟すとスパイシーな甘い香りを発し、カレーやエスニック料理などの調味料としてよく使われます。

上手な利用方法

冷凍保存もひと手間かけて

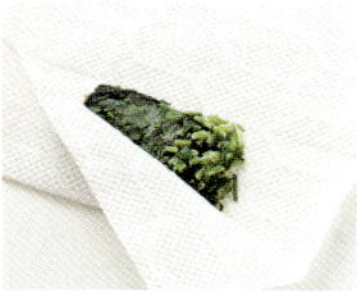

流水で表面の汚れを落とし、キッチンペーパーに挟んで水気を取ります。こうすることでより長持ちします。刻んでから、ラップに包み、冷凍庫へ。

大量にあるならオリーブ油漬けに

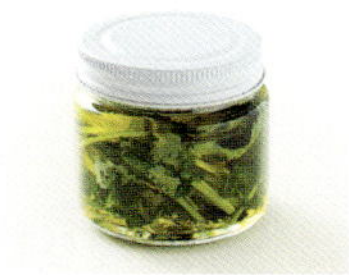

香菜は日持ちしないので、たくさんある場合は、オリーブ油に漬け、冷蔵庫で保存するといいでしょう。オリーブ油に香りが移り、いい調味料に。

ひとふりでエスニック風に

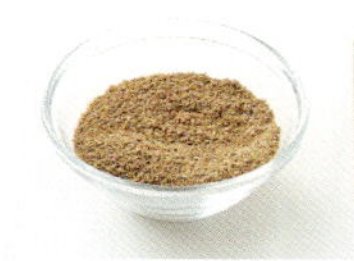

香菜の葉や種を乾燥させて、粉状にした香辛料も市販されています。カレーはもちろん、炒め物などにも利用すれば、ひと味違う料理に。

旬●5〜7月

選び方●
新鮮な香菜は、みずみずしく、葉の色は鮮やかな緑色。香りが強いものを選ぶのがコツ。

保存法●
葉は乾燥させると香りが失われるので、ぬらした新聞紙に挟んで冷蔵庫で保存する。冷凍保存も可能。

薬膳豆知識

古くから食べられている人気の食材

旧約聖書にもその名が登場するほど古い食材。中国でも昔から食べられ、今も日常的に食べられています。とくに寒い地方では、体を温める食材として欠かせません。

食欲増進に ＋ほたて貝

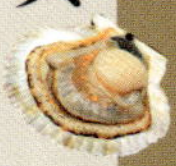

生ほたて貝と香菜を、オリーブ油とレモン汁、ナンプラーで風味づけしてカルパッチョに。香菜の香りが食欲を刺激します。ほたて貝の消化を促す働きも加わり、食欲がないときもおいしく食べられます。

注意ポイント

皮膚病の人は控えめに

香菜を食べ過ぎると皮膚にかゆみやアレルギー症状が出る場合もあるため、食べる量に注意しましょう。

香菜は"香り"が命 育ち過ぎのものは避けて

家庭菜園でも栽培ができる香菜ですが、生育し過ぎると葉がかたくなり、香りが失われてしまいます。料理に加えるなら、若葉を使いましょう。

ナツメグ

脾と胃を温め、発汗を促す

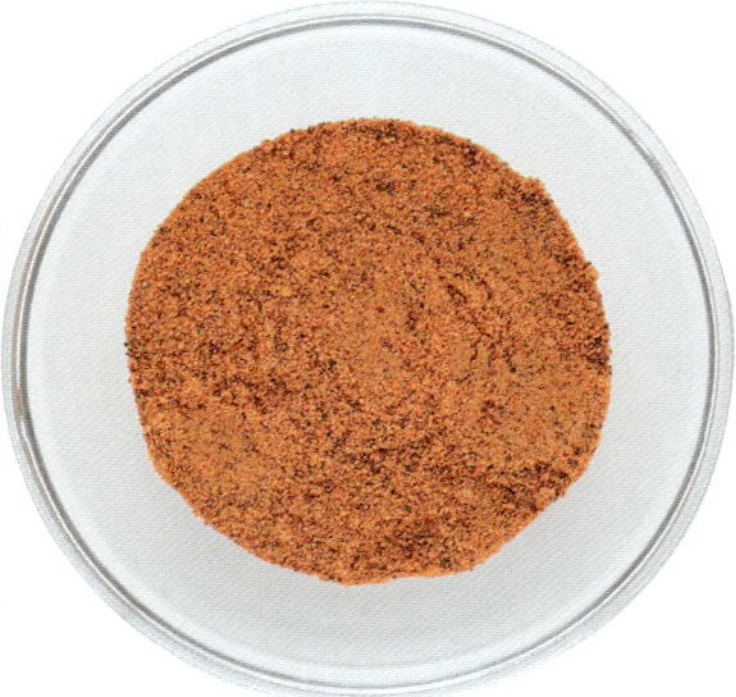

薬膳データ

体質　陽虚　気滞

五性　温　五味　辛

帰経：脾、胃、大腸

特徴的な栄養成分
（可食部100g中・粉）

カリウム：430mg
リン：210mg
マグネシウム：180mg
カルシウム：160mg

選び方
粒のまま購入するのがおすすめ。使用時にすりおろすと、香りが長く楽しめる。

保存法
直射日光が当たらない冷暗所で保管。密閉容器に入れ、高温多湿を避ければ長期保存が可能。

ナツメグの多彩な薬効は、古くから治療に取り入れられ、珍重されてきました。漢方では、肉豆蔲（ニクズク）といい、とくに体を温める働きに優れています。脾と胃を温めて発汗を促すなど、デトックスや若返りにも効果があるとされています。さらに、整腸作用もあり、便秘、下痢、両方の改善に有効。甘味のあるスパイシーな香りも大きな特徴です。

おすすめの食べ合わせ

冷え症の改善に

＋牛肉

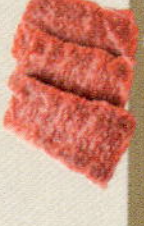

牛肉をソテーし、ナツメグをふりかけます。ナツメグも牛肉も体を温める食材なので、組み合わせることで効果が高まり、冷えを取り除きます。

下痢の改善に

＋シナモン

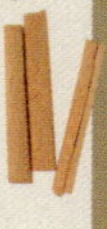

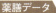

ナツメグとシナモンを加えたチャイ（甘く煮出したミルクティー）は、腹部の冷えを取る働きがあります。

注意ポイント

摂取量を守って

含有成分ミリスチシンが幻覚や幻聴を引き起こすことが。1日の摂取量（3～9g）を厳守して。また、加熱し過ぎは効果が半減するので注意。

シナモン

冷えを取り、五臓を活性化

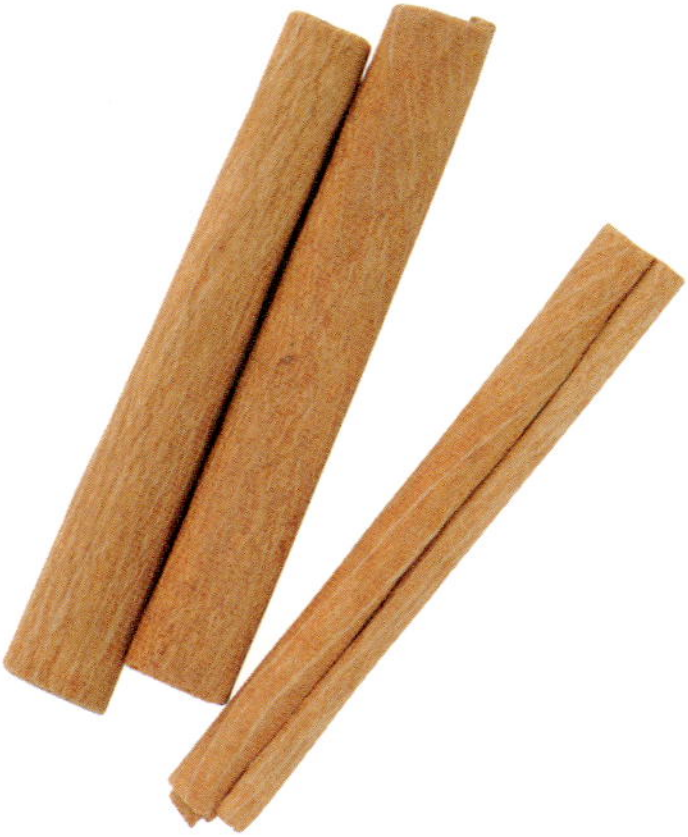

薬膳データ

体質　陽虚　水毒

五性　熱　五味　辛　甘

帰経：肺、心、脾、肝、腎、膀胱

特徴的な栄養成分
（可食部100g中・粉）

カルシウム：1200mg
カリウム：550mg
リン：50mg
マンガン：41.00mg

アップルパイなどのお菓子の風味づけに欠かせないスパイス。生薬名を肉桂（ニッケイ）といい、さまざまな漢方薬に処方されています。桂皮アルデヒドという成分が末梢血管を拡張し、手足の先まで血を巡らせます。体を温める作用は、しょうが以上ともいわれています。内臓の働きを活発にするほか、心を鎮めたり、スタミナをつけたりといった効果もあります。

選び方
香りが濃厚なものが良品とされる。老木の皮を使うベトナム産が最良品といわれている。

保存法
粉末・スティックともに湿気を嫌うので、密閉容器に入れて、日の当たらない場所で保存する。

おすすめの食べ合わせ

生理痛の緩和に

＋山楂子

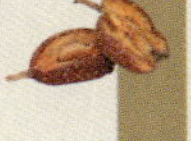

黒砂糖と干ししょうがも加え、10分ほど煮出します。瘀血を取り、血を巡らせることで、腹部を温め、生理の痛みを緩和します。

疲労回復に

＋さつまいも

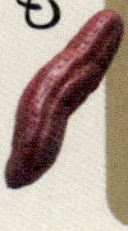

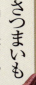

砂糖を加えて煮たさつまいもにシナモンパウダーをふりかけます。シナモンがさつまいもの脾を補う働きを助け、体に元気を与えます。

注意ポイント

ほてりタイプは控えめに

顔が赤く、体に余分な熱がこもりやすいタイプで高血圧の人は、とり過ぎないように注意しましょう。

ウイルスや細菌から体を守る
八角《はっかく》（スターアニス）

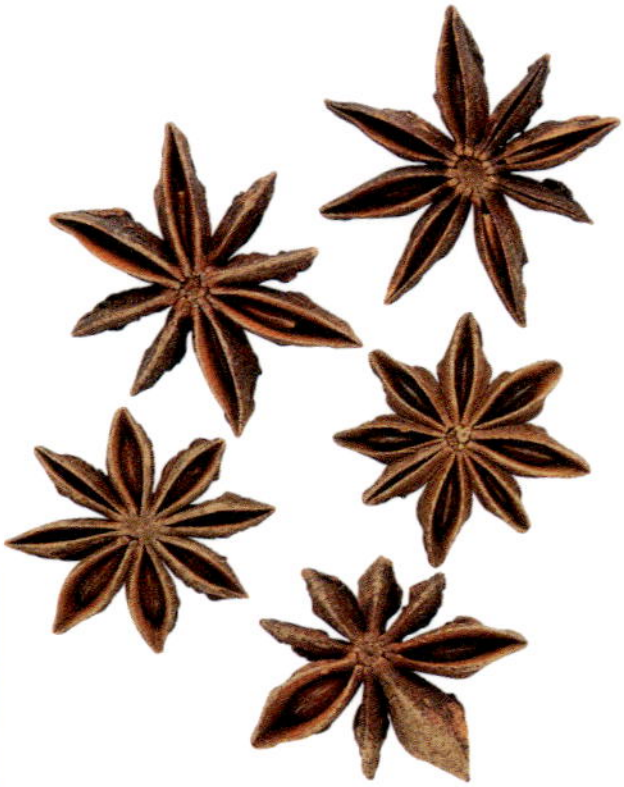

薬膳データ

体質	陽虚　気滞
五性	温
五味	辛
帰経	肝、脾、腎、胃

果実が8つに分かれていることが名前の由来。西洋ではスターアニスと呼ばれています。中国では、脱腸の特効薬として知られていますが、腎を補うことで腰痛や腹痛を改善したり、胃弱による吐き気、脚気、食欲不振、血行障害などの治療にも用いられています。加えて、強力な抗ウイルス作用があり、新型インフルエンザの薬、タミフルの原料でもあります。

選び方
中国の一部でのみ栽培されているため、希少価値が高い。香りが強く、甘みがあるものが良品とされる。

保存法
果実のまま、密封できる容器で香りを閉じ込め、常温で保存。

おすすめの食べ合わせ

美肌づくりに
＋鶏肉

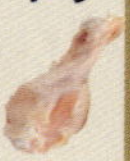

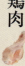

気を補い、コラーゲンたっぷりの鶏手羽肉を、血行を改善してくれる八角と一緒に煮込みます。

風邪予防に
＋みかん＋はちみつ

煮出した八角の汁にみかん果汁とはちみつを加えます。抗ウイルス作用に優れた八角に、ビタミンC豊富なみかん、のどを潤すはちみつを組み合わせ、風邪予防に効果満点。

注意ポイント
ほうれんそうと一緒に食べない
それぞれの薬効が相殺されてしまう悪い食べ合わせです。また、長時間の加熱は効果を弱めるので注意を。

甘い香りが胃の働きを活発に

丁字《ちょうじ》（クローブ）

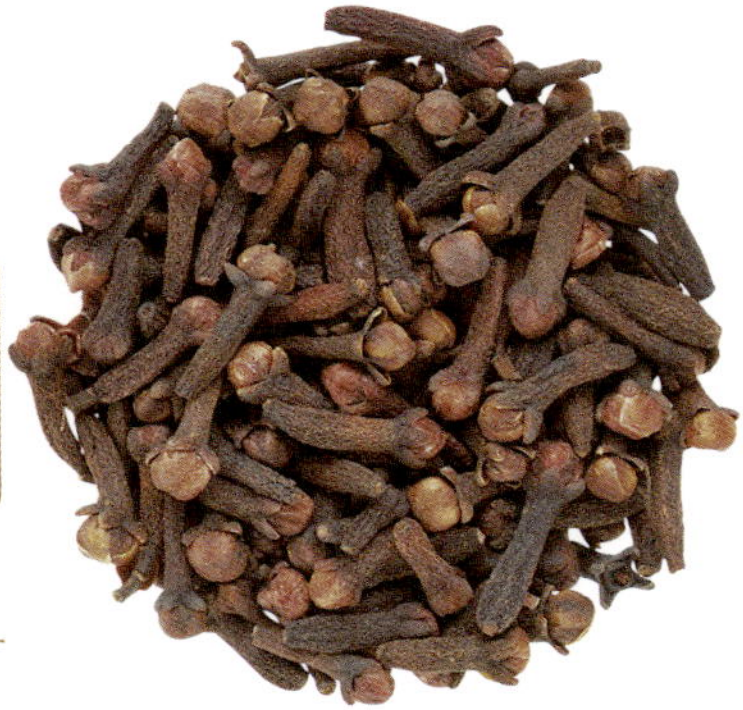

薬膳データ

体質	陽虚
五性	温　五味 辛
帰経：脾、胃、腎、肺	

特徴的な栄養成分
（可食部100g中・粉）

カルシウム：640mg
ナトリウム：280mg
亜鉛：1.1mg

選び方
生のクローブは、軸を押すと油が出るものが良品とされる。家庭で使うなら乾燥品が便利。

保存法
香りが飛ばないよう、密閉容器に入れ、高温多湿を避けて保存。粉末は風味劣化が早いので注意。

中国では丁香（チョウコウ）とも呼ばれ、漢方薬に用いられますが、西洋ではクローブの名で知られる人気のスパイス。開花前のつぼみを乾燥させて使います。バニラのような甘く強い香りが胃を刺激し、働きを活発にすることから、芳香性健胃薬として使われています。また、抗菌や軽い麻酔作用もあるので、口に入れて何度も噛むと、歯痛の緩和にも役立ちます。

おすすめの食べ合わせ

風邪予防に

＋紅茶

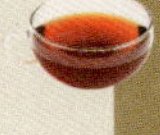

丁字を煮て、香りを移した湯で、茶葉を煮出します。紅茶の体を温める働きを丁字が助け、冷えを取って、風邪を予防します。

熱があるときに

＋たまねぎ＋酢

酢漬けにしたたまねぎの香りづけに加えます。たまねぎと酢の血行促進作用が丁字の熱を発散させる働きを助け、解熱効果が期待できます。

注意ポイント

強い香りに気をつけて

香りがとても強いので、使う量は、1日1～3gで十分。幼児や妊婦、のぼせ症の人は控えて。

肝臓の働きを助ける
ウコン（ターメリック）

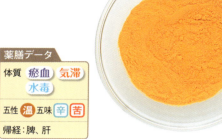

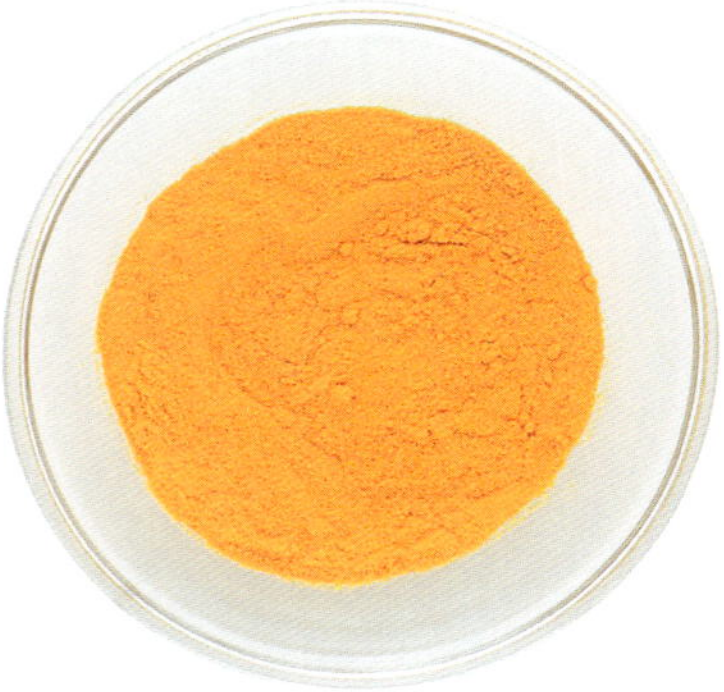

薬膳データ

体質　瘀血　気滞　水毒

五性　温　五味　辛　苦

帰経：脾、肝

日本のウコンは中国では姜黄（キョウオウ）と呼ばれているもので、肝機能を高め代謝をよくする働きがあり、漢方薬にも使われています。ウコンに含まれるクルクミンは二日酔いを改善する効果があることで有名です。別名をターメリックといい、カレーの色と風味の要です。ちなみに、中国でいうウコンは日本では薬として使われるもの。食用はできません。

選び方
生ウコンと乾燥ウコンは薬効はほとんど変わらないので、使いやすいタイプを選ぶとよい。

保存法
生のウコンは、適度な湿気がある土中保存、もしくは、乾燥で薬効が落ちるのを防ぐため冷凍保存も有効。粉末は高温多湿を避け、冷暗所で保存する。

おすすめの食べ合わせ

血栓の予防に

＋たまねぎ ＋セロリ

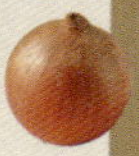

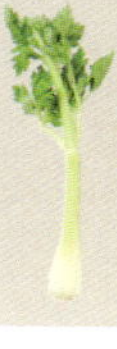

肝を補うウコンと血液を浄化するたまねぎ、セロリを合わせ、サラダに。

血行促進に

＋チンゲンサイ ＋豚肉

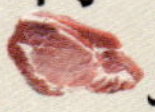

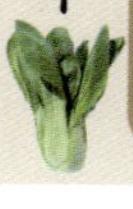

血を巡らせるチンゲンサイと血を補う豚肉を炒め、ウコンを含むカレー粉で味つけ。

注意ポイント

料理にはカレー粉を利用する
ウコンだけでは苦みが強いので、料理には、ウコンを含むカレー粉を。

クミン

消化を助け、胃腸の悩みを改善

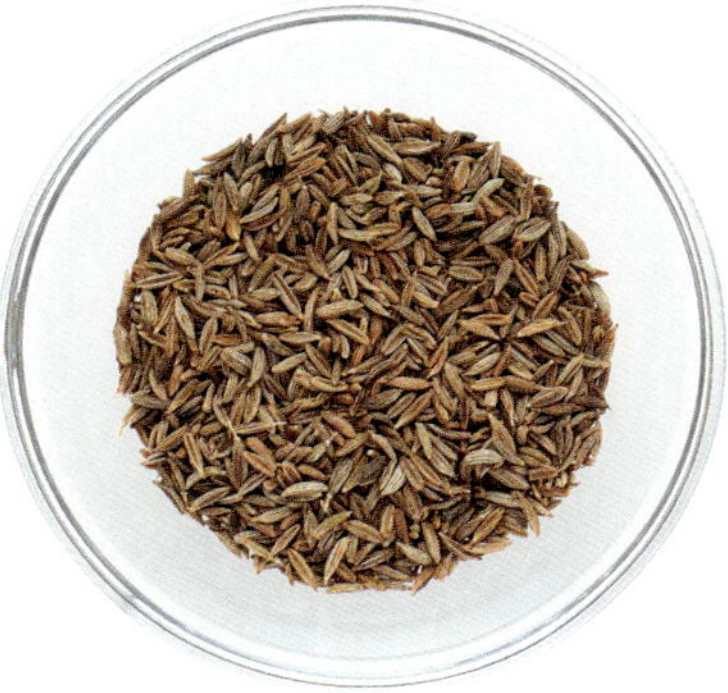

薬膳データ

体質	気滞　瘀血
五性	温
五味	辛　甘
帰経	肝、心、脾

カレーに欠かせないスパイスのひとつで、さまざまなミックススパイスに用いられ、世界各国で使われています。歴史も古く、エジプトではミイラの防腐剤や鎮痛剤、胃腸薬として用いられたという記述が残っています。薬膳では孜然（ズーラン）と呼ばれ、消化を助け、腹痛や胃痛、下痢などへの効用が知られています。腸内ガスの排出、肝機能の向上も期待できます。

選び方
成熟した種を乾燥させたもの。粒がそろっていて、香り高いものが良品とされる。粉末もあるが、香りのよい粒がおすすめ。

保存法
常温で長期保存が可能。直射日光、高温多湿を避ける。開封後は密閉容器に移し、冷暗所へ。

おすすめの食べ合わせ

疲労回復に

＋牛肉

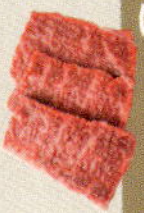

消化が悪い牛肉は、胃もたれを防ぐ働きのあるクミンと食べ合わせると、牛肉の気を補う効果を高め、疲労回復や体力アップに役立ちます。

胃の調子が悪いときに

＋羊肉

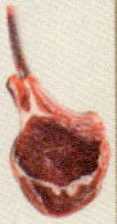

羊肉は炒めてクミンで風味づけを。羊肉の体を温める効用と、クミンの消化を助ける作用で、胃腸が弱っているが肉を食べたいときに最適です。

注意ポイント

キャラウェイと混同しない

見た目が似ているキャラウェイとしばしば混同されますが、性質・薬効が異なるので注意しましょう。

強い抗菌作用で食中毒を予防

からし（マスタード）

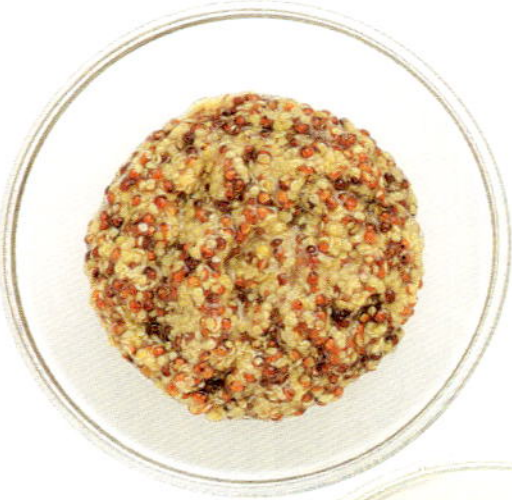

粒マスタード

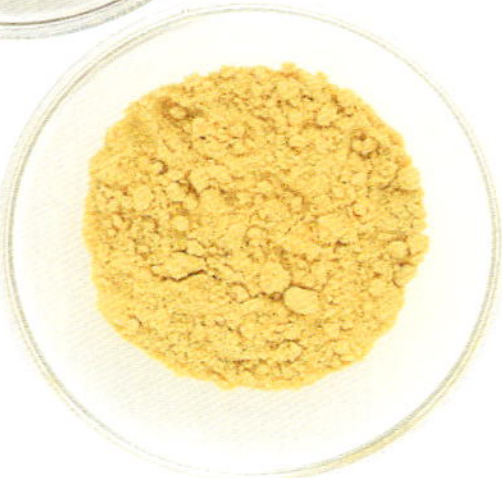

粉からし

薬膳データ

体質	気滞　水毒
五性	熱　五味　辛
帰経：肺、胃	

特徴的な栄養成分
（可食部100g中・粒マスタード）

ナトリウム：1600mg
リン：260mg
カルシウム：130mg
マグネシウム：110mg

からしには、たくさんの種類がありますが、生薬として使われる白芥子（ハクガイシ）は、痰を取り、咳を抑える薬効が知られています。ヨーロッパでは、からしを溶いて足湯をすると風邪をひかないといわれています。ガンへの効果が注目されているからしの辛味成分、アリルイソチオシアネートは、抗菌作用が強く、生魚と組み合わせると食中毒の予防に有効です。

選び方
さまざまな種類があり、用途によって、練りからし、粉からし、粒マスタードなど、選ぶとよい。

保存法
粉末は高温多湿を避け、密閉容器に入れて常温で保存する。ペースト状のものは、開封したら、冷蔵庫へ。

おすすめの食べ合わせ

食欲増進に

＋鶏肉

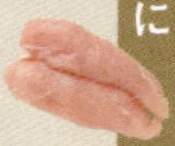

鶏ささ身肉のソテーに、マスタードを加えた白ワインソースをかけて。からしが鶏肉の消化を促し、辛味が食欲を高めます。

貧血の予防に

＋なのはな

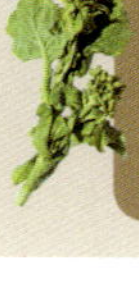

なのはなをゆで、からしじょうゆで。ベータカロテンや鉄分が多いなのはなが血を養い、からしの血行促進効果も加わって、貧血を予防。

注意ポイント

粉からしは食べる直前に練る

粉からしの辛味成分は揮発性なので、食べる直前にぬるま湯で練ると、辛さと香りが引き立ちます。

消化促進や老化防止に こしょう

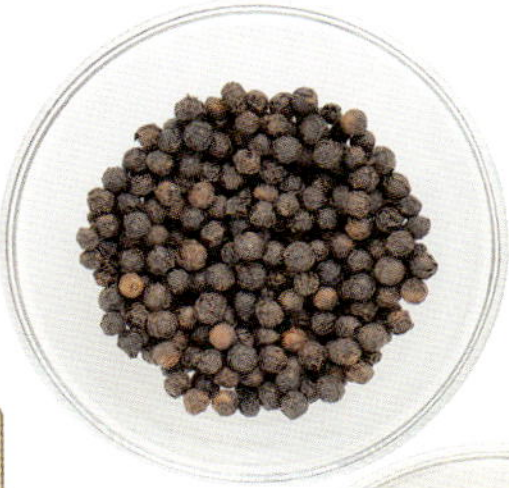
黒こしょう

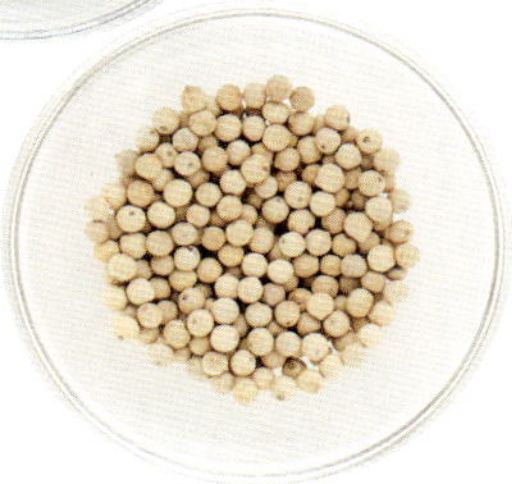
白こしょう

薬膳データ

体質　陽虚　気滞
五性　熱　五味　辛
帰経：胃、大腸

特徴的な栄養成分
（可食部100g中・白・粉）

カルシウム：240mg
リン：140mg
カリウム：60mg

選び方
香り・辛味がしっかりあるもの。香りが飛びやすいので、必要に応じて挽くことができる粒がおすすめ。

保存法
熱に弱いため、コンロの近くに置くと香りが飛んでしまう。粒は冷暗所、粉末は冷蔵庫で保存するとよい。

黒こしょうは、熟していない実を乾燥させたもので、風味が強く、香りがよいのが特徴。完熟した実を水にひたして、皮をむいた白こしょうは、辛味が強く、薬膳でよく使われます。どちらも胃が冷えて痛むなど、冷えを伴った吐き気や下痢などに効用があります。そのほか消化や血行を促進する作用や脳を活性化する作用もあるといわれています。

おすすめの食べ合わせ

食欲増進に
＋キャベツ
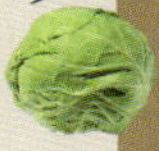
キャベツは消化がよく、おなかを温めるこしょうと好相性。一緒に炒め物にすればスパイシーな香りが胃を刺激し、食欲を増進させます。

おなかの張りに
＋さつまいも
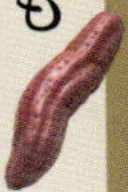
ふかしたさつまいもに塩・こしょうをふって。こしょうには腸内ガスを抑える働きがあるので、さつまいもを食べると出がちなおならも抑えてくれます。

注意ポイント
とり過ぎは胃を痛めます
とり過ぎると、胃や腸の粘膜を刺激し、機能が麻痺するので要注意。

とうがらし

発汗を促し、肥満を防ぐ

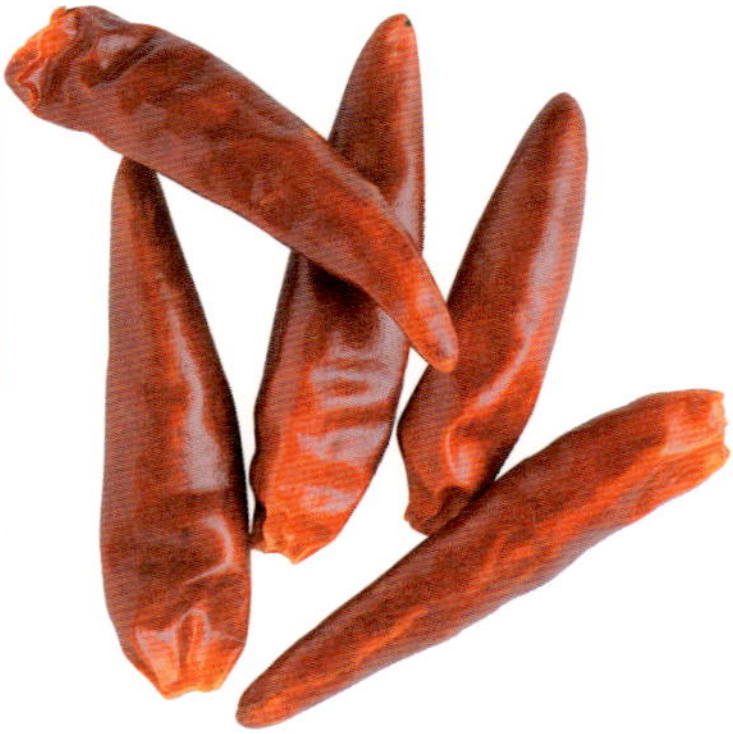

薬膳データ

体質	陽虚　気滞　瘀血
五性	熱　五味　辛
帰経	心、脾

特徴的な栄養成分
（可食部100g中・乾燥）

カリウム：2800mg
マグネシウム：190mg
カルシウム：74mg
亜鉛：1.5mg
ビタミンB_2：1.40mg
ビタミンB_1：0.50mg

昔から中国の湿気が多い地域に住む人々は、とうがらしを常食することで、体から湿気を追い出しています。薬膳では、体内の悪い気を取り除くとされ、食欲不振や消化不良を改善し、高血糖、肥満などの予防にも有効。辛味成分のカプサイシンには発汗作用のほか、心臓の働きを高める、免疫力を上げるなどの働きがあり、滋養強壮にも効果が期待できます。

選び方●
生も乾燥品も色が鮮やかで、表面に張りとつやがあるものが良品。しわが入っているものは味も風味も落ちている。

保存法●
生とうがらしはポリ袋に入れて冷蔵庫の野菜室へ。乾燥品は風通しのよい場所で保存。

おすすめの食べ合わせ

食欲増進に

＋トマト

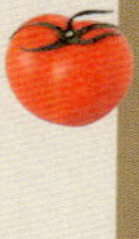

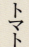

生で食べると体を冷やす作用があるトマトは、体を温めるとうがらしと炒めて食べると、胃の働きを高めて、食欲を復活させてくれます。

肥満予防に

＋豆腐

麻婆豆腐に。熱性のとうがらしが、豆腐の体を冷やす特性を和らげます。低カロリーの豆腐ととうがらしのカプサイシンでダイエットにも◎。

注意ポイント

高血圧や更年期の人は避けて

高血圧やのぼせがある場合のほか、前立腺肥大、膀胱炎、痔、便秘がちな妊婦も控えたほうが無難。

冷えと痛みを取り除く

花椒《かしょう》

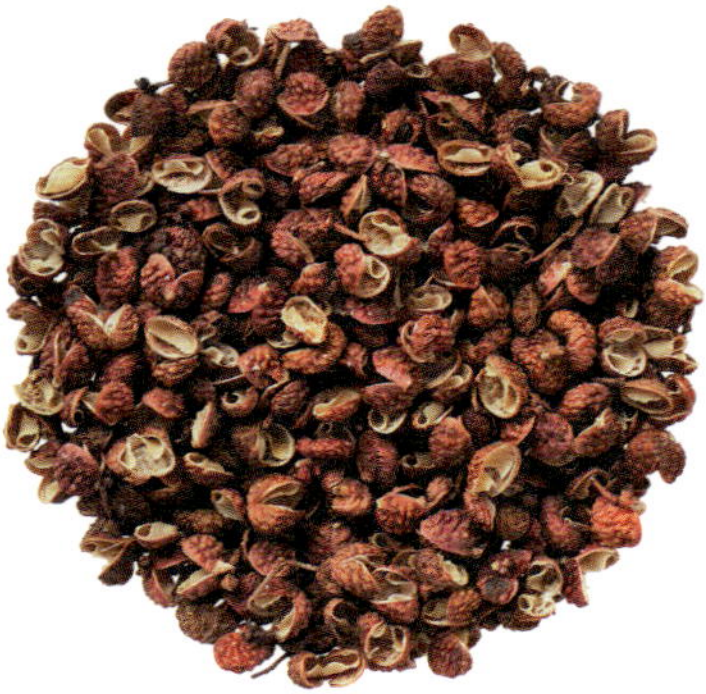

薬膳データ

体質	陽虚
五性	熱
五味	辛
帰経	脾、胃、腎

選び方
黒色の実（椒目）が入っていないものを選ぶ。

保存法
湿気に弱く、古くなると風味が失われるため、高温多湿を避け、密閉容器に入れて香りが飛ばないようにする。

花椒は犬山椒などの果実の果皮のみを用いるもので、日本の山椒とは別物です。独特の辛味から中華料理、とくに四川料理には欠かせない香辛料のひとつ。腸を温め、下痢を止める働きがあります。薬膳では、鎮痛や解毒、冷えからくる胃痛や腹痛、回虫の駆除などにも薬効があるとされています。最近では、不整脈や狭心症などの治療にも活用されています。

おすすめの食べ合わせ

風邪予防に

＋ 米  ＋ しょうが 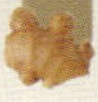

おかゆに花椒と干したしょうがを加えます。花椒としょうがが体を温め、米が脾を補い、体力をつけて、風邪を撃退します。

冷え症の改善に

＋ えび 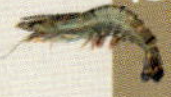

えびをサッと炒めて花椒で風味づけして食べます。えびは体を温める性質を持ち、花椒とダブルの効果で体を温めます。

注意ポイント

調理の際は仕上げに加えて

炒め物や煮物で使うときは、仕上げに加えます。長時間の加熱は効果を弱めるので注意を。

column ❷

パッとひとふり 薬膳ミックススパイス

ドライハーブやスパイスを何種類か混ぜると、おいしいミックススパイスが出来上がります。

食欲を増進させる七味唐辛子&カレー粉

とうがらし、けしの実、粉山椒、黒ごま、陳皮、青のり、麻の実を混ぜた七味唐辛子は日本の代表的ミックススパイスです。コリアンダー、クミン、とうがらし、カルダモン、ターメリックを合わせれば、カレー粉になります。

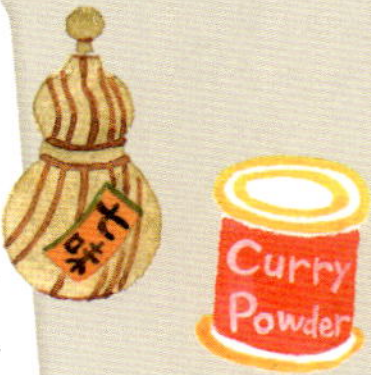

消化を促す五香粉は中華料理のアクセントに

中華料理らしい味に仕上がるのが五香粉。八角、花椒、丁字、シナモン、フェンネルをミックスしたものです。ポイントは香りのとくに強い、八角と丁字を少なめにすること。炒め物や肉料理によく合います。

キャトルエピスはフランスのミックススパイス

フランスのミックススパイス、キャトルエピスもおすすめ。4つのスパイス、という意味でカイエンヌペッパー（とうがらしの一種）、クローブ、シナモン、ナツメグを混ぜたものです。ハムやソーセージにひとふりすれば、ぐっと本格的な味になります。

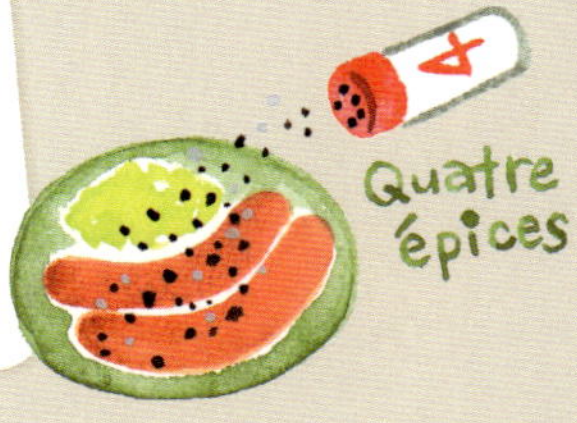

第三章

穀類 & 豆類
こくるい まめるい

薬膳における穀類&豆類の役割

五臓を養う穀類・豆類は薬膳の中心となる食材

穀類・豆類は薬膳の中心的役割を果たす食材。麦・黍《きび》・稗《ひえ》・稲・豆を五穀といい、五臓を養うものと考えられています。本書では、手に入れやすく、家庭で使いやすい麦・稲（米）・豆の種類を中心に紹介しています。

穀類・豆類の大きな特徴は、栄養を体全体に運び、消化吸収を促し、元気を作り出す脾の働きを助ける食材が多いこと。また、五味が甘い味なのも、特徴の一つです。

私たちの主食である米は、平性で体を温めも冷やしもしませんが、その他の穀類・豆類は体を温めたり、冷やしたりするものがあります。自分の体質、体調に合わせて、米と組み合わせてとるといいでしょう。

納豆や豆腐などの加工品にも、原料となる大豆と同じように薬効がありますが、働きはそれぞれ違います。

米《こめ》

元気とエネルギーの源

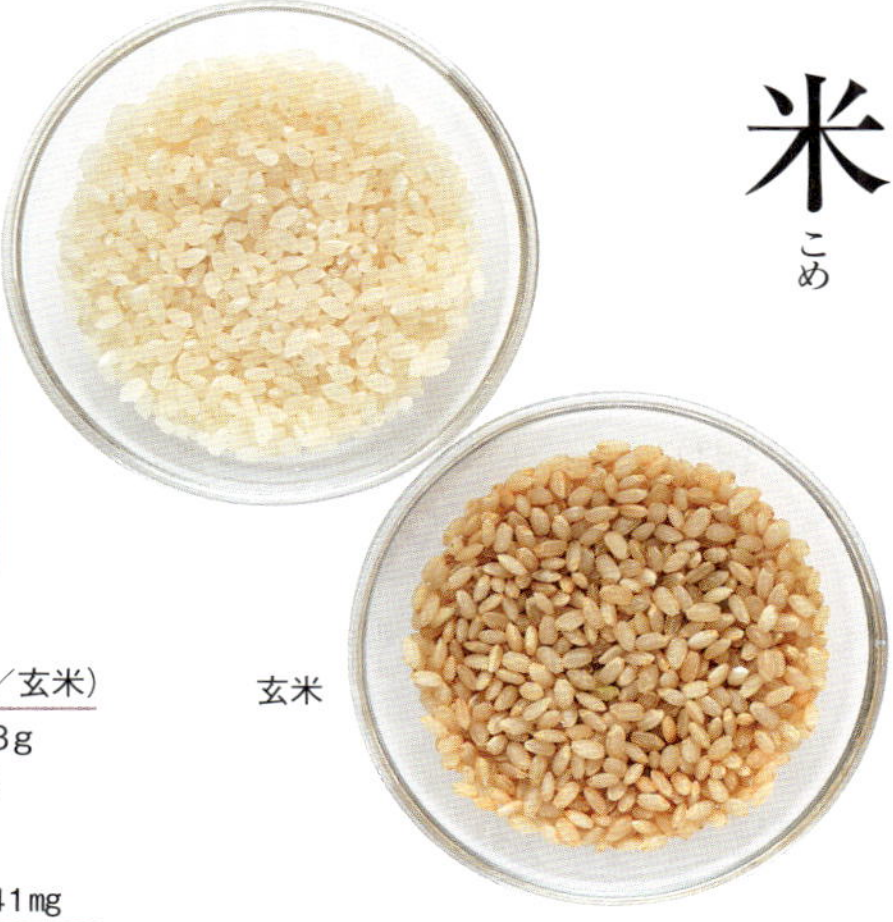

薬膳データ

体質	気虚
五性	平
五味	甘
帰経	脾、胃、肺

特徴的な栄養成分
（可食部100g中・精白米／玄米）

炭水化物：75.6g／71.3g
たんぱく質：5.3g／6.0g
食物繊維：0.5g／3.0g
カリウム：89mg／230mg
ビタミンB_1：0.08mg／0.41mg

活動のエネルギー源となる炭水化物を豊富に含み、気を補う食材です。胚乳のみを残した「精白米」と、ぬか、胚芽を残した「玄米」に分けられます。胃腸を丈夫にし、消化吸収機能を回復させる働きがあるほか、イライラを和らげる作用もあるといわれています。玄米は精白米に比べてビタミンB_1や食物繊維が豊富で、疲労回復や便秘の予防にも効果があります。

旬●8月下旬～11月

選び方●
精米した米は、時間が経つほど酸化して食味が落ちるので、精米日を確認して新しいものを選ぶ。

保存法●
酸化や乾燥を防ぐため、密閉容器等に入れて湿気の少ない冷暗所に。定期的に容器の掃除も。

おすすめの食べ合わせ

胃の調子が悪いときに ＋鶏肉

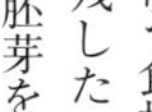

消化吸収を促す米に胃腸を温める鶏肉を合わせ、食べやすいおかゆに。

滋養強壮に ＋ごま

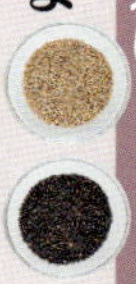

体が弱っているときは、ごはんにごまをふりかけて。ごまのビタミンB_1が米の糖質の代謝を高めてエネルギーを作り出してくれます。

注意ポイント

玄米はアレルギーになる人も

玄米を食べると、まれに、胃が痛くなったり、アレルギーになる人もいます。体質に合わなければ、精白米をとりましょう。また、胃弱の人や老人、子どもは控えて。

体を温め、慢性疲労を改善

もち米

もちごめ

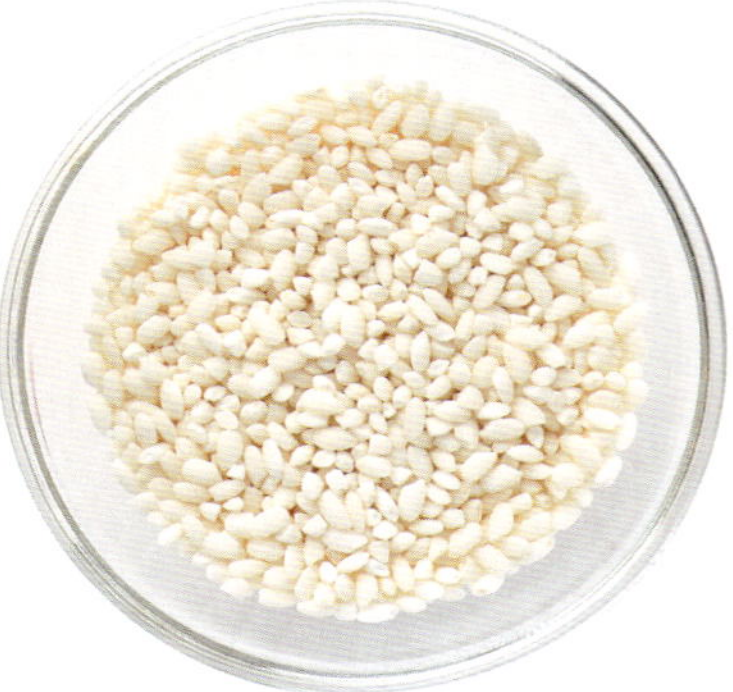

薬膳データ

体質　気虚

五性　温　五味　甘

帰経：脾、胃、肺

特徴的な栄養成分
（可食部100g中）

炭水化物：70.5g
たんぱく質：5.8g
食物繊維：0.5g
カリウム：97mg
ビタミンB_1：0.12mg

旬●8月下旬～11月

選び方●
精米日を確認の上、できるだけ新しいものを購入。

保存法●
直射日光を避けて涼しい場所で保存を。防虫対策として保存容器の中に赤とうがらしを2～3本入れておくと効果的。

元気の出る食材として、昔から体力回復や母乳の出をよくするために利用されてきました。栄養成分は米とほとんど同じですが、でんぷん質のアミロペクチンというねばり成分が多いため、熱を加えると強いねばりけが出るのが特徴です。脾の働きを高め、胃を温める効果があるので、慢性的な疲労感の改善におすすめ。冷え症や冷えからくる下痢にも有効。

おすすめの食べ合わせ

疲労回復に

＋やまのいも

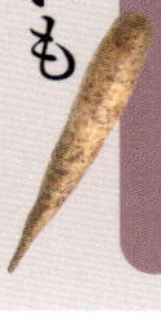

体力をつけるもち米と、気を養い消化を助けるやまのいもを一緒に炊きこみおこわに。水の分量を米を炊くときの7～8割にすれば、水っぽくならずふっくらと炊けます。

胃の調子が悪いときに

＋だいこん

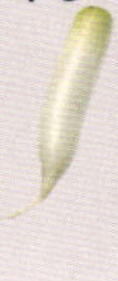

もち米のおかゆに大根おろしをのせて。もち米にもだいこんにも、胃の働きを助ける効果があります。

注意ポイント

子どもや老人は量に注意

ねばりが強いため、消化吸収が遅い食材です。とくに子どもや老人は、食べ過ぎないようにしましょう。

黒米

くろまい

老化を防止する成分が豊富

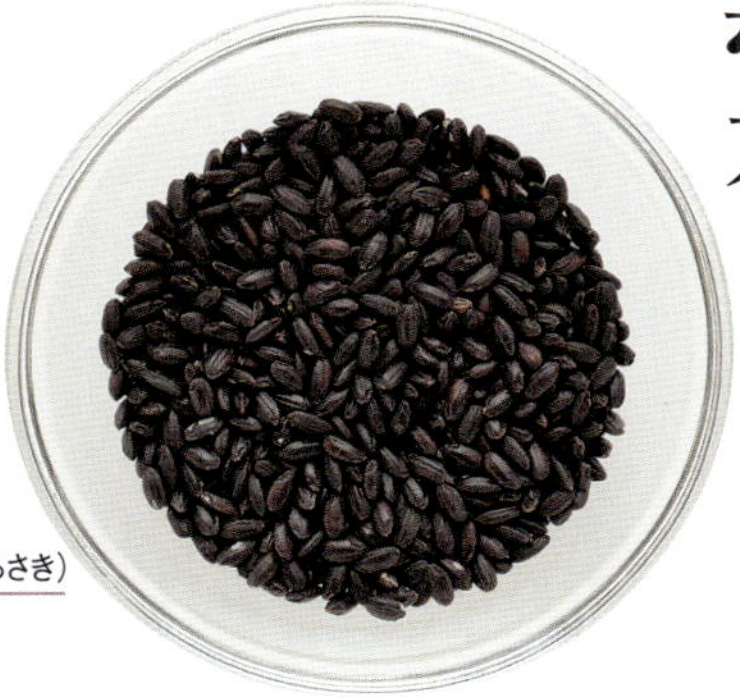

薬膳データ

体質	気虚　血虚
五性	温　五味　甘
帰経：脾、腎	

特徴的な栄養成分
（可食部100g中・きたのむらさき）

炭水化物：65.7g
たんぱく質：7.8g
カリウム：270mg
ビタミンB1：0.39mg

薬膳では黒い食材は腎の働きを助け、老化を抑制するといわれています。黒米の黒色はアントシアニンという天然色素。ビタミンEも多く含有し、どちらも老化を防ぐ働きがある成分です。また、胃腸を丈夫にし、体力や気力の低下を改善したり、血行をよくする効果もあるといわれています。元気が出ない人、貧血気味の人などにおすすめの食材です。

旬● 10～12月

選び方●
賞味期限を確認の上、できるだけ新しいものを選ぶ。

保存法●
直射日光・高温多湿を避け、密閉容器に入れて保存する。開封後は冷蔵庫で保管し、なるべく早めに食べ切る。

おすすめの食べ合わせ

貧血の予防に
＋らっかせい

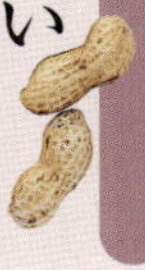

白米に黒米を混ぜて、らっかせいも一緒に炊いて、おかゆに。黒米の血行促進作用とらっかせいの血を補う働きで貧血を予防、改善します。

滋養強壮に
＋くり

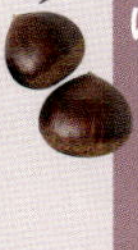

黒米もくりも、どちらも滋養強壮効果のある食材です。黒米を加えたくりごはんにして、ダブルの効果で元気を取り戻します。

注意ポイント

白米に混ぜて炊く

黒米だけだとクセがあって食べにくいので、白米に2割～半分ほど黒米を混ぜて炊くといいでしょう。

あわ

むくみの改善や肥満の予防に

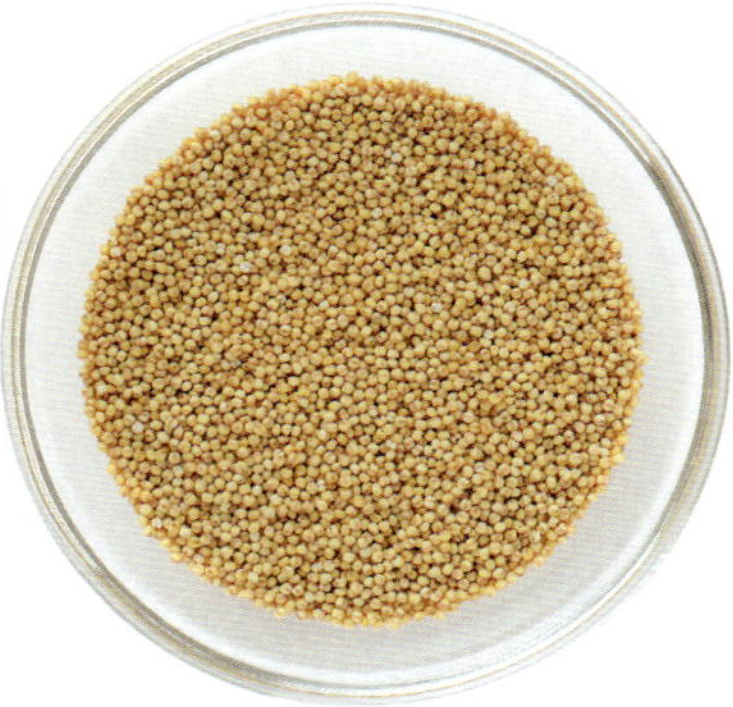

薬膳データ

体質 気虚 陰虚

五性 涼 五味 甘 鹹

帰経：腎、脾、胃

特徴的な栄養成分
（可食部100g中）

炭水化物：63.3g
たんぱく質：10.2g
食物繊維：3.3g
鉄：4.8mg
ビタミンE：0.6mg

脾や腎の働きを助けて、水分の代謝を調節したり、体の余分な熱を取る作用があります。胃がムカムカして吐き気があるときや、むくんでいるときにおすすめの食材です。ねばりけが強い「もちあわ」とさらっとした食感の「うるちあわ」があり、どちらも栄養価が高く、食物繊維やミネラルを豊富に含んでいます。動脈硬化の予防や肥満予防にも有効といわれています。

旬
9月下旬～10月中旬

選び方
生産された国によって栄養成分や味が違う上、農薬の問題もあるので、国内産を選ぶほうが安心。

保存法
密閉容器などに入れ、直射日光を避けて涼しい場所で保存。

おすすめの食べ合わせ

体力回復に

＋米  ＋さつまいも 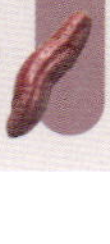

米にあわとさつまいもを混ぜ、炊き込みごはんにして食べます。あわもさつまいもも気を補い、元気をつける食材です。

貧血の予防に

＋なつめ 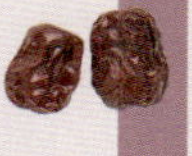

鉄分が多いあわと、気血を補うなつめの組み合わせ。一緒に炊いて、最後にはちみつをかけ、お汁粉風のデザートに。

産後の体力回復に

＋卵 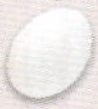 ＋黒砂糖 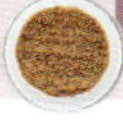

産後の体力回復、悪露排出を促し、母乳の出もよくするといわれます。

腸の調子を整える
燕麦《えんばく》

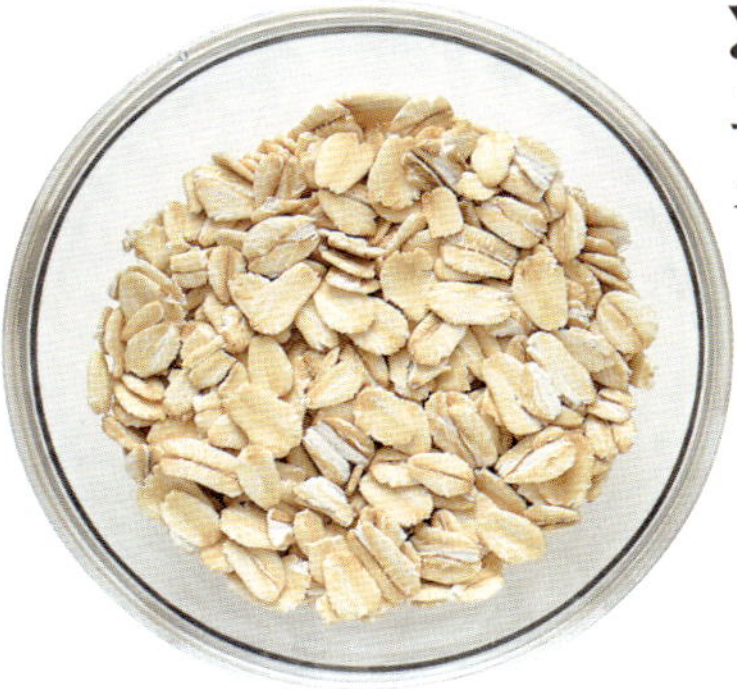

薬膳データ

体質	気虚
五性	平
五味	甘
帰経	心、肝、腎

特徴的な栄養成分
（可食部100g中）

炭水化物：57.4g
カリウム：260mg
マグネシウム：100mg
鉄：3.9mg
亜鉛：2.1mg
食物繊維：9.4g

旬● 6月
選び方●
賞味期限を確認の上、できるだけ新しいものを選ぶ。
保存法●
密閉容器に入れ、直射日光を避けて冷暗所で保存。

オートミールやグラノーラに加工されて食べられている穀物。気を補い、気力不足や胃腸機能の低下によいとされます。また、収れん、止血作用も持ちます。

食物繊維、ミネラル、ビタミンなどが豊富で、なかでも不溶性食物繊維の含有率が高いことが、注目されている理由。腸の善玉菌を育てるほか、余分な糖質や脂質の排出を促します。

おすすめの食べ合わせ

消化機能を整える
＋卵 ＋ねぎ

オートミールを水で煮て、みそと卵を溶き入れて、小ねぎや三つ葉の小口切りを散らします。エネルギーを補って、巡りをよくする効果があります。短時間でできるので寒い時期の朝食にぴったり。

便秘解消に
＋種実類 ＋バター

小麦粉、粗糖（未精製の砂糖）と混ぜてクッキーに。食物繊維やバター、種実の油脂が豊富で便秘解消に効果的です。オートミールは、熱がすぐに通るため調理時間が少なくてすみ、毎日取り入れられるのが嬉しいところです。

生活習慣病の予防に最適

大麦《おおむぎ》

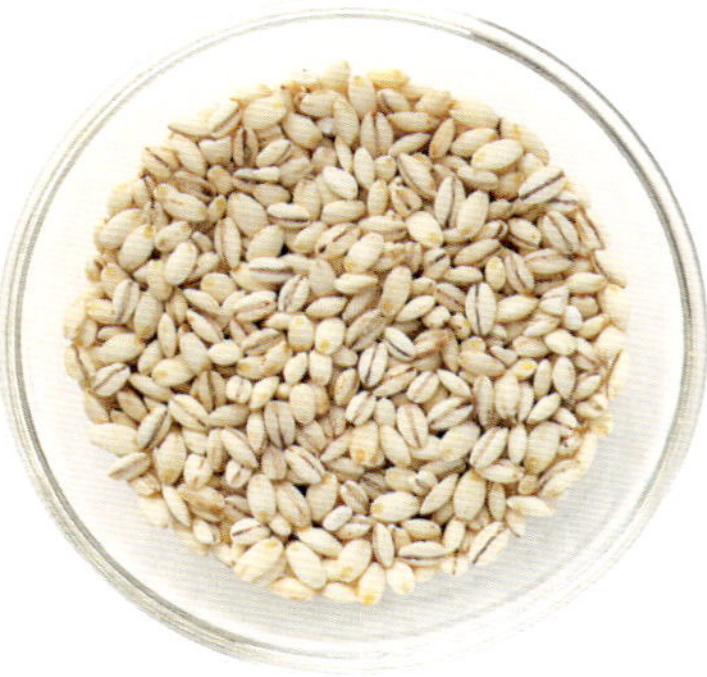

薬膳データ

体質　気虚　陰虚　水毒

五性　涼　五味　甘　鹹

帰経：脾、胃、膀胱

特徴的な栄養成分
（可食部100g中・押麦）

炭水化物：65.8g
たんぱく質：5.9g
食物繊維：12.2g
カルシウム：21mg
ビタミンB_1：0.11mg
ビタミンB_2：0.03mg

昔から胃腸の機能を高め、消化を促進する食材として知られている大麦。漢方の生薬では外皮のついたものを使い、熱を取る薬として用いられています。食材としての大麦も体にこもった熱を取る性質があります。

食物繊維、ビタミンB群、ミネラルなどが豊富に含まれていて、とくに食物繊維は精白米の約19倍、さつまいもの約4倍も含まれています。そのため、腸内の不要な物質を排出し、便秘の改善に役立つほか、余分な脂肪の吸収を抑えて、血行をよくする働きがあります。また生活習慣病の予防

おすすめの食べ合わせ

疲労回復に　＋やまのいも

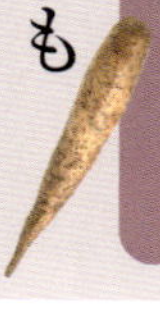

麦ごはんにすりおろしたやまのいもをかけてとろろごはんに。どちらも消化吸収を助け、体を元気にする作用があり、相乗効果で疲れた体を癒します。疲れたときでも食べやすく、胃腸にやさしい組み合わせです。

デトックスに　＋わかめ

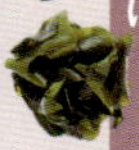

大麦とわかめを一緒に炊いておかゆに。どちらも昇った気を降ろす作用があるため、おなかにたまった便を下に降ろす効果が期待できます。豊富な食物繊維が老廃物を排出します。白米を混ぜてもいいですが、大麦のみのおかゆにすれば、効果はさらに高まります。

上手な利用方法

大麦をから炒りして香ばしいスープに

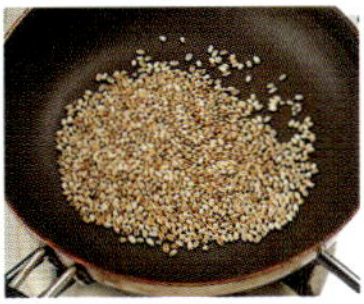

大麦をから炒りしてスープに加えれば、自然なとろみがつき香ばしい味に。体を冷やす性質が薄れ、冷え症の人でも食べられるようになります。

使いやすい大麦粉はお菓子作りに

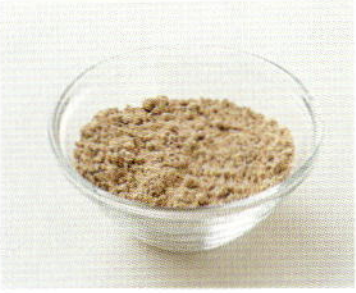

大麦粉（麦こがし）を小麦粉に混ぜてパンやケーキ作りに。豊富な食物繊維が余分な油脂や砂糖を排出するのでダイエット効果も期待できます。

白米と1:1で炊くと食べやすい

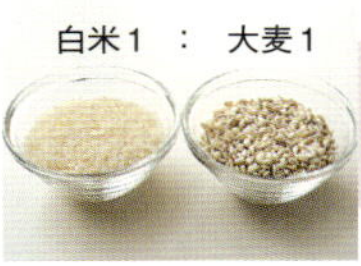

大麦と白米を1：1で炊くと食べやすくなります。外皮をむいて精麦したものならそのまま加えるだけ。水は白米だけのときより3.5割増しに。

にも有効です。

大麦の若葉は青汁の原料としてよく用いられています。ビタミンCをはじめ、さまざまな栄養を含む、注目の健康野菜です。

旬●6月中旬

選び方●
実がよく乾燥していて、カビや異物などが混入していないものを選ぶ。

保存法●
風通しがよく、湿気の少ない冷暗所で保存。

薬膳豆知識

押し麦より丸麦のほうが消化がいい

麦をそのまま精麦した丸麦は消化酵素が生きているため、消化吸収がいいのが特徴。丸麦に高温高圧をかけた押し麦には、消化酵素がほとんど含まれません。

糖尿病予防に

＋かぼちゃ

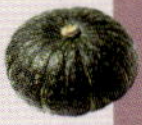

大麦に白米を混ぜ、かぼちゃを加えて炊き込みごはんに。食物繊維が多く、糖代謝をよくする大麦と、インシュリンの分泌を促す成分を含むかぼちゃが、糖尿病予防に効果を発揮します。

注意ポイント

冷え症の人は食べ過ぎに注意

体を冷やす食材のため、冷え症の人や、冷えて下痢をしている人は、食べる量に気をつけましょう。

炒めた大麦は消化が悪い

大麦は炒めると香ばしく、おいしくなり、料理にも使いやすいのですが、消化酵素が減ってしまい、消化が悪くなってしまいます。たまに楽しむ程度にしましょう。

精神の安定に

小麦《こむぎ》

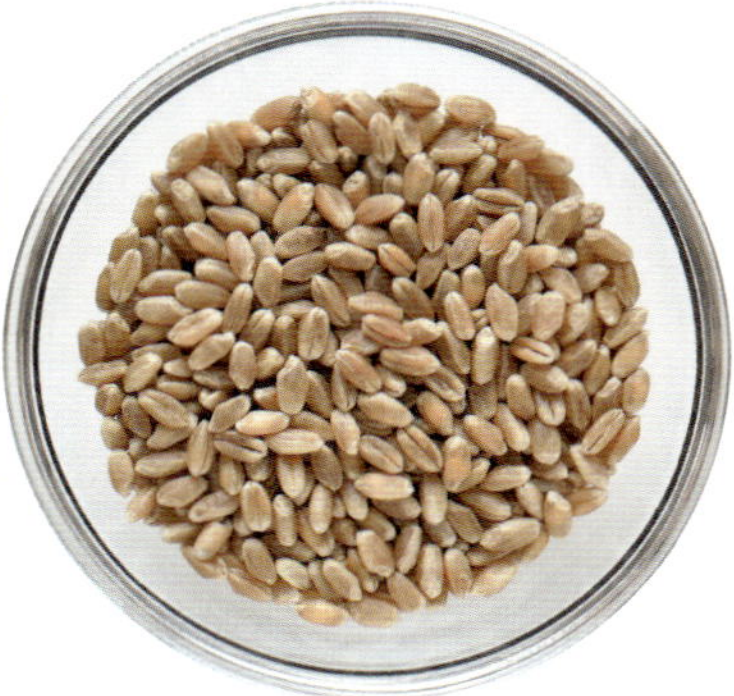

薬膳データ

体質 気虚

五性 涼　五味 甘

帰経：心、脾、腎

特徴的な栄養成分
（強力粉・全粒粉）

たんぱく質：11.7g
マグネシウム：140mg
鉄：3.1mg
ビタミンB_1：0.34mg
ナイアシン：8.5mg
ビタミンB_6：0.33mg
食物繊維：11.2g

生薬として使用されるのは外皮も含むすべて。熱を下げて精神を安定させる働きがあり、不安、不眠、抑うつを改善します。胃腸の機能を整えるので、食欲不振や下痢気味のときにもおすすめです。

精白しない全粒には、食物繊維やビタミンB_1、B_2、Eなどの栄養成分が豊富に含まれます。精白で出るふすまにはそれらが含まれ、栄養豊富です。

旬　5〜6月

選び方
栄養成分が豊富な全粒粉の小麦粉も出回っているので、そちらを選ぶこと。賞味期限を確認の上、できるだけ新しいものを。

保存法
密閉容器に入れ、直射日光を避けて冷暗所で保存。

おすすめの食べ合わせ

のぼせの解消に

＋トマト

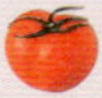

未精白の玄麦をトマト（水煮缶でもOK）や野菜と煮てリゾットに。同じ寒涼性のトマトや野菜を加えることで、熱を取る効果がアップします。

気分が落ち込んでいるときに

＋なつめ

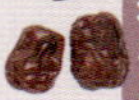

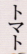

小麦粉に水を加えてまんじゅうの皮を作り、なつめを包んで蒸します。気と血を補うので、精神を安定させ、ストレスによるうつ症状を防ぎます。

注意ポイント

全粒粉の小麦粉を

精白すると、栄養成分を含む外皮や胚芽が取り除かれてしまいます。全粒粉のものを使いましょう。

はと麦《はとむぎ》

イボなどの肌トラブルを解消

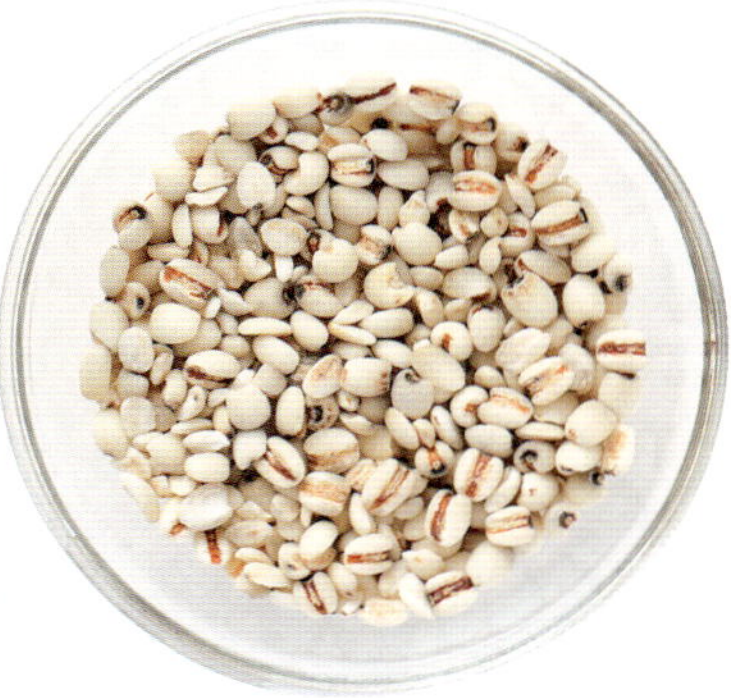

薬膳データ

体質　水毒　陽熱　気虚

五性　涼　五味　甘　淡

帰経：肺、脾、腎

特徴的な栄養成分
（可食部100g中）

炭水化物：72.4g
たんぱく質：12.5g
カリウム：85㎎
ビタミンB_1：0.02㎎

旬●10月

選び方●
賞味期限を確認の上、できるだけ新しいものを選ぶ。

保存法●
密閉容器に入れ、冷暗所で保存する。においや湿気を吸着してしまうので、冷蔵庫での保存は避けたほうがよい。

中国では古くからはと麦の皮をむいた種子を「ヨクイニン」と呼んで、イボを取る生薬として用いてきました。脾の働きを助け、水分の代謝を促進する効果があり、尿の出をよくしたり、むくみを解消します。体内の老廃物も排出するので、解毒作用があるほか、胃腸を整えて便秘や下痢を解消したり、肌荒れやシミ・ソバカスにも効果が期待できます。

おすすめの食べ合わせ

むくみの解消に

＋とうがん

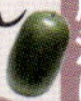

＋しょうが

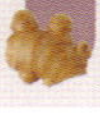

利尿作用があるはと麦ととうがんを鶏ガラスープと一緒に煮て、食べるスープに。相乗効果でむくみを取ります。どちらも体を冷やす食材なので、温性のしょうがを加え、体が冷え過ぎないようにします。

美肌づくりに

＋お湯

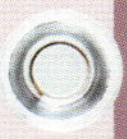

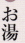

から炒りしたはと麦を煮出し、はと麦茶に。常飲すればイボなどの肌トラブル解消に効果が期待できます。

注意ポイント

妊娠中は控えめに

利尿作用が強いので、妊婦は控えめにしましょう。

きび

胃腸の機能も整える

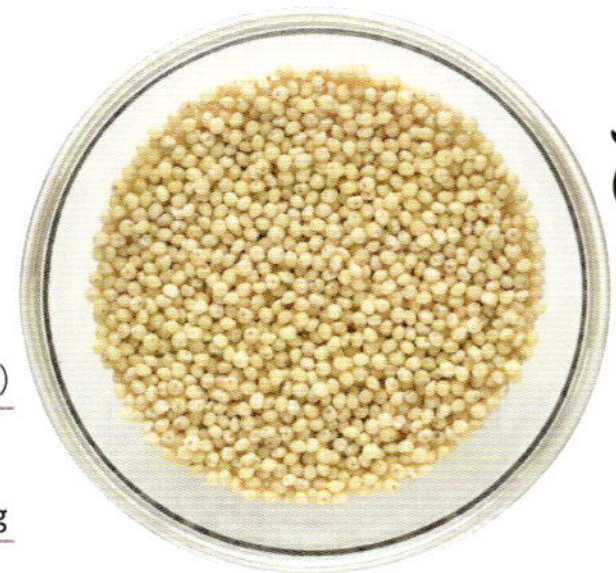

薬膳データ

体質　気虚　血虚　陰虚

五性　平　五味　甘

帰経：脾、胃、大腸

特徴的な栄養成分（可食部100g中）

マグネシウム：84mg　鉄：2.1mg
亜鉛：2.7mg　銅：0.38mg
ナイアシン：6.2mg　ビタミンB_1：0.34mg

旬● 9〜10月

選び方●
賞味期限を確認の上、できるだけ新しいものを選ぶ。加熱するとねばりけを増すもち種とうるち種があるので、好みや調理法に合わせて選ぶこと。

保存法●
密閉容器に入れ、高温多湿、直射日光を避けて冷暗所に保存。

体に対する作用が穏やかで、気、血、陰を補い胃腸の機能を整える食材。虚弱体質による下痢や吐き気の改善に用いられます。

糖質や脂質の代謝にかかわるビタミンB群のほとんどの種類を含有し、代謝を促す働きも期待できます。

高きび《たかきび》

おなかの調子をよくする

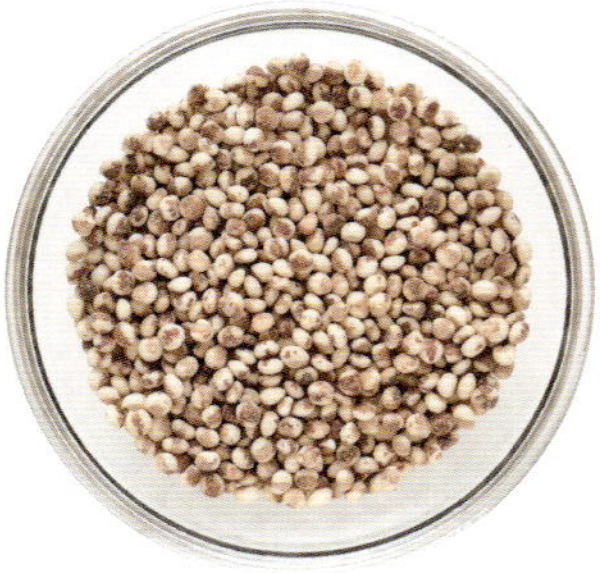

薬膳データ

体質　気虚　血虚　陽虚

五性　温　五味　甘　渋

帰経：脾、胃、肺

特徴的な栄養成分
（可食部100g中・もろこし・玄穀）

炭水化物：59.7g
カリウム：590mg
マグネシウム：160mg
鉄：3.3mg
亜鉛：2.7mg

旬● 9〜10月

選び方●
賞味期限を確認の上、できるだけ新しいものを選ぶ。

保存法●
密閉容器に入れ、高温多湿、直射日光を避けて冷暗所に保存。

下痢を止める作用があります。いっぽうで、豊富に含まれるタンニンの働きで便秘になりやすいので、とり過ぎには注意しましょう。

日本では自然食品店や雑穀専門店などで購入できます。また、ソルガムという名称の輸入品もあります。

そば

疲れや夏バテの解消に

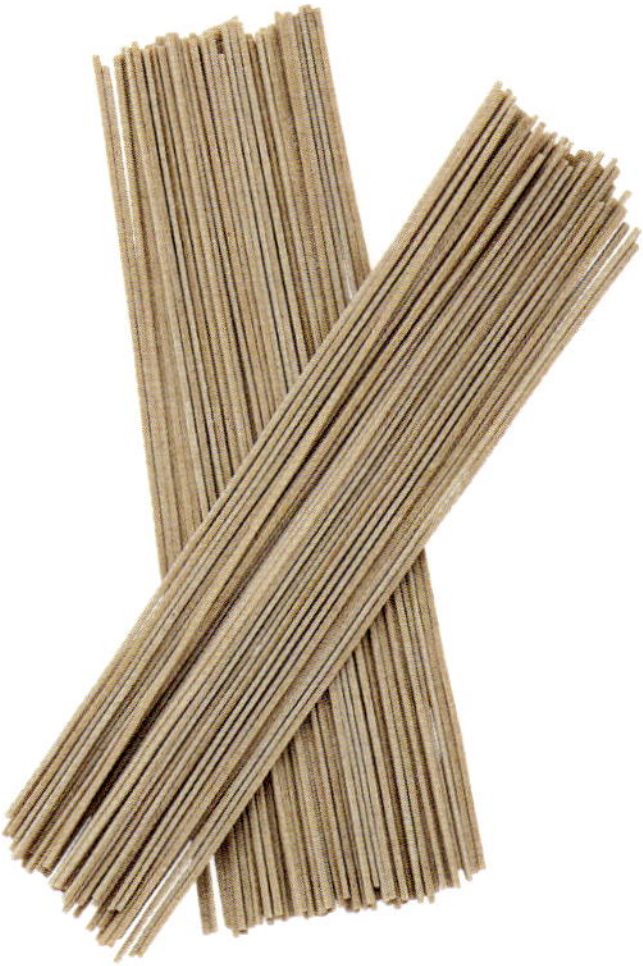

薬膳データ

体質　気虚　気滞

五性　涼　五味　甘

帰経：脾、胃、大腸

特徴的な栄養成分
(可食部100g中・干しそば・乾)

炭水化物：65.9g
たんぱく質：11.7g
カリウム：260mg
ビタミンB1：0.37mg

旬●夏そばは6月中旬～8月中旬、秋そばは9月中旬～11月中旬

選び方●
そば粉が多いものが薬効が高い。そば粉を料理に使うと薬効を手軽に取り入れやすい。

保存法●
生麺やゆで麺は冷蔵庫で保存。乾麺は乾燥剤と一緒に密閉容器に入れ、冷暗所で保存。

体にこもった余分な熱を取り、頭に昇った気を降ろす働きがあるそば。成分に含まれるルチンが血圧を下げる作用や抗酸化作用を持つといわれています。糖質の代謝を促すビタミンB1やアミノ酸がバランスよく含まれ、疲れているときや夏バテの予防におすすめです。また、胃腸の機能を回復させて活性化したり、整腸作用があるため、便秘や下痢にも有効です。

おすすめの食べ合わせ

ストレスの緩和に

＋陳皮

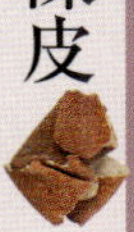

ストレスがあるときは体に熱がこもっている場合が多いので、そばで体の熱を取り、つゆに陳皮を入れて、さわやかな香りで気持ちをスッキリさせます。

疲労回復に

＋黒砂糖

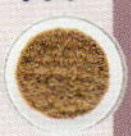

そば粉を湯で練ってそばがきを作ります。甘みを黒砂糖で足せば、疲労を回復する温かいデザートに。

注意ポイント

温かいそばがおすすめ

涼性で胃を冷やす作用があるので食べ過ぎないように注意を。胃腸が弱い人は温かくして食べましょう。

黒豆《くろまめ》

視力の改善や滋養強壮に

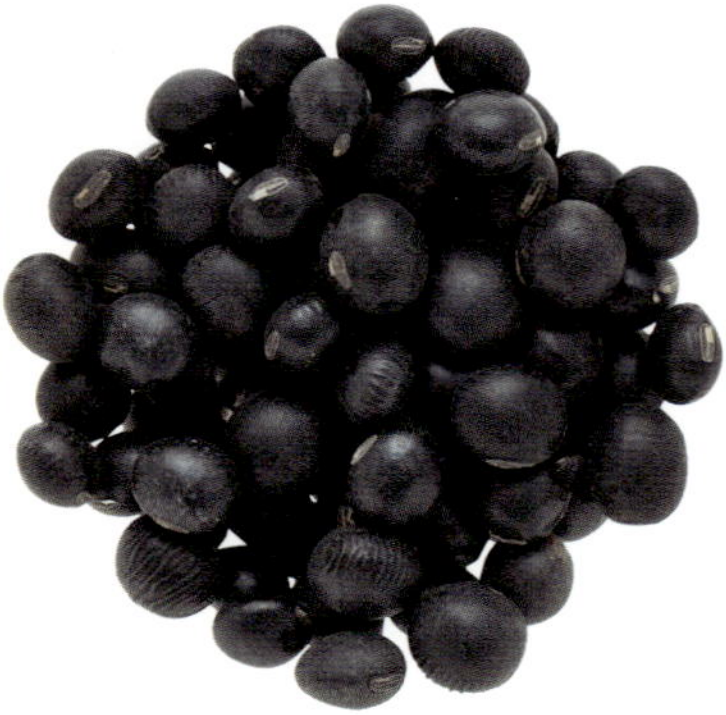

薬膳データ

体質	血虚　瘀血　水毒
五性	平　五味　甘
帰経	脾、腎

特徴的な栄養成分
（可食部100g中）

たんぱく質：31.5g
脂質：16.5g
カルシウム：140mg
鉄：6.8mg

黒は薬膳では元気の源である腎の色とされ、黒豆は代表的な黒い食材のひとつです。栄養素は大豆とほぼ同じ。黒色はアントシアニンという天然色素で、眼精疲労の回復や視力の向上に効果があるといわれています。胃腸の機能を高め、尿の出をよくして体の余分な水分を除く作用があるため、むくみを解消します。高たんぱくで栄養豊富なため、滋養強壮に有効です。

旬●9～11月

選び方●
色つやがよく、黒光りしたもの。皮に張りがあり、粒がそろっているものを。

保存法●
豆は湿気に弱いので、通気性の悪いポリ袋などに入れると豆が蒸れる場合がある。紙の袋に入れて冷暗所で保存。

おすすめの食べ合わせ

むくみの解消に

＋豚肉

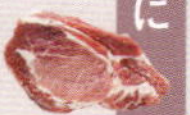

黒豆と豚肉を一緒に煮ます。どちらも腎の働きをよくする食材で、豚肉は、さらに黒豆の利尿作用を高めます。豚肉は少量でOK。

貧血の予防に

＋干しぶどう＋黒砂糖

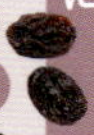

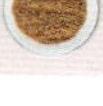

黒豆、干しぶどう、黒砂糖を一緒に煮てデザートにします。3つとも鉄分を多く含む食材で、貧血予防に役立ちます。

注意ポイント

高麗人参類と同時に食べない

黒豆と高麗人参類を一緒に食べるのはよくありません。お互いの薬効を弱めてしまいます。

小豆《あずき》

強い利尿作用と解毒作用を持つ

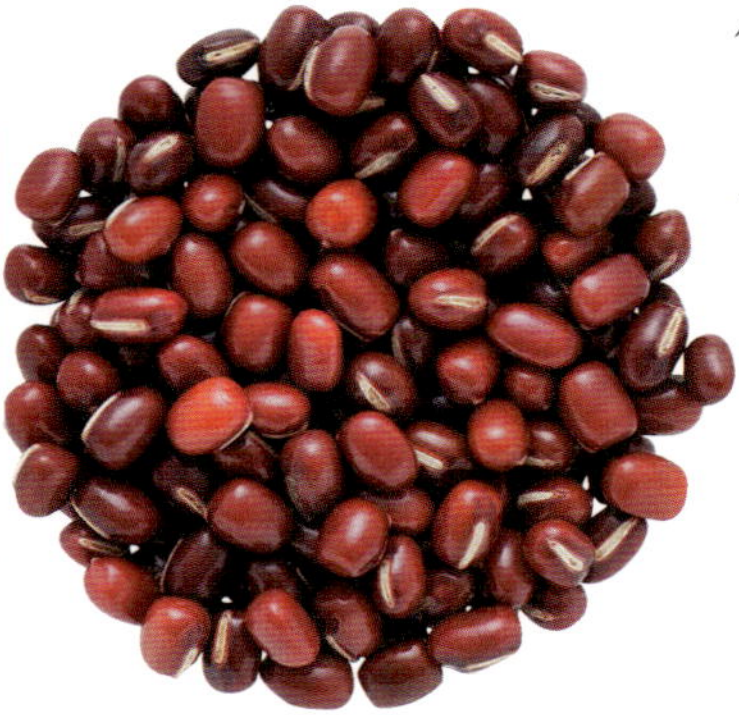

薬膳データ

体質　水毒　陽熱　瘀血　血虚

五性　平　五味　甘　酸

帰経：心、小腸

特徴的な栄養成分
（可食部100g中）

炭水化物：42.3g
たんぱく質：17.8g
食物繊維：24.8g
カリウム：1300mg
ビタミンB_1：0.46mg

旬●9～10月

選び方●
つやつやとしていて形のふっくらしたものを選ぶ。

保存法●
直射日光を避け、紙の袋に入れて通気性のよい冷暗所で保存。

和菓子の餡や赤飯などでおなじみの小豆は、水の代謝を助ける食材。強い利尿作用と解毒作用があり、むくみの解消に有効です。糖質をエネルギーに変えるビタミンB_1を豊富に含み、疲労回復や肩こり、筋肉痛の改善にも役立ちます。

また、小豆に含まれるサポニンは脂質の酸化を抑えるため、血栓や動脈硬化の予防に効果があるといわれています。

おすすめの食べ合わせ

むくみの解消に

＋塩

水分の代謝を助ける小豆に少量の塩を組み合わせて、塩味の煮小豆に。小豆の利尿作用を塩が高め、体の余分な水分を排出します。

デトックスに

＋香菜

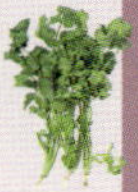

小豆を塩と鶏ガラスープで煮込み、最後に香菜を加えます。どちらも解毒効果の高い食材で体の中の老廃物を外に出してくれます。

注意ポイント

鉄分豊富な食材と合わせない

小豆に含まれるリンが鉄分やカルシウムの吸収を妨げます。ほうれんそうなどとは組み合わせないように。

大豆《だいず》

生活習慣病の予防に効果的

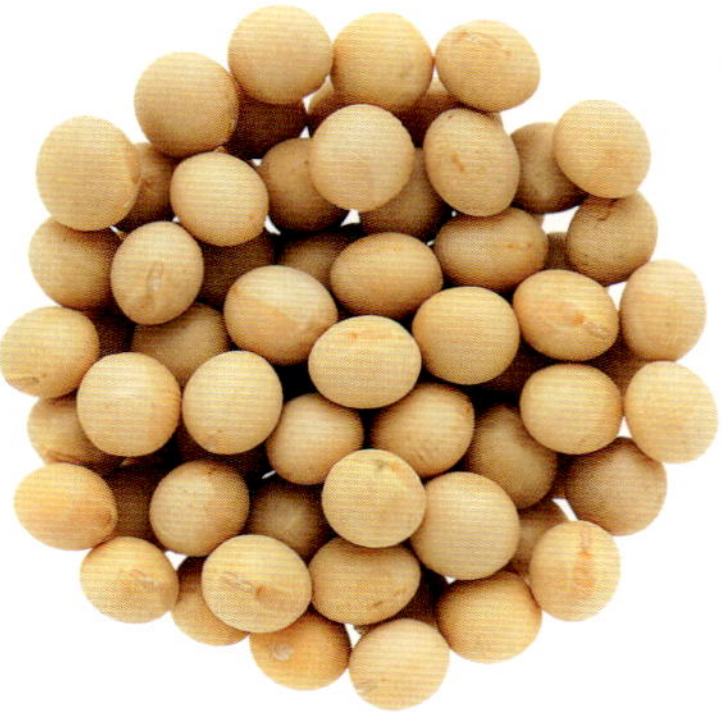

薬膳データ

体質　気虚　水毒　瘀血

五性　平　五味　甘

帰経：脾、大腸

特徴的な栄養成分
（可食部100g中）

たんぱく質：32.9g
炭水化物：6.7g
脂質：18.6g
食物繊維：21.5g
カルシウム：180mg
鉄：6.8mg

大豆は脾を養い、胃腸の機能を助け、腸を整える食材。血を作るのを促したり、血流をよくするといった作用もあります。良質のたんぱく質、脂質、炭水化物のほか、鉄などのミネラル、食物繊維も豊富で、疲労回復や生活習慣病の予防などに有効。また、女性ホルモンに似た働きのあるイソフラボンを含み、更年期障害などの改善にも効果があるといわれています。

旬●9～11月

選び方●
表面に自然なつやがあり粒がそろっていて皮の破れがないものが良品。虫食いのあるものは避ける。

保存法●
乾燥剤と一緒に缶などの密閉容器に入れ、気温変化の少ない冷暗所で保存する。

おすすめの食べ合わせ

ストレスの緩和に

＋たまねぎ

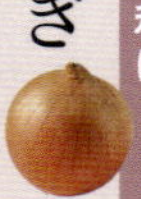

たまねぎのみじん切りをマヨネーズと酢であえ、ゆでた大豆にのせます。大豆のカルシウムとたまねぎの気を巡らす作用が心の疲れを癒します。

血栓の予防に

＋ウコン

＋クミン

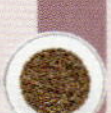

3つとも血行促進作用があり、組み合わせてカレーにすれば、血液サラサラ効果の高い一皿になります。

注意ポイント

ビタミンAと組み合わせると○

大豆に含まれるサポニンはビタミンAの吸収を促す成分。ビタミンAが豊富なにんじんやかぼちゃを合わせるのがおすすめです。

白いんげん

しろいんげん

消化機能を整え食欲アップ

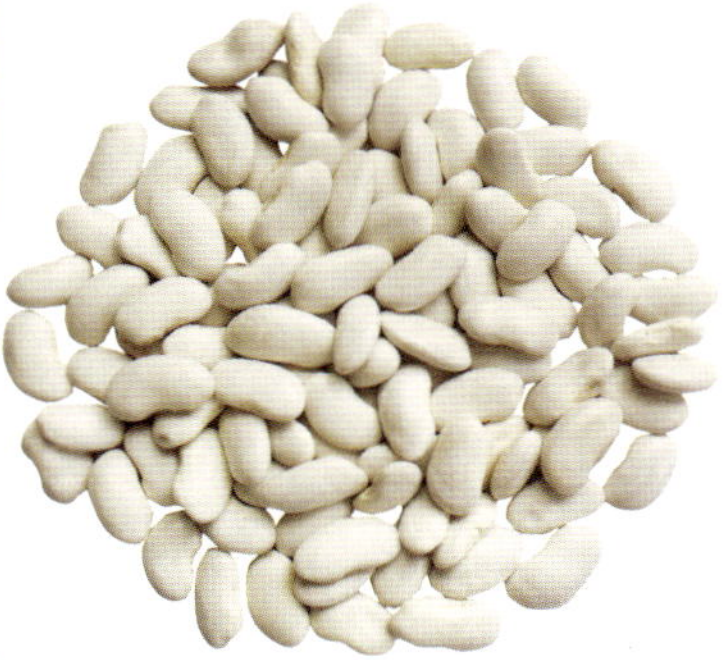

薬膳データ

体質　気虚

五性　平　五味　甘

帰経：脾、胃

特徴的な栄養成分
(可食部100g中・いんげんまめ全粒・乾)

炭水化物：38.1g
カリウム：1400mg
カルシウム：140mg
マグネシウム：150mg
鉄：5.9mg
亜鉛：2.5mg
食物繊維：19.6g

旬　6〜9月

選び方
生のものはさやの色が鮮やかでピンと張っているものを。乾燥豆は、つやがあり、粒がそろっていてふっくらとしたものを選ぶ。

保存法
生のものはポリ袋などに入れて冷蔵庫で保存。できるだけ早く食べ切る。乾燥豆は湿気と直射日光を避けて冷暗所で保存。ゆでて冷凍保存も可。

生のものを加熱して食べるほか、乾燥したものをもどして調理します。サラダやスープのほか、甘く煮て白あんとしてお菓子にも利用されています。

胃腸の働きをアップし、体内の水分バランスを調整。食欲不振やおなかの張り、下痢やおりものの改善をするほか、熱がたまることによる頭痛や吐き気を止めます。砂糖を加えずに煮てサラダや煮物などに。

おすすめの食べ合わせ

おなかの張りに

＋たまねぎ＋ミント

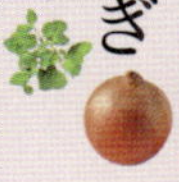

ゆでた豆、たまねぎ、ミントまたはバジルでサラダに。ハーブの香りとたまねぎが気を動かし、消化機能を整える効果がアップします。

食欲増進に

＋ハム＋陳皮

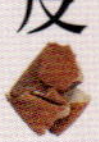

ゆでた豆とハム、陳皮でスープに。ハムは脾胃の気を養い、陳皮は脾胃の気を動かすので、胃腸の働きがよくなります。

注意ポイント

十分に火を通すこと

生の豆やさやには毒があるので、十分に加熱してから食べましょう。

納豆《なっとう》

血行を促し、冷え症を改善

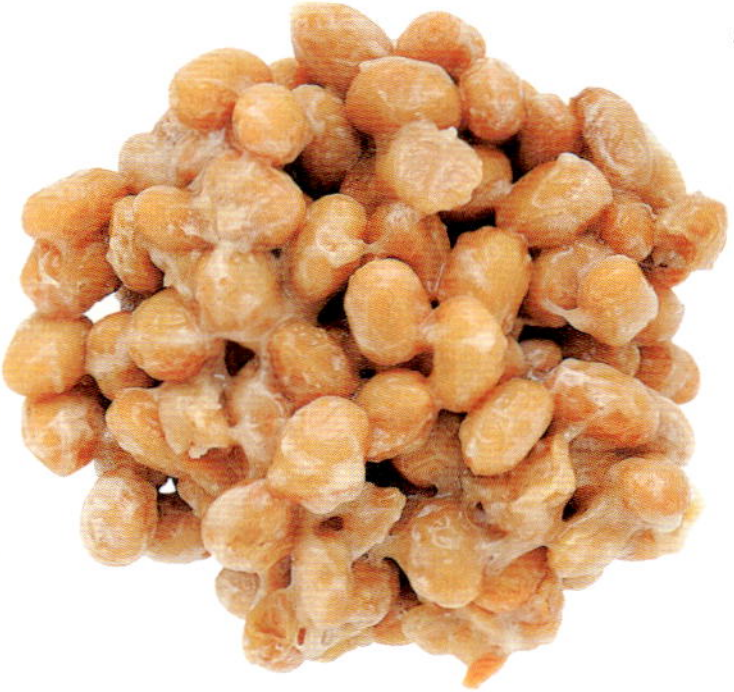

薬膳データ

体質 瘀血

五性 温　五味 甘

帰経：脾、肺

特徴的な栄養成分
（可食部100g中）

たんぱく質：14.5g
カリウム：660mg
カルシウム：90mg
鉄：3.3mg
ビタミンB2：0.56mg

旬● 通年

選び方●
製造年月日の新しいものを選ぶ。粒の大小は好みで。

保存法●
冷蔵が基本。消費期限を過ぎてしまう場合は納豆が乾燥しないようラップに包んで冷凍保存。

大豆を納豆菌によって発酵させた大豆加工食品です。大豆に含まれる成分のほか、ナットウキナーゼという酵素の一種がプラスされ、血液をサラサラに保つよう働きます。血行不良による冷えや肩こりを和らげ、美肌効果も期待できます。また、大豆には少ないビタミンB2も多く含まれ、脂質の代謝を助けて便秘を解消するほか、生活習慣病の予防にも有効です。

おすすめの食べ合わせ

血栓の予防に

＋めかぶ

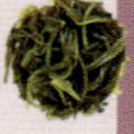

納豆、めかぶに含まれるネバネバ成分には血液をサラサラにする作用があります。

美肌づくりに

＋にんじん

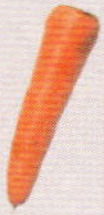

代謝を促進するビタミンB2を含む納豆に、ベータカロテンが豊富なにんじんをすりおろして、オリーブ油を少々加えます。肌を潤す成分がたっぷりととれます。

注意ポイント

納豆は夜に食べたほうがいい

夜眠っているときは血液が固まりやすいため、夜に納豆を食べるほうが、血液サラサラ状態を保つのに有効。

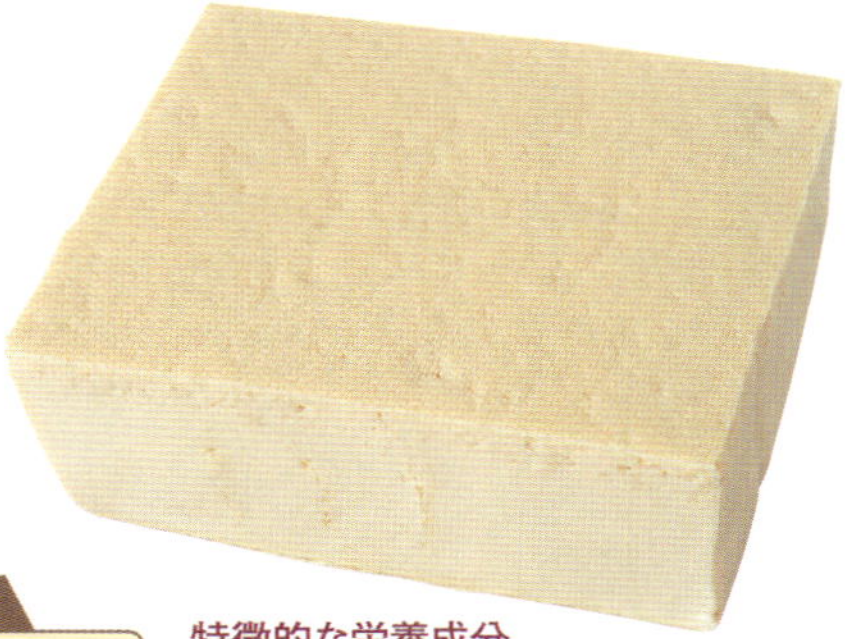

豆腐《とうふ》

疲労回復やストレスの緩和に

薬膳データ

体質	陰虚　陽熱
五性	涼　五味　甘
帰経	脾、胃、大腸

特徴的な栄養成分
（可食部100g中・木綿／絹ごし）

たんぱく質：6.7g ／ 5.3g
カリウム：110mg／ 150mg
カルシウム：93mg／ 75mg
鉄：1.5mg／ 1.2mg

体内にこもった熱を取り、体を潤す豆腐。大豆と同様の栄養成分を含むうえ、消化、吸収がよいので胃腸の弱い人や高齢者にもおすすめです。良質のたんぱく質が豊富に含まれ、疲労回復やストレスの緩和にも有効。さらにコレステロール値の低下を促すリノール酸や、便通を改善する大豆オリゴ糖、脂肪の代謝を高めるレシチンなども含んでいます。

旬●通年
選び方●
製造年月日の新しいものを。絹ごし豆腐より、木綿豆腐のほうがカルシウムが多く、栄養的に優れている。
保存法●
パック入りの豆腐はそのまま保存せず、密閉容器に移し替え、かぶるくらいの水を入れて冷蔵庫へ。

おすすめの食べ合わせ

便秘解消に
＋ごま油

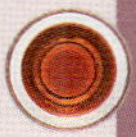

豆腐の大豆オリゴ糖とごま油の油分が便秘を解消します。ねぎなどの薬味とじゃこや干しえびを加えれば、中華風の冷奴に。

熱があるときに
＋きゅうり

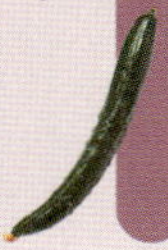

涼性である豆腐には体の余分な熱を取り、体を潤す作用があります。きゅうり、トマトなど同じ働きを持つ野菜と組み合わせて豆腐サラダに。

注意ポイント
ほうれんそうと一緒に煮ない
ほうれんそうに含まれるシュウ酸と豆腐のカルシウム分が結合し、栄養素が失われるおそれがあります。

column ❸
いつもの ご飯を薬膳に

白米に好みの雑穀や豆をプラスして炊くだけで、一度にたくさんの栄養がとれるようになります。

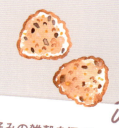

雑穀米は しっかり吸水させて炊く

雑穀米を上手に炊くには、しばらく水につけるのがコツ。雑穀を水につける時間は30分（はと麦は一晩）が目安です。炊飯器より早く、おいしく炊ける土鍋で炊くのがおすすめです。

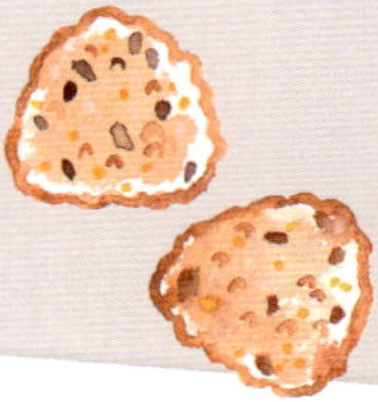

好みの雑穀を混ぜて アレンジ料理を楽しんで

あわ、きびなどを白米に混ぜるともっちりとした食感になります。そのほか、白米にはと麦、大麦などをミックスして混ぜておかゆにしたり、焼きおむすびやお茶漬けにすれば、香ばしくて食感も楽しい一品に。カレーやパエリアに使ってもいいでしょう。

豆は最初に炒ってから お米と一緒に炊く

大豆や黒豆は炒ってからお米と炊くと簡単に豆ごはんができます。フライパンを弱火にかけ、豆の皮が破れ、薄い焦げ色がつくまで5～6分炒るだけ。さらに、ちりめんじゃこなどを入れると、旨味が出て、香ばしい豆との相性もよく、おいしい豆ごはんになります。

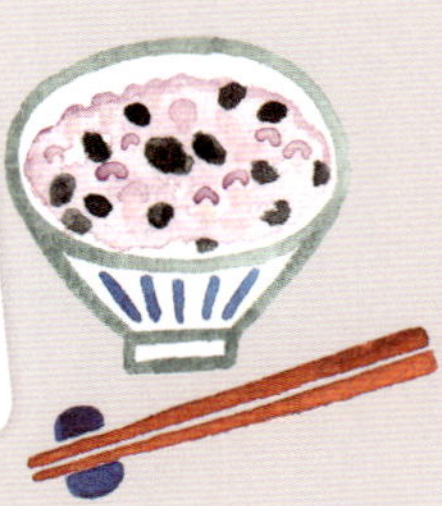

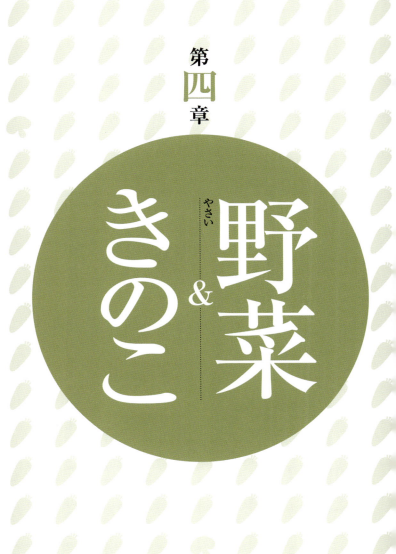

第四章

野菜《やさい》&きのこ

薬膳における野菜&きのこの役割

季節に応じて体の調子を整えてくれる旬の野菜

薬膳では、野菜は内臓の働きを調整するものとされ、体調を整えるのに欠かせません。

重視したいのは旬。その季節に採れる旬の野菜は栄養分が多く、味もおいしいだけでなく、体を元気にしてくれます。例えば、暑い時期に採れる夏野菜には体を冷やすものが、反対に冬野菜には体を温めるものが多く、その時期の体を自然と癒すしくみになっているのです。

また、漢方には、その土地で採れたものは、その土地の人を元気にする、「身土不二《しんどふじ》」の考え方があります。最近では、日本でも地産地消※が盛んにすすめられていますが、これは実は体にもいいことだったのです。

きのこも薬膳料理ではよく使われる食材です。とくに、血を健康にする黒きくらげ、肌を潤す白きくらげはおすすめの食材です。

※地産地消：その地域で生産された作物を、その地域で消費すること。

トマト

胃を健康にして、消化を助ける

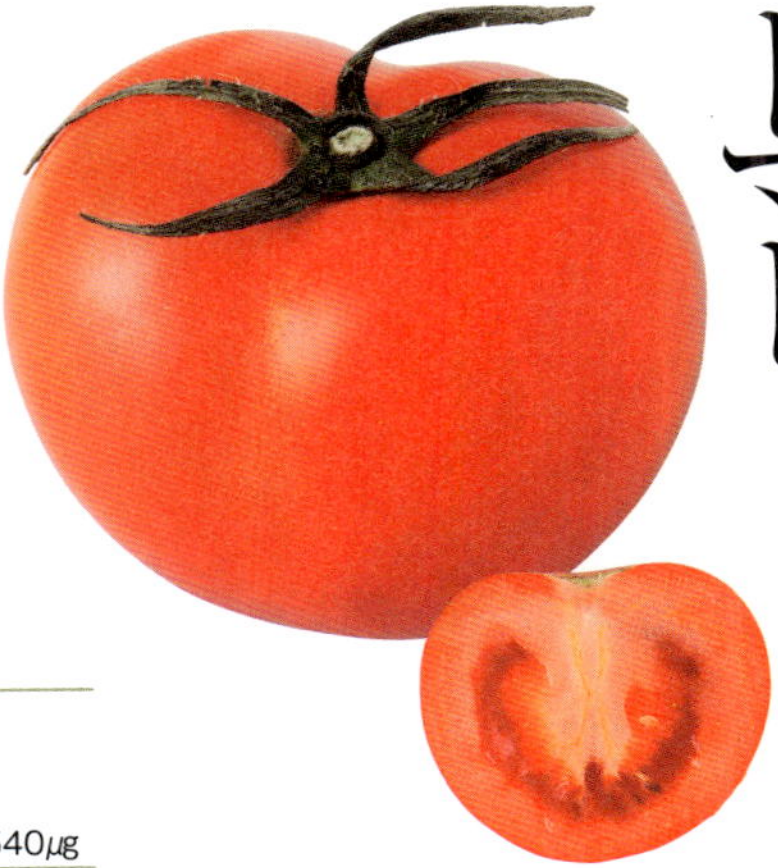

薬膳データ

体質	陰虚　陽熱
五性	寒
五味	甘　酸
帰経	肝、脾、胃

特徴的な栄養成分
（可食部100g中）

たんぱく質：0.5g
カリウム：210mg
ビタミンC：15mg
ビタミンA（β-カロテン）：540μg

胃の働きを正常にし、消化を助け、食欲を回復してくれる食材です。体を冷やし、のどの渇きを止める作用もあります。このため、夏バテ解消にもおすすめ。ほかにも肝の働きを助け、解毒作用を高めるため、老化防止や美肌づくりにも有効です。赤い色の成分であるリコピンには高い抗酸化作用があり、ガンや動脈硬化を予防する働きもあるといわれています。

旬●6〜9月

選び方●
表面が赤くてつやがあり、実がひきしまってかたいものを選ぶ。

保存法●
緑色の部分がある場合は常温で追熟する。真っ赤な完熟トマトはポリ袋などに入れて冷蔵庫の野菜室で保存する。

おすすめの食べ合わせ

ほてりの解消に

＋豆腐

体の熱を冷ますトマトと、水分を補い、潤してくれる豆腐を組み合わせてグラタンに。体に熱がこもり、ほてっているときに、おすすめです。

食欲増進に

＋バジル

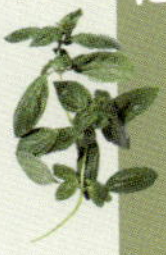

トマトもバジルも胃腸の働きを高め、消化を促進する働きがあります。トマトの赤い色とバジルの香りも食欲を高めてくれます。

注意ポイント

冷え症の人は、ひと工夫を

体を冷やすので、冷え症の人は加熱調理したり、にんにく、しょうがなどの体を温める食材と合わせて。

なす

体を冷やし、ほてりを抑える

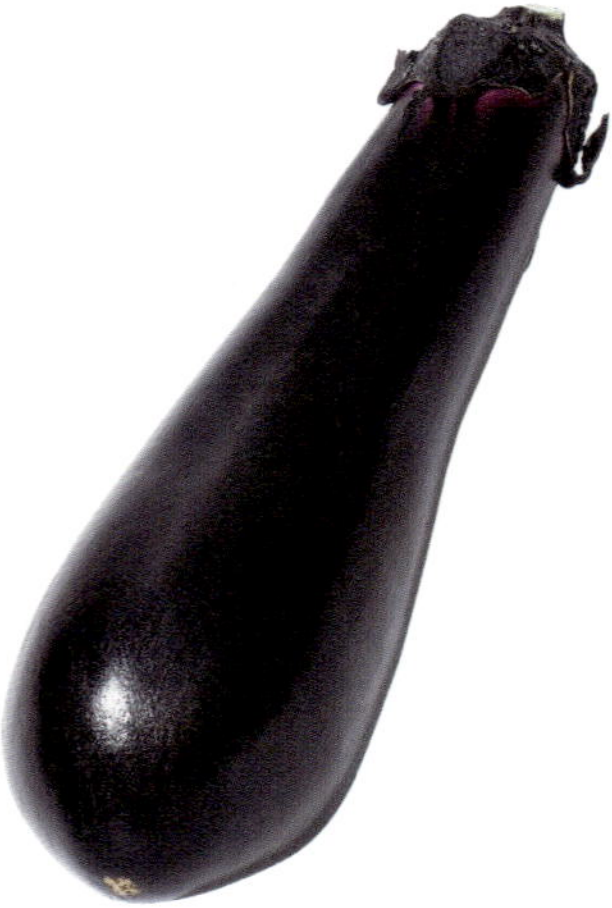

薬膳データ

体質	陽熱　瘀血　水毒
五性	涼　五味　甘
帰経	脾、胃、大腸

特徴的な栄養成分
（可食部100g中）

カリウム：220mg
ビタミンC：4mg

体を冷やす性質が強く、脾を元気にして胃腸の働きを活発にするので、暑気あたりや、食欲がないときにおすすめの食材です。利尿効果が高く、むくみの改善に有効。血流をよくする作用もあります。

また、なす特有の紫色の色素成分・ナスニンは、活性酸素の働きを抑え、ガンや動脈硬化などの予防効果が期待できるといわれています。

旬●6〜9月

選び方●
皮につやがあって、実がふっくらとしているものを選ぶ。ヘタのトゲがかたいものが新鮮。

保存法●
低温に弱いので、新聞紙に包んで常温保存を。冷蔵庫に入れる場合は、ポリ袋に入れて野菜室へ。

おすすめの食べ合わせ

夏バテ解消に

＋とうがらし

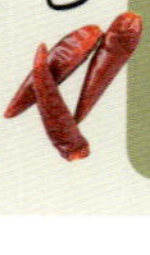

なすが胃腸の働きを活発にし、暑さによる体の熱を冷まします。体を冷やし過ぎないように、温める効果があるとうがらしを組み合わせます。

肥満予防に

＋きのこ

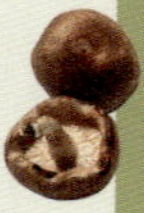

食物繊維が豊富なきのこと組み合わせ炒め物に。なすもきのこも低カロリーでダイエットにぴったり。

注意ポイント

冷え症の人は食べ過ぎない

体を冷やす作用が強いので、食べ過ぎると、冷え過ぎておなかをこわしてしまうことがあります。冷え症、胃腸の弱い人はとくに注意を。

きゅうり

高血圧や夏バテの予防に

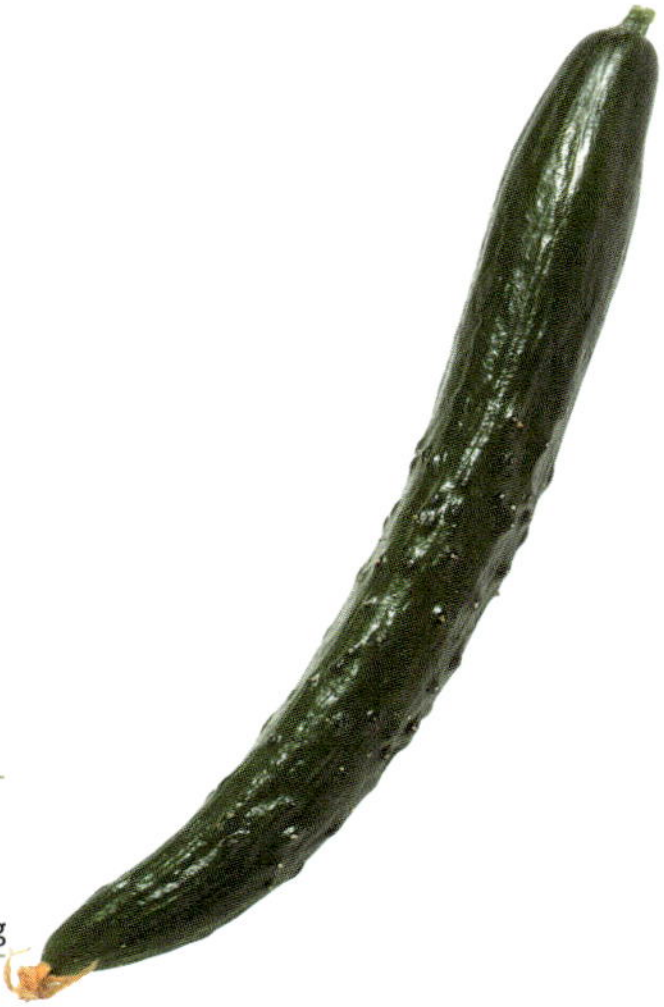

薬膳データ

体質	陽熱　水毒
五性	涼　五味　甘
帰経	脾、胃、大腸

特徴的な栄養成分
（可食部100g中）

炭水化物：1.9g
カリウム：200mg
ビタミンC：14mg
ビタミンA（β-カロテン）：330μg

旬●6～8月

選び方●
全体的に緑色が濃く、つやがあってイボイボがとがっているものが新鮮。

保存法●
水分が多く、冷え過ぎると凍りやすく傷みが早いので、新聞紙に包み、さらにポリ袋に入れて冷蔵庫の野菜室に立てて保存。

きゅうりはその95％が水分。利尿作用によって体の余分な熱を取り、ほてった体やのどの渇きを癒やす効果があります。

夏バテ予防によいほか、尿の出が悪い人、むくみが気になる人におすすめ。

また、豊富なカリウムは体内の余分なナトリウムを排出して、血圧を正常に保つ働きがあるため、高血圧の予防にも効果が期待できます。

おすすめの食べ合わせ

高血圧の予防に

＋黒きくらげ

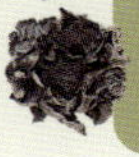

カリウムを多く含むきゅうりと、血液サラサラ効果のある黒きくらげを組み合わせてスープに。どちらも高血圧の予防に効果的な食材です。

夏バテ解消に

＋あじ

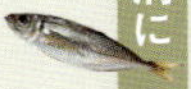

焼きあじをほぐし、おろしきゅうりと甘酢であえて。きゅうりが体を冷やし、あじのビタミンB_1が疲労回復を促します。

注意ポイント

皮はむかずに食べる

きゅうりの皮にはビタミンAが豊富に含まれています。皮はむかずに食べましょう。

ピーマン・パプリカ

カラフルな色も大事な要素

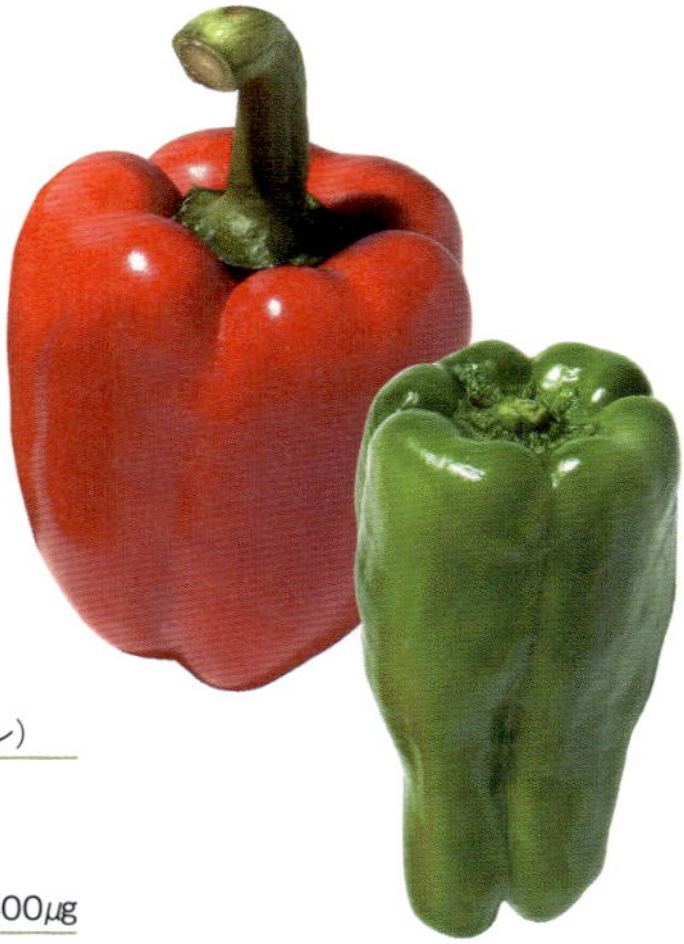

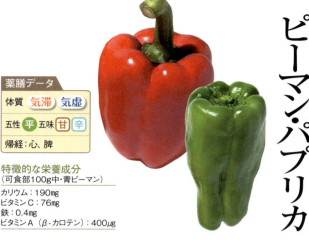

薬膳データ

体質	気滞　気虚
五性	平
五味	甘　辛
帰経	心、脾

特徴的な栄養成分
（可食部100g中・青ピーマン）

カリウム：190mg
ビタミンC：76mg
鉄：0.4mg
ビタミンA（β-カロテン）：400μg

ピーマン、パプリカには、さまざまなビタミンやミネラルが豊富に含まれています。とくに赤パプリカはベータカロテンとビタミンCが多く、血液の流れをよくしたり、風邪の予防や肌トラブルの解消に有効です。また、濃い緑や赤の色素にはそれぞれ優れた抗酸化作用があります。免疫力を高め、生活習慣病やガン、老化を予防する効果も期待されています。

旬●6〜8月

選び方●
色が濃くて張りとつやがあり、肉厚でやわらかいものが新鮮。

保存法●
水気があると傷みやすいので、よくふき取ってからポリ袋に入れて、冷蔵庫の野菜室で保存。1週間以内に使い切る。

おすすめの食べ合わせ

美肌づくりに　＋鶏肉

鶏手羽肉と炒め物に。ピーマンのビタミンCが鶏手羽肉のコラーゲンの吸収を高めます。

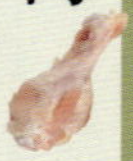

肝機能アップに　＋タイム　＋にんにく

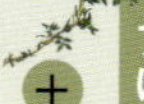

パプリカに含まれるビタミンPは肝機能を高める成分といわれています。香りのいいタイム、にんにくと一緒に炒めて、効果を促します。

注意ポイント　油を使った料理がおすすめ

炒め物など、油と一緒に食べることで、ピーマンやパプリカに含まれる豊富なベータカロテンの体内への吸収率がアップします。

かぼちゃ

生活習慣病の予防に効果的

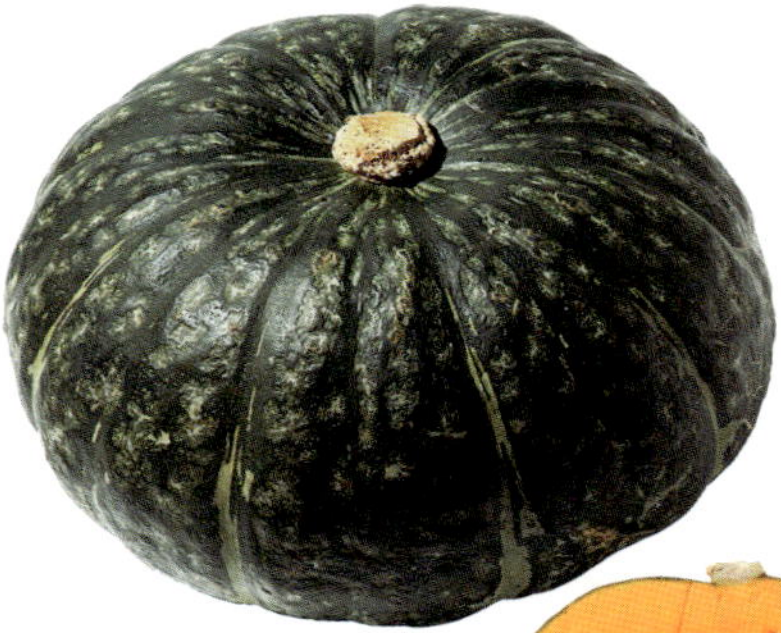

薬膳データ

体質　気虚

五性　温　五味　甘

帰経：脾、胃

特徴的な栄養成分
（可食部100g中・西洋かぼちゃ）

ビタミンC：43mg
カルシウム：15mg
ビタミンE：4.9mg
ビタミンA（β-カロテン）：4000μg

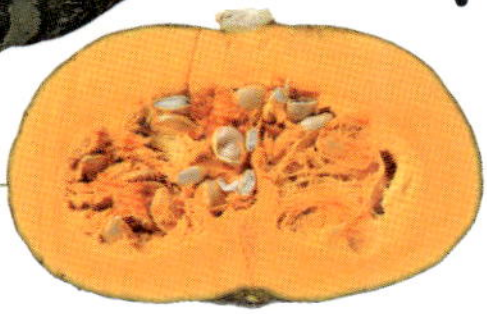

脾と胃の働きを助けてくれるかぼちゃは、体を温め、疲労を回復します。抗酸化作用があるベータカロテンをはじめ、さまざまなビタミンを豊富に含み、美肌づくりや生活習慣病の予防に欠かせない食材です。胃痛や便秘を解消するほか、風邪予防にも有効。また、コバルトという成分がインシュリンの分泌を高める作用があり、糖尿病にもよいといわれています。

旬● 5〜9月

選び方●
果肉が詰まってずっしりと重みがあり、色が濃いもの。ヘタのまわりがくぼんでいるのは完熟している証拠。

保存法●
丸ごとならそのまま冷暗所で保存。切ってあるものはわたと種を取り、ラップをかけて冷蔵庫の野菜室へ。

おすすめの食べ合わせ

糖尿病予防に

＋豆乳

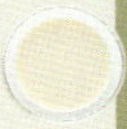

糖尿病にいいかぼちゃと体を潤す作用がある豆乳を組み合わせてスープに。漢方では体の潤いが不足すると糖尿病になるといわれています。

便秘解消に

＋ごま

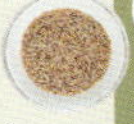

酒、薄口しょうゆ、砂糖でかぼちゃの甘煮を作り、最後にすりごまを入れて利休煮に。かぼちゃの食物繊維にごまの油分が加わり、便通を改善。

注意ポイント

皮はむかないで食べる

ベータカロテンは皮に多く含まれるので、皮をむかずに煮物などにして食べるのがおすすめです。

ズッキーニ

熱を取り、潤いをもたらす

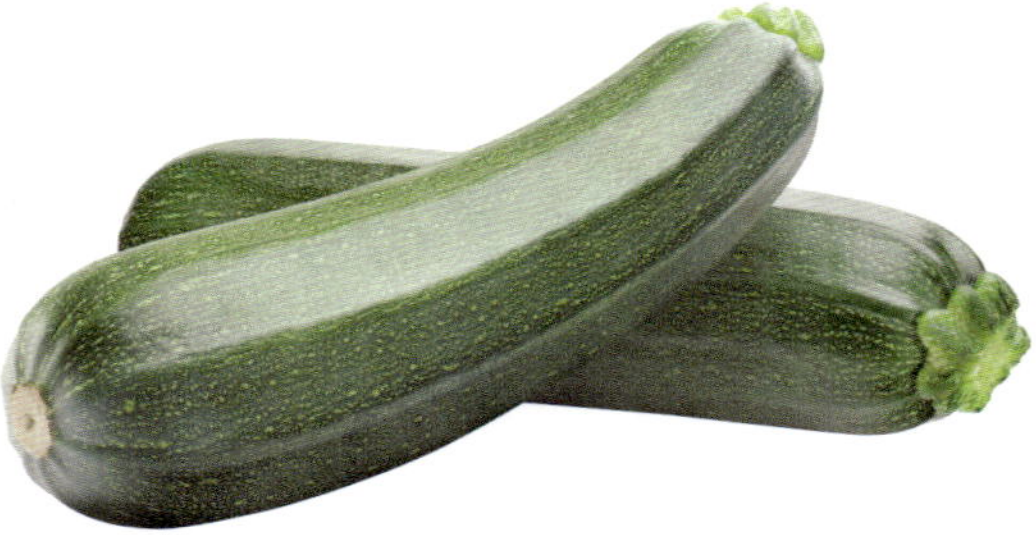

薬膳データ

体質	陰虚　陽熱
五性 寒	五味 甘
帰経：肺、胃	

特徴的な栄養成分
（可食部100g中）

カリウム：320mg
ビタミンA（β-カロテン）：320μg
ビタミンC：20mg

熱っぽさを取り除き、潤いを補う効果があり、のどの渇きや空咳、イライラを鎮めるほか、おなかの張りも改善。肌を潤すことから、美肌効果もあります。クセがなく、サラダ、炒め物、煮物、揚げ物など、どんな調理法にも向きます。

油を吸収しやすいので、炒め物や揚げ物にするときは事前に軽く塩をして水分を出しておきましょう。油の吸収を軽減します。

旬●6〜8月

選び方●
切り口が新鮮で、表面に傷などがなくつやがあるものを選ぶ。全体の太さが均一なものを。

保存法●
温度が低過ぎると傷むので、新聞紙などに包み冷暗所で保存。鮮度が落ちないうちになるべく早く食べる。

おすすめの食べ合わせ

熱中症の予防に

＋トマト  ＋なす 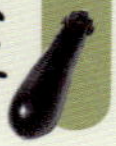

夏野菜には体の余分な熱を取る作用があります。暑い時期にはトマトやなすなどとカポナータに。

空咳の解消に

＋豚肉 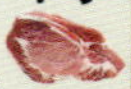 ＋ゆりね 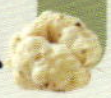

炒め合わせてスープに。豚肉、ゆりねともに陰を養う食材で、ゆりねは咳を止めます。ズッキーニは熱を取り、肺を潤します。肌を美しくする効果も。

注意ポイント

苦みの強いものに注意

苦味成分ククルビタシンは、含有量が多いと中毒の原因に。苦味が強い場合は食べるのをやめましょう。

苦味成分が夏バテを解消

にがうり

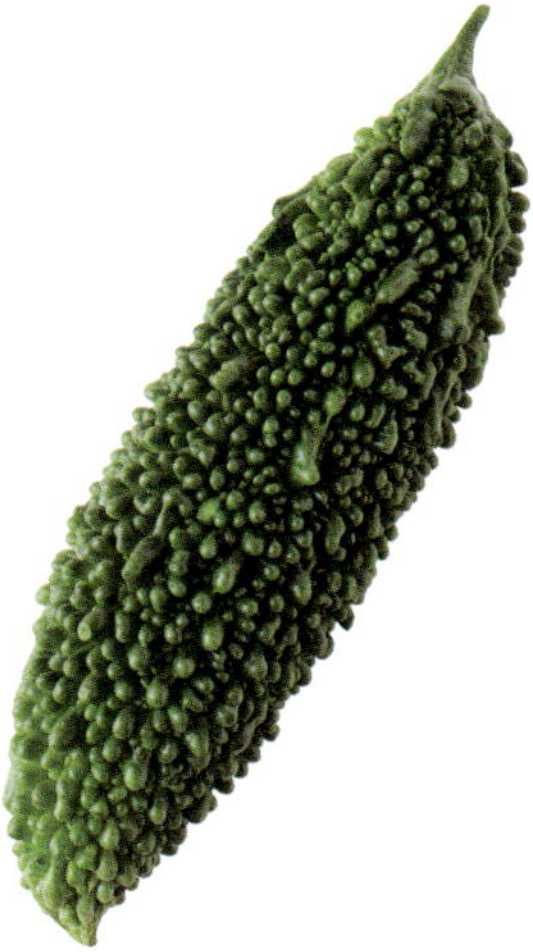

薬膳データ

体質	陽熱
五性 寒	五味 苦
帰経：心、脾、胃	

特徴的な栄養成分
（可食部100g中）

カリウム：260mg
ビタミンC：76mg
カルシウム：14mg
マグネシウム：14mg

旬● 7〜9月

選び方●
緑色が濃く、張りがあって小ぶりでずっしりと重いものが味がよい。

保存法●
乾燥に弱いので、ポリ袋などに入れて冷蔵庫の野菜室へ。またはぬらした新聞紙に包んで冷暗所に。

にがうりはゴーヤとも呼ばれ、ビタミンCやミネラルが豊富に含まれています。にがうりに含まれるビタミンCは、加熱してもほとんど壊れないのが特徴。体の熱を冷ます性質があり、夏バテの解消にもおすすめの食材です。苦味成分のモモルデシンには、解毒作用や血糖値を下げる効果があり、便通を改善するほか、糖尿病予防、抗ガン作用にも効果が期待できます。

おすすめの食べ合わせ

デトックスに

＋ パイナップル

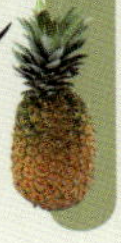

パイナップルと組み合わせてジュースに。にがうりのモモルデシンとパイナップルの食物繊維が便通を促進し、体をすっきりさせます。

夏バテ解消に

＋ 豚肉

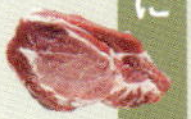

体の熱を取るにがうりと疲労回復効果があるビタミンB1を豊富に含む豚肉で炒め物に。汗をかいて体力が消耗しているときなどにおすすめ。

注意ポイント

ごぼうと一緒に食べない

にがうりとごぼうを一緒に食べると、胃腸の調子が悪くなり、下痢になることがあるといわれています。

とうがん

ほてりやむくみの解消に

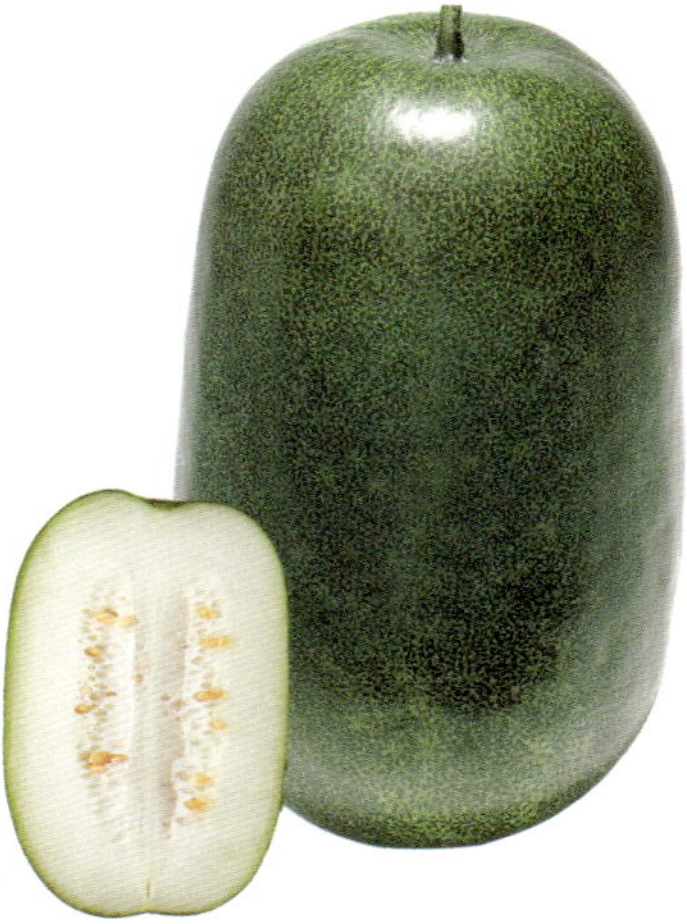

薬膳データ

体質 水毒 陽熱 陰虚

五性 寒 五味 甘 淡

帰経：肺、大腸、小腸、膀胱

特徴的な栄養成分
（可食部100g中）

食物繊維：1.3g
カリウム：200mg
カルシウム：19mg
ビタミンC：39mg

「冬瓜」と書きますが、夏が旬の食材で、冬まで保存できるのでこの名前になったといわれています。夏の食材らしく、利尿作用によって体の余分な熱を取り除き、むくみも改善。夏バテ解消に有効です。

豊富なカリウムがナトリウムの排出を促して血圧を調整。高血圧の方におすすめです。また、利尿の働きも高いので、むくみの解消にもよいでしょう。抗酸化作用のあるビタミンCが豊富。鶏肉などとスープにするとコラーゲンの吸収を高めてくれます。

サポニンという成分が脂質の代謝をよくするので脂

おすすめの食べ合わせ

疲労回復に

＋鶏肉 ＋しょうが

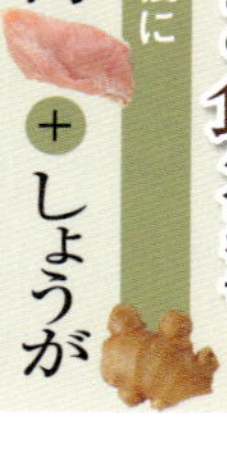

とうがんと鶏肉のスープに。寒性のとうがんに温性の鶏肉としょうがを組み合わせることで、体を冷やし過ぎず、栄養をとることができます。とうがんが体にたまった熱を取り、鶏肉が気や血液の流れを促して、疲労を回復します。

夏バテ解消に

＋豆腐

とうがんと豆腐を一緒に炒めます。どちらも体を冷やす作用があり、暑さでほてった体を癒します。汗によって失われたビタミンB_1を豆腐で補うこともできます。ビタミンB_1は食欲増進、体力回復に欠かせない栄養素。夏におすすめの一皿です。

質代謝異常症予防やダイエットにもおすすめです。

とうがんの種は漢方の生薬で、冬瓜子（トウガシ）といい、咳や痰の薬として用いられます。

上手な利用方法

皮を薄くむけば翡翠のような色に

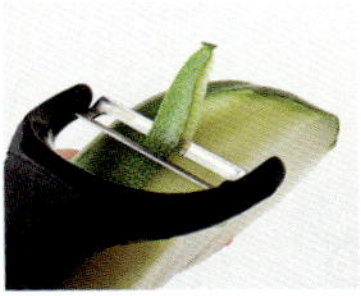

見た目を美しく仕上げるなら、できるだけ皮を薄くむくといいでしょう。煮物にしたとき、透き通った緑（翡翠）色になり、とてもきれいです。

しょうがやねぎを加えてバランスよく

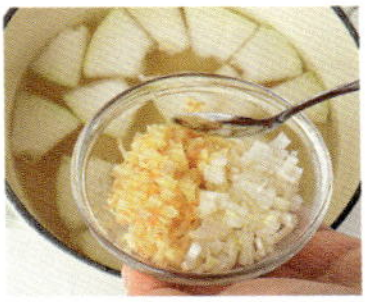

とうがんは寒性なので、体を温める温性のしょうがやねぎなどを加えると、味もよくなるうえ、性質も平性に近づきバランスがよくなります。

皮も種もわたも一緒に煮出して

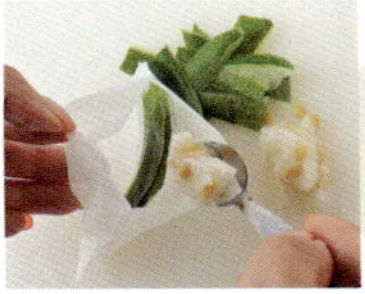

皮、種、わた、全部に薬効があるので、煮物やスープを作るときは、これらもだしパックに入れて一緒に煮出すと、栄養を丸ごととれます。

旬● 7〜9月
選び方●
ずっしりと重みがあり、完熟しているものを。表面に白い粉がついていれば完熟。
保存法●
丸ごとなら、冷暗所で冬まで保存できる。切ったものはラップで包み、冷蔵庫の野菜室で保存。

薬膳豆知識

部位によってさまざまな働きがあります

とうがんはすべての部位に薬効があります。皮は利尿、種は咳止め、わたはあせもに有効です。

昔の中国では美容クリームの原料にもなっていたという話もあります。

のどの渇きに ＋ほたて貝

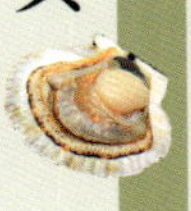

とうがんの蒸し煮に、干し貝柱のもどし汁も使ったあんをたっぷりかけて。とうがんもほたて貝もどちらも体を潤す効果があり、組み合わせることで相乗効果が期待できます。

注意ポイント

煮汁もとれるスープがおすすめ

とうがんには水溶性ビタミンであるビタミンCが豊富に含まれています。煮汁に溶け出した栄養素をそのままいただける、スープにするのがおすすめ。

冷え症の人は控えめに

とうがんは体を冷やす作用が強いので、もともと冷え症の人や、胃腸の虚弱な人など、体を冷やしてはいけない人は控えめに。

とうもろこし

むくみや便秘をすっきり改善

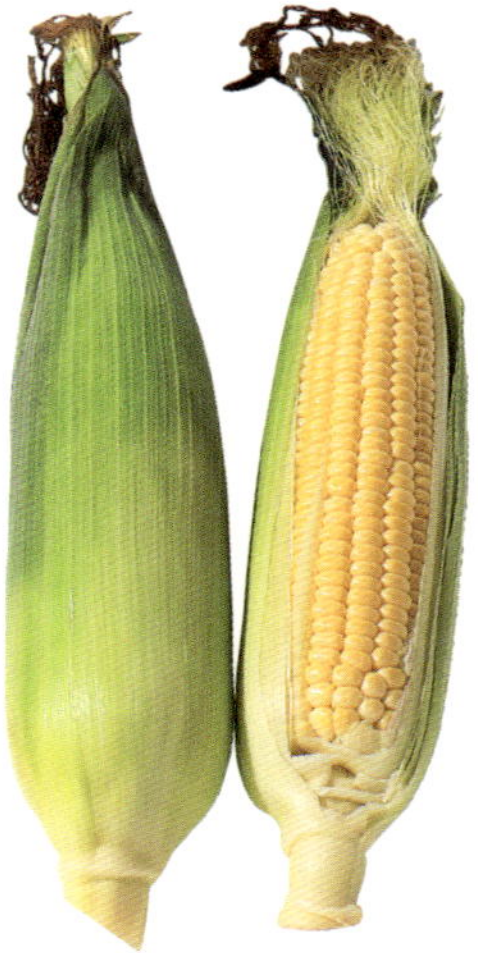

薬膳データ

体質　水毒　瘀血　気滞

五性　平　五味　甘

帰経：大腸、胃

特徴的な栄養成分
（可食部100g中）

炭水化物：12.0g
たんぱく質：2.7g
食物繊維：3.0g
カリウム：290mg
ビタミンC：8mg
ビタミンB_1：0.15mg

旬●6〜9月

選び方●
皮つきで緑色が濃いものを。ひげは粒ひとつひとつにつながっているので、ひげが多いほど粒が多い。

保存法●
鮮度が落ちやすいので、買ってきたらすぐにゆでてラップに包み、冷蔵または冷凍保存を。

胃の働きを高め、余分な水分を取る作用があるとうもろこし。炭水化物をはじめ、たんぱく質や食物繊維、各種ミネラルなどをバランスよく含み、多くの国で主食として食べられています。とうもろこしの粒の皮に含まれるセルロースという食物繊維は、便通促進作用や解毒作用があります。さらに、血液サラサラ効果のあるリノール酸も豊富に含んでいます。

おすすめの食べ合わせ

食欲増進に

＋豚肉

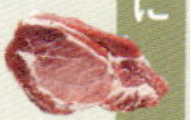

食欲不振を解消するとうもろこしと体力を回復させるビタミンB_1を含む豚肉をスープに。スペアリブなら骨の栄養もとれて、さらに効果的。

疲労回復に

＋じゃがいも

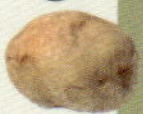

とうもろこしとじゃがいもで炒め物にします。とうもろこしが胃を元気にし、じゃがいもが気を巡らせて疲れを癒します。

注意ポイント

胃弱の人は食べ過ぎないように

食物繊維が多いため、消化が悪いので、子どもや老人、胃が弱い人は食べ過ぎないようにしましょう。

胃腸を整えて便通を促す

オクラ

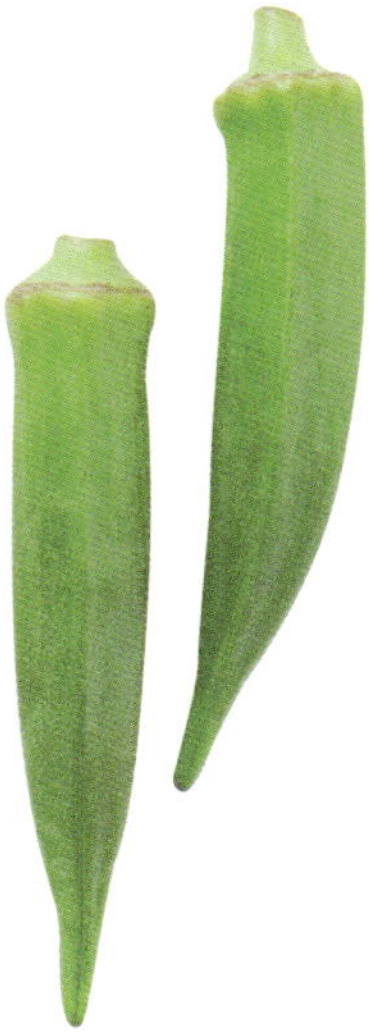

ベータカロテンをはじめ、各種ビタミンや食物繊維などを豊富に含む栄養価の高い食材です。特有のネバネバ成分は、水溶性食物繊維のペクチンと糖たんぱく質。ペクチンには、便秘を改善したり、血糖値の上昇を抑えたりする作用があります。糖たんぱく質には、たんぱく質の吸収を助ける働きがあり、疲労回復、滋養強壮などにも有効です。

旬●7～9月

選び方●
緑色が濃く鮮やかなものが新鮮。育ち過ぎると味が落ちるので、大き過ぎないものを。

保存法●
オクラは低温に弱いので冷やし過ぎないこと。ポリ袋に入れるか、新聞紙に包んで冷蔵庫の野菜室で保存。

薬膳データ

体質　気滞

五性　涼　五味　辛　苦

帰経：肺、肝、胃

特徴的な栄養成分
（可食部100g中）

食物繊維：5.0g
ビタミンC：11mg
カルシウム：92mg
ビタミンB_1：0.09mg
ビタミンA（β-カロテン）：670μg

おすすめの食べ合わせ

食欲増進に

＋鶏肉 ＋じゃがいも

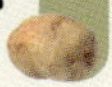

オクラ、鶏肉、じゃがいもを組み合わせて煮物に。いずれも胃腸の働きを高めて気を補う作用があり、食欲を増進します。

便秘解消に

＋納豆

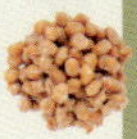

下ゆでして刻んだオクラと納豆をあえるだけ。オクラも納豆も便通を促すネバネバ成分を含み、相乗効果で働きを高めます。

注意ポイント

下痢のときは食べない

食物繊維が豊富なので、下痢をしているときに食べると、症状が悪化することがあります。

むくみや下痢の改善に

さやえんどう・スナップえんどう

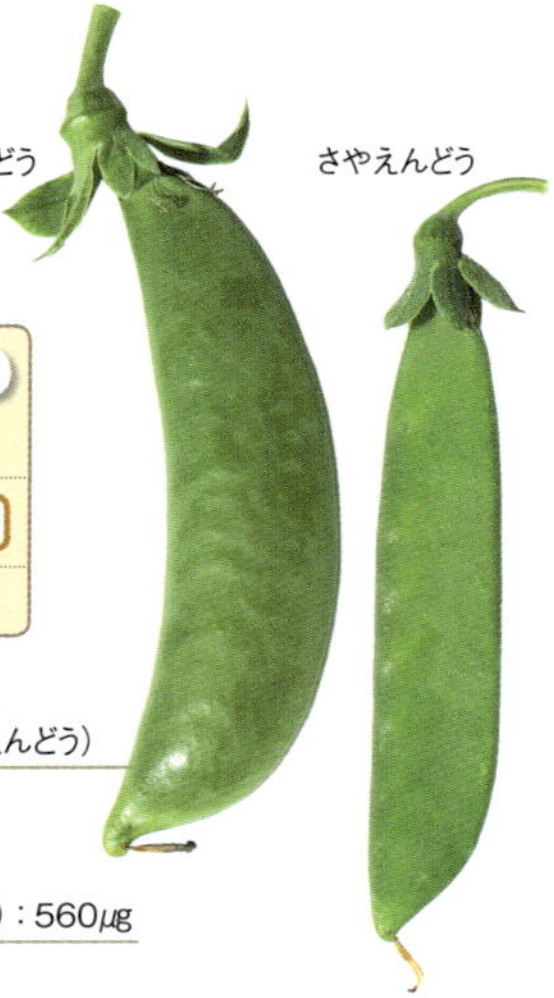

薬膳データ

体質　気虚　気滞　水毒

五性　平　五味　甘

帰経：脾、胃

特徴的な栄養成分
（可食部100g中・さやえんどう）

たんぱく質：3.1g
食物繊維：3.0g
カルシウム：35mg
ビタミンA（β-カロテン）：560μg

旬●3〜5月
選び方●
さやが肉厚でみずみずしく、やわらかいものを選ぶ。
保存法●
ポリ袋などに入れて冷蔵庫の野菜室で保存。1〜2日で使い切る。

脾と胃の働きを高め、消化吸収をよくして、エネルギーを補う作用があります。体の中の湿気を取るので、むくみを解消し、下痢の改善に有効。ビタミン、ミネラルをバランスよく含み、成分に含まれるメチオニンは血中コレステロール値の降下や抗うつなどの作用が期待できます。さやえんどうの一種であるスナップえんどうもさやえんどうと同様の効果があります。

おすすめの食べ合わせ

冷え症の改善に

＋えび

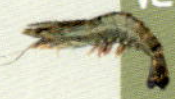

さやえんどうとえびの炒め物に。さやえんどうは気を巡らせ、えびは陽の気を養って、冷え症の改善を促します。

食欲増進に

＋米

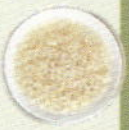

さやえんどうの熟した実がグリンピースです。エネルギー源である米に、消化吸収を高めてくれるグリンピースを加えて炊き込みごはんに。

注意ポイント

加熱時間は短く

さやえんどう・スナップえんどうのビタミンCは加熱に弱いので、さっとゆでる程度にしましょう。

えだまめ

夏バテや二日酔いの予防に

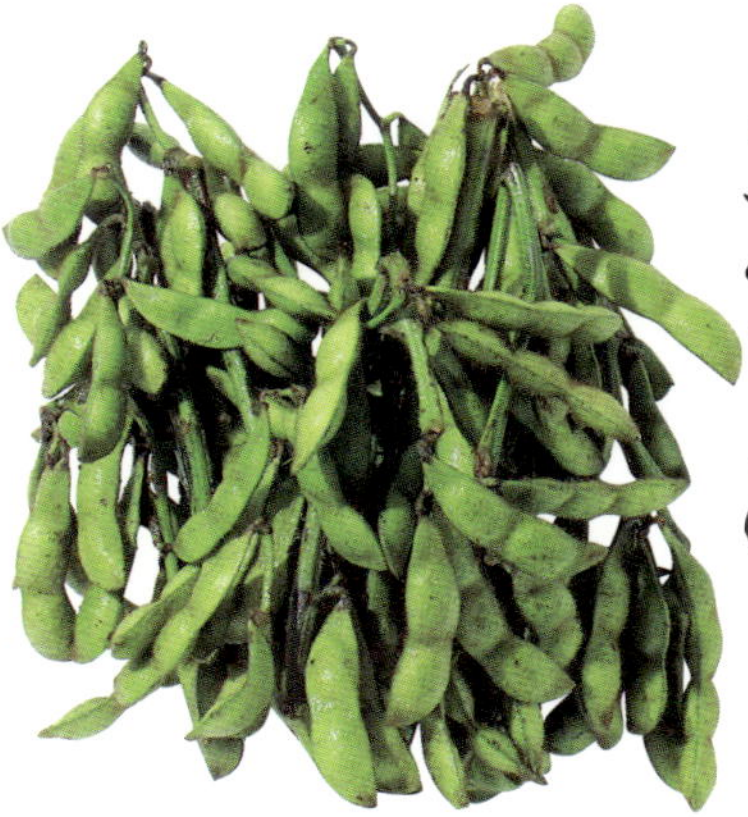

薬膳データ

体質	気虚　水毒　血虚
五性	平
五味	甘
帰経	脾、胃、大腸

特徴的な栄養成分
（可食部100g中）

たんぱく質：10.3g
食物繊維：5.0g
カリウム：590mg
カルシウム：58mg
ビタミンC：27mg

旬　7〜9月

選び方
産毛が濃く、青々として実がふくらんでいるものを。茶色に変色しているものは避ける。

保存法
ポリ袋に入れて、冷蔵庫の野菜室へ。すぐに食べないときは、かためにゆでて冷凍保存に。

えだまめは大豆が熟す前に収穫したもので、豆と野菜の豊富な栄養を併せ持っています。気を補い、血の巡りをよくするので、夏バテの予防や疲労回復に有効です。また、えだまめのたんぱく質に含まれるメチオニンには、アルコールの分解を促し、肝機能の働きを助ける作用があり、お酒のつまみに最適です。食物繊維も豊富なので、便秘の解消にも効果があります。

おすすめの食べ合わせ

倦怠感の解消に

＋かつおぶし

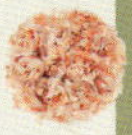

ゆでたえだまめをさやから外し、かつおぶしを加えただし汁にひたします。えだまめの気を補う作用とかつおぶしのトリプトファンやビタミンB_6が倦怠感を和らげてくれます。

コレステロールが気になる人に

＋豆腐

えだまめと豆腐を組み合わせて白あえに。どちらも食物繊維やレシチンが豊富に含まれ、コレステロール値を下げる効果が期待できます。

注意ポイント

チーズと一緒に食べない

えだまめのフィチン酸がチーズのカルシウムの吸収を悪くします。

そらまめ

食欲増進や疲労回復に

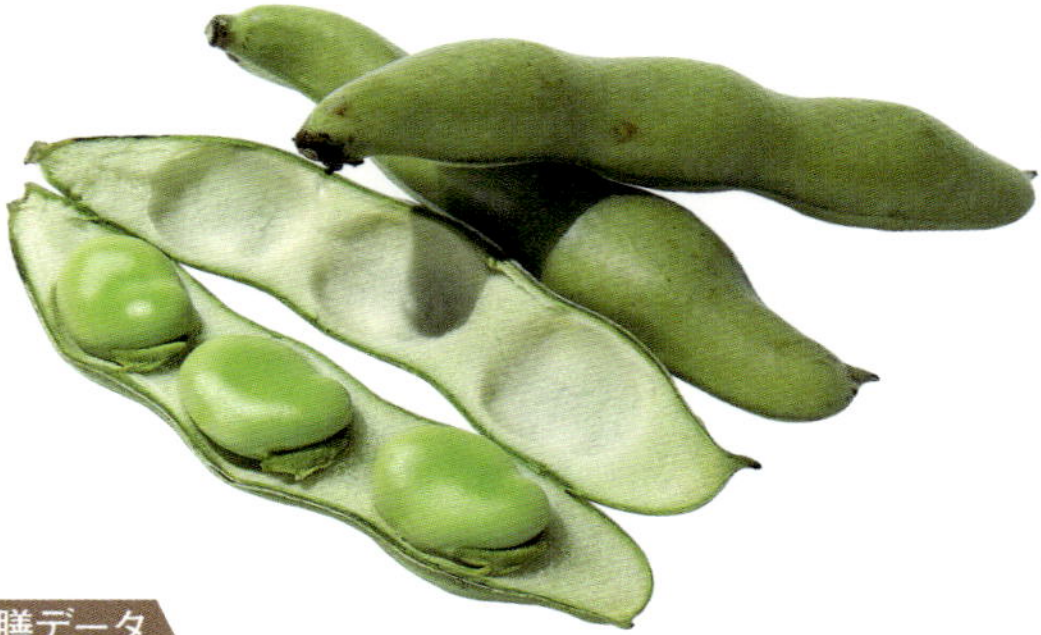

薬膳データ

体質 気虚 水毒

五性 平 五味 甘

帰経：脾、胃

特徴的な栄養成分
（可食部100g中）

たんぱく質：8.3g
カリウム：440mg
鉄：2.3mg
ビタミンB_1：0.30mg

旬● 4〜6月

選び方●
みずみずしく、さやの中のわたが詰まって弾力があるもの。できるだけさやに入ったものを購入。

保存法●
鮮度が落ちるのが早く、乾燥に弱いので、ポリ袋に入れて冷蔵庫の野菜室へ。ゆでたものは冷凍保存を。

脾と胃の働きを高め、胃にたまった湿気を取る作用があるそらまめ。食欲不振や胃もたれを解消したり、むくみを取る効果があります。体の組織を作るたんぱく質をはじめ、鉄などのミネラルが豊富なため、貧血の予防や疲労回復に有効です。皮には豆よりも多くの食物繊維が含まれるので、便秘解消を期待するなら、むかずに食べるのがおすすめです。

おすすめの食べ合わせ

気分が落ち込んでいるときに

＋たまねぎ

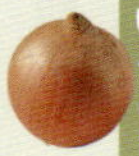

ゆでたそらまめをたまねぎのドレッシングであえてサラダに。胃を元気にして、気を養うそらまめと気を巡らすたまねぎが気分を上げます。

胃の調子が悪いときに

＋豆乳

ゆでてペースト状にしたそらまめを豆乳でのばしてポタージュに。消化吸収を促進するそらまめと整腸作用がある豆乳が胃の疲れを和らげます。

注意ポイント

アレルギーを引き起こすことが

急性溶血性貧血を引き起こすことがあります。アレルギー体質の人が食べるときは慎重に。

胃腸の働きを高める
キャベツ

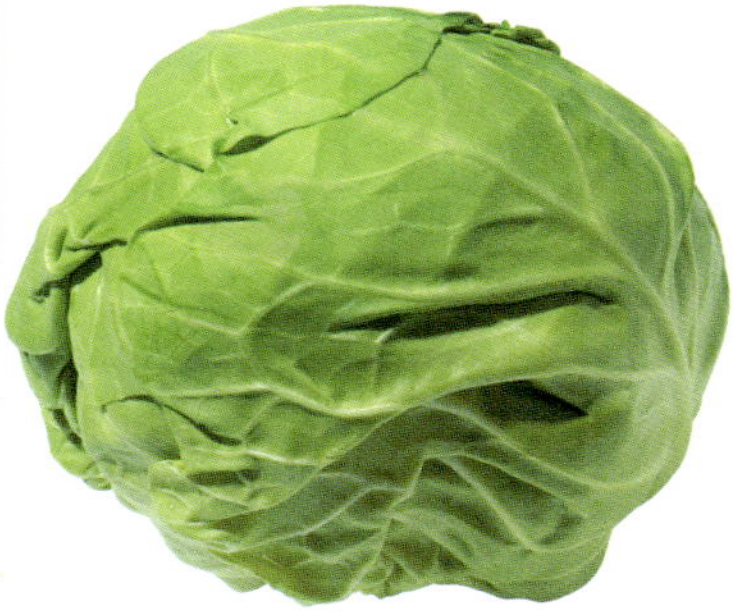

薬膳データ

- 体質：気虚　気滞　瘀血
- 五性：平　五味：甘
- 帰経：肝、大腸、胃、腎

特徴的な栄養成分
（可食部100g中）

カリウム	200mg
カルシウム	43mg
ビタミンC	41mg
ビタミンK	78μg

旬
春キャベツ3〜5月、
夏キャベツ7〜8月、
冬キャベツ1〜3月

選び方
春夏は緑が濃くて切り口が新しいもの。冬はずっしりと重く、巻きがかたいものを。

保存法
芯をくり抜き、湿らせたキッチンペーパーを詰めて冷蔵庫の野菜室へ。冬は新聞紙に包んで冷暗所で保存する。

ビタミンCをはじめ、胃と腎の働きをよくするさまざまなビタミンを含んでいます。胃腸薬の名前でもおなじみの「キャベジン」はビタミンUの別名で、胃粘膜の働きを整える作用があり、胃潰瘍や十二指腸潰瘍の予防、改善に有効とされています。胃腸の働きをよくすることで体全体の気力が高まるので、胃もたれ、胃痛などを感じたときは積極的に食べましょう。

おすすめの食べ合わせ

胃痛の緩和に

＋鶏肉

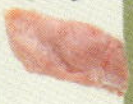

キャベツと鶏肉でスープに。キャベツも鶏肉も胃腸の働きを高める食材。

血栓の予防に

＋たまねぎ

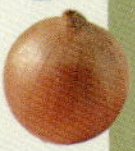

＋黒きくらげ

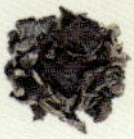

たまねぎと黒きくらげの持つ血液サラサラ効果をキャベツの消化促進作用で高めます。

注意ポイント

水にさらし過ぎない

千切りのキャベツを長く水にさらすと、水溶性の栄養素が水に流れ出してしまいます。さっと手早く洗うのがコツ。

レタス

熱を取り、水分代謝を促す

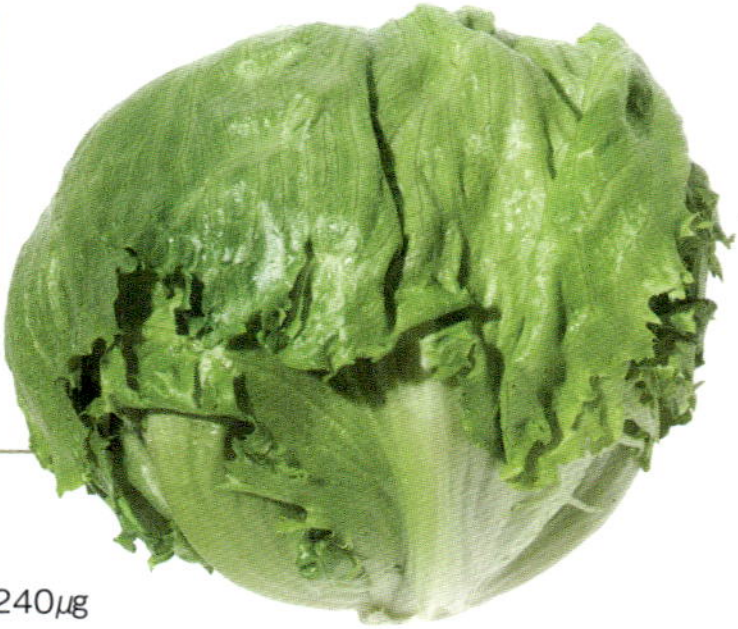

薬膳データ

体質　気滞　水毒　陰虚

五性　涼　五味　苦　甘

帰経：胃、腸

特徴的な栄養成分
（可食部100g中）

食物繊維：1.1g
カリウム：200mg
カルシウム：19mg
ビタミンA（β-カロテン）：240μg
葉酸：73μg

90%以上が水分で、ビタミンやミネラル、食物繊維などをバランスよく含んでいる食材です。体の中の余分な熱を取り、水分代謝を盛んにする作用があり、昔から母乳の出をよくするといわれてきました。むくみの改善にも役立ちます。また、シャキシャキした食感は食欲を増進し、ストレスを和らげるので、食欲がないときやイライラしているときにもおすすめです。

旬　4〜9月

選び方
芯の切り口が新鮮で、あまり高さがないもの。かさ高いものは芯が伸びすぎてかたく、苦味がある。

保存法
鮮度が落ちやすいので、芯の部分に湿らせたキッチンペーパーを当て、ポリ袋に入れて冷蔵庫の野菜室で保存。

おすすめの食べ合わせ

ストレスの緩和に

＋オレンジ

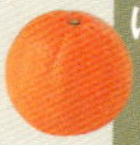

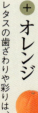

レタスの歯ざわりや彩りは、カルシウムとともにイライラを鎮めます。香りがよく、気の巡りを促進するオレンジと組み合わせてサラダに。

むくみの解消に

＋豆腐

＋しょうが

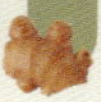

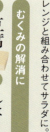

利尿効果の高いレタスと解毒効果のある豆腐を組み合わせてスープに。どちらも体を冷やす食材なので、体を温めるしょうがをプラスします。

注意ポイント

調理は手でちぎって

レタスの葉に包丁を当てると褐色に変色しやすいので、調理のときは手でちぎったほうがよいでしょう。

はくさい

便秘や肌荒れの解消に

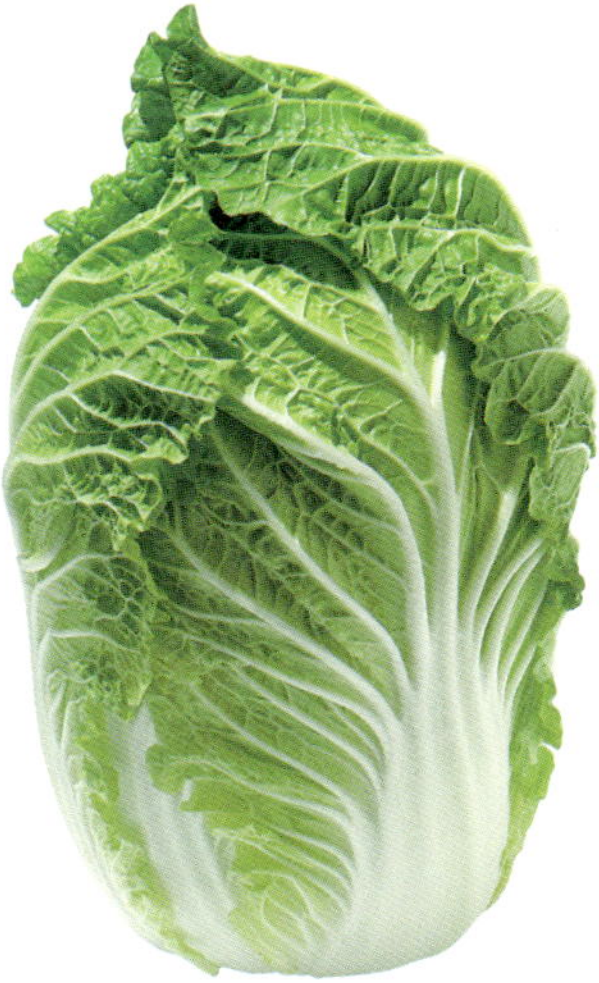

薬膳データ

体質　陰虚　陽熱　気滞

五性　平　五味　甘

帰経：胃、大腸

特徴的な栄養成分
（可食部100g中）

食物繊維：1.3g
カリウム：220mg
カルシウム：43mg
ビタミンC：19mg

旬　11～2月

選び方
葉や茎に黒い斑点があるものは避ける。カットしてあるものは、切り口が白くてみずみずしいものを。

保存法
冬は新聞紙に包み、冷暗所で立てて保存。夏やカットしてあるものはラップに包んで冷蔵庫の野菜室へ。

胃腸を整えて、消化を促進し、便通をよくする働きがある食材です。酒の毒を解消する作用があるとされ、二日酔いにいいといわれています。低カロリーでビタミンCや食物繊維が豊富に含まれ、風邪予防や肌荒れを改善する効果もあります。また、水分の代謝をよくする作用もあるので、のどが乾燥しているときや、むくみがあるときにも役立ちます。

おすすめの食べ合わせ

二日酔いの解消に

＋りんご

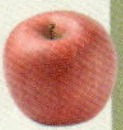

りんごと組み合わせてサラダに。飲酒は体の水分を蒸発させます。はくさいもりんごも体の熱を取り、りんごはさらに体を潤します。

更年期障害の改善に

＋かき

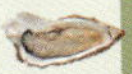

はくさいとかきで鍋に。はくさいにもかきにもストレスを緩和し、精神を安定させる作用があり、更年期障害のイライラを抑えてくれます。

注意ポイント

レバーと組み合わせない

動物のレバーと白菜を同時に食べるのはやめましょう。白菜のビタミンが破壊されてしまいます。

ほうれんそう

貧血、風邪、便秘の予防に

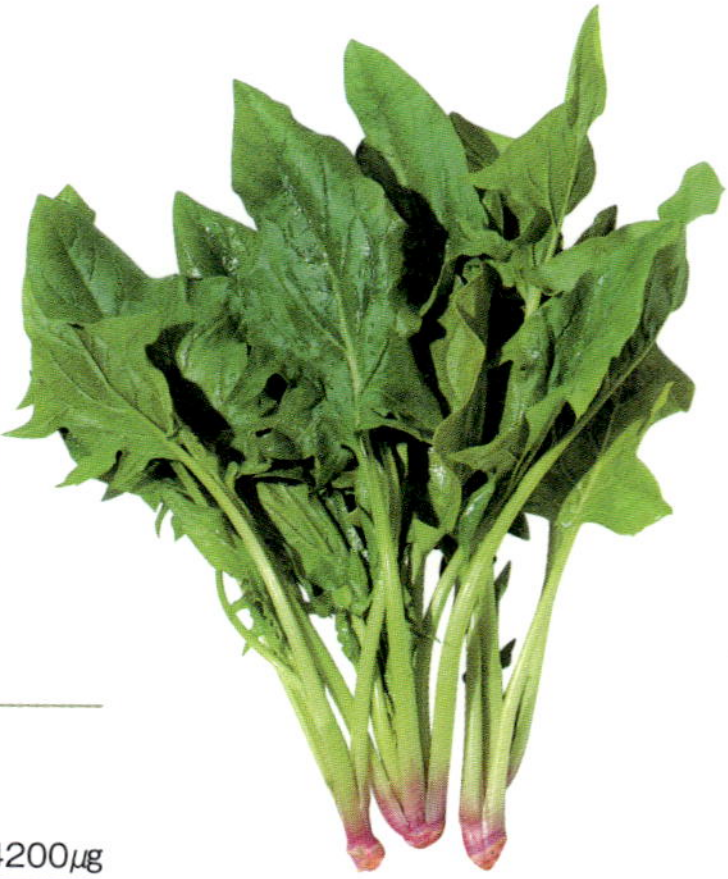

薬膳データ

体質　陽熱　陰虚　血虚　瘀血

五性　涼　五味　甘

帰経：胃、大腸

特徴的な栄養成分
（可食部100g中）

カルシウム：49mg
ビタミンC：35mg
鉄：2.0mg
ビタミンA（β-カロテン）：4200μg

五臓の働きを助け、血の巡りをよくするほうれんそう。鉄分が豊富で、貧血に有効なことが知られています。腸を潤して、便通をよくする働きもあります。ほかにもベータカロテンやビタミンCが豊富に含まれ、風邪や動脈硬化の予防にも効果的。根元の赤い部分には、骨の形成を助けるマンガンが多く含まれ、骨粗しょう症が気になる人にもおすすめです。

旬　11～1月

選び方
葉が肉厚でやわらかく、緑色が濃いもの。茎は短めで、根元はみずみずしくて赤味が強いものを。

保存法
湿らせた新聞紙に包んでポリ袋に入れ、冷蔵庫の野菜室で立てて保存。傷みやすいので早めに使い切る。

おすすめの食べ合わせ

貧血の予防に

＋らっかせい

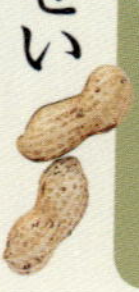

ほうれんそうのらっかせいあえ。どちらも血を補う作用があり、らっかせいの油は、ほうれんそうに含まれるカロテンの吸収を高める働きも。

疲労回復に

＋豚肉

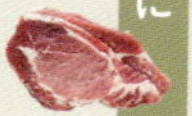

食欲を促す効果があるほうれんそうと疲労回復効果があるビタミンB_1を多く含む豚肉を炒め物に。味の相性も抜群です。

注意ポイント

豆腐との組み合わせはNG

ほうれんそうと豆腐の組み合わせは結石ができる可能性があるといわれています。

こまつな

骨粗しょう症の予防、改善に

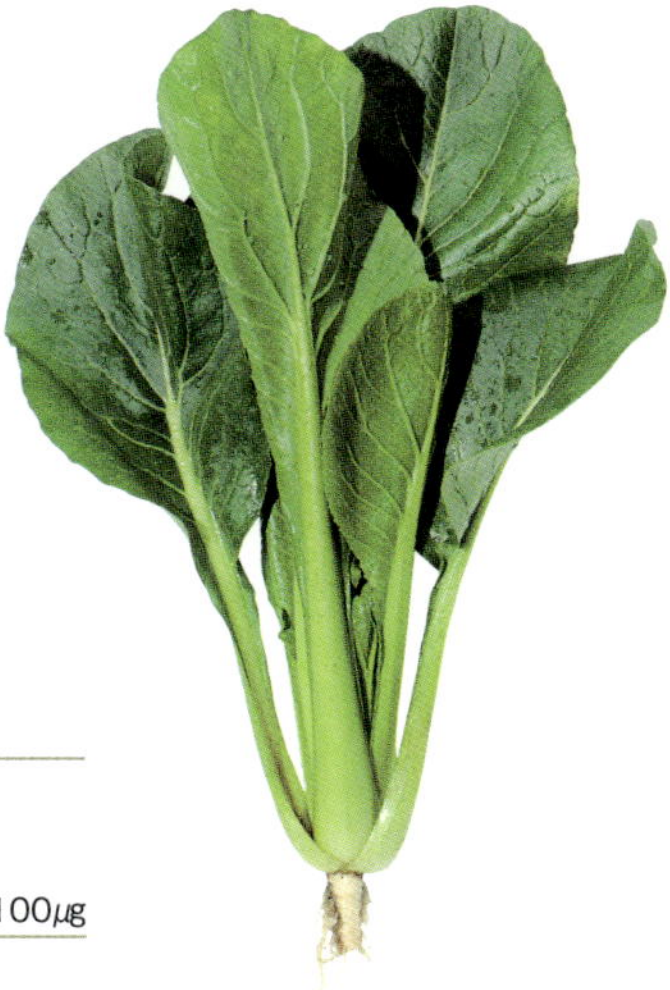

薬膳データ

体質	気滞　陽熱　陰虚
五性 平	五味 甘
帰経：大腸、胃、肺	

特徴的な栄養成分
（可食部100g中）

カルシウム：170mg
鉄：2.8mg
ビタミンB_2：0.13mg
ビタミンA（β-カロテン）：3100μg

旬● 12〜2月

選び方●
葉は鮮やかな緑色でつやがあり、厚くてやわらかいもの。茎はあまり太くなく、根が長いものを。

保存法●
さっと洗ってから湿らせた新聞紙に包んでポリ袋に入れ、冷蔵庫の野菜室で立てて保存。

陰を養い、腸を潤す作用があるこまつな。優れた解毒効果もあります。豊富な栄養素を含みますが、とくにカルシウムが多く、骨粗しょう症の予防やイライラを改善する効果があります。食物繊維も豊富で便通を促す働きもあります。また、成分に含まれるベータカロテンが抗酸化作用を発揮し、風邪予防のほか、美容や老化防止にも効果があるといわれています。

おすすめの食べ合わせ

骨粗しょう症の予防に

＋干しえび

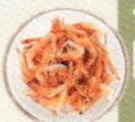

こまつな同様、カルシウムが豊富で、骨を丈夫にし、肝機能の働きを高める干しえびを組み合わせて炒め物に。イライラの緩和にも有効です。

美肌づくりに

＋ツナ ＋レモン

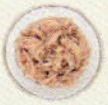

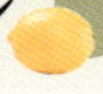

サラダに。ツナの脂質が、肌の老化を防止するこまつなのカロテンの吸収を高めます。レモンのビタミンCも美肌づくり効果をアップ。

注意ポイント

油と一緒にとるのがおすすめ

ベータカロテンの吸収をよくする油を使った炒め物がおすすめ。あくが少ないので、下ゆでせずに調理を。

しゅんぎく

胃腸を整え、ストレスも緩和

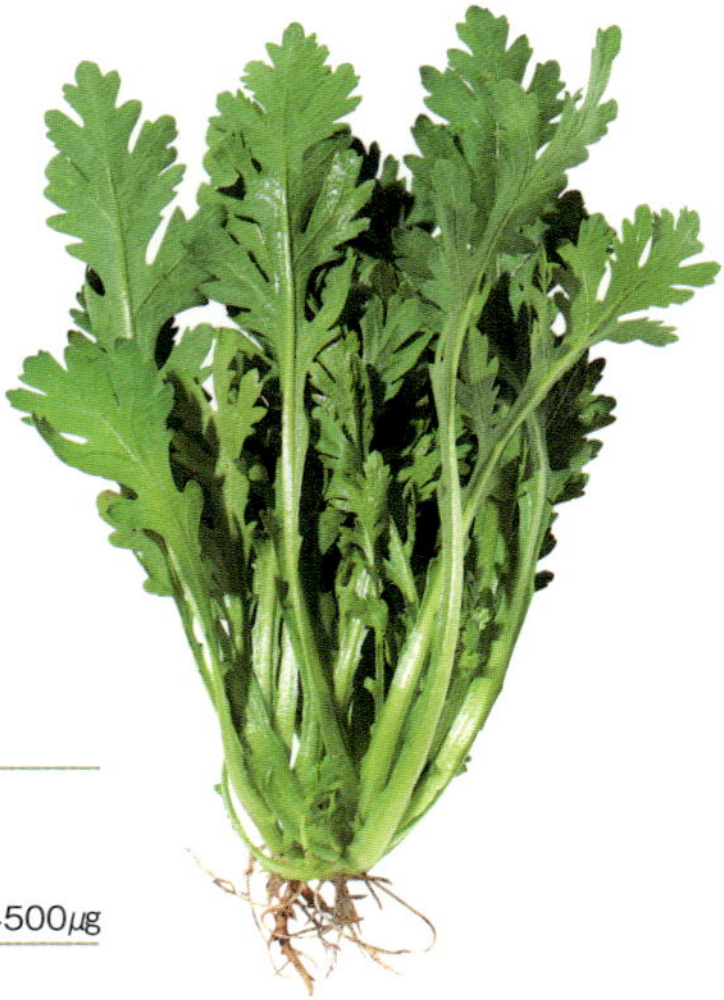

薬膳データ

体質　気滞　水毒　瘀血

五性　平　五味　甘　辛

帰経：脾、胃、心、肺、肝

特徴的な栄養成分
（可食部100g中）

カリウム：460mg
カルシウム：120mg
ビタミンC：19mg
ビタミンA（β-カロテン）：4500μg

旬● 11～2月

選び方●
葉は濃い緑色でみずみずしく、茎は太過ぎず、下のほうにもよく葉がついているものが良品。

保存法●
乾燥しないように、湿らせた新聞紙に包んでから、ポリ袋に入れて冷蔵庫の野菜室で保存。

さまざまな効能を持つしゅんぎくは「食べる風邪薬」と呼ばれ、古くから漢方薬としても用いられています。独特の香りが気の巡りをよくして、精神を安定させ、ストレスを緩和したり、胃腸の働きを整え、胃もたれを改善する作用があるといわれています。また、血液をサラサラにして生活習慣病を予防するほか、咳を鎮めたり、美肌効果も期待できます。

おすすめの食べ合わせ

血栓の予防に

＋黒きくらげ

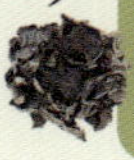

しゅんぎくには血をきれいにする作用があり、同様の作用を持つ黒きくらげと合わせることでさらに効果がアップ。たっぷり使ってスープに。

胃の調子が悪いときに

＋にんじん

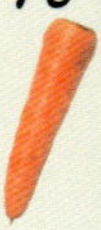

ゆでたしゅんぎくと千切りにんじんのサラダ。しゅんぎくもにんじんも胃の働きを整える食材です。香りのよいごま油であえれば食欲も増進。

注意ポイント

あく抜きは短時間に

あくの少ない野菜なので、栄養の損失を防ぐためにも、水にさらす時間や加熱時間は長過ぎないように。

なのはな

免疫力を高めて体を守る

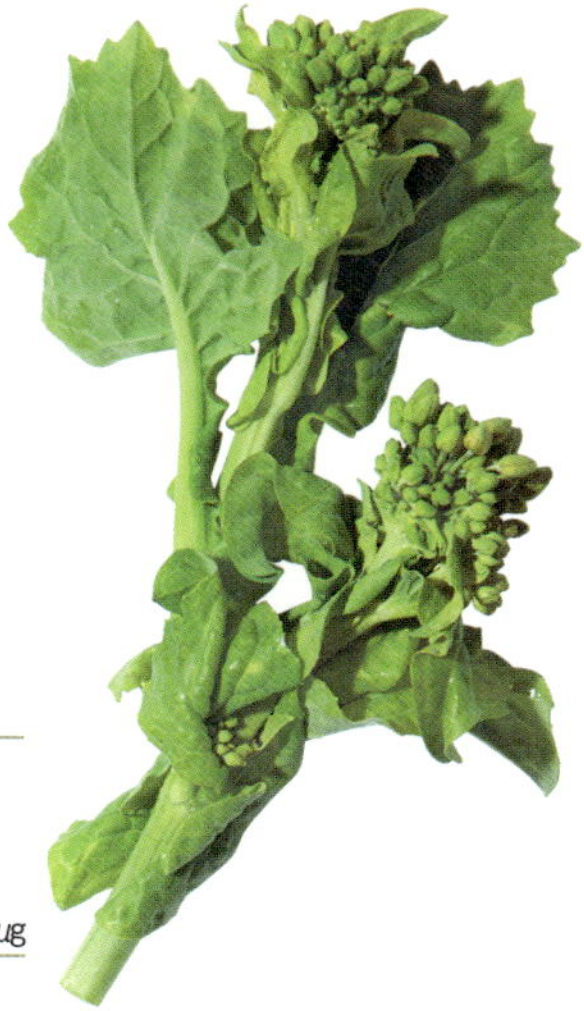

薬膳データ

体質 瘀血 陽熱

五性 涼 五味 辛 甘

帰経：肺、肝、脾

特徴的な栄養成分
（可食部100g中）

カリウム：390mg
カルシウム：160mg
ビタミンC：130mg
鉄：2.9mg
ビタミンA（β-カロテン）：2200μg

独特のほろ苦い風味が特徴の栄養価の高い食材です。ベータカロテンをはじめ、各種ビタミンやミネラルをバランスよく含んでいます。肝機能とともに免疫力を高め、風邪やガンの予防に効果が期待されています。また、気や血の流れをよくして、おできや吹き出物など、肌トラブルの解消にも働きます。鉄分も豊富なので、貧血が気になる人にも適しています。

旬● 2〜3月

選び方●
切り口がみずみずしく、鮮やかな緑色で、花が開いていないものを。

保存法●
湿らせた新聞紙に包み、花のほうを上にして冷蔵庫の野菜室で保存。冷凍の場合はさっとゆでたものをラップに包んで。

おすすめの食べ合わせ

貧血の予防に

＋いか

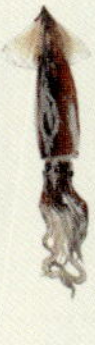

一緒に炒め物に。いかには血を養う作用があり、肝機能を高めるタウリンも豊富。なのはなの鉄分や各種ビタミンと相まって、貧血を予防。

骨粗しょう症の予防に

＋干しえび

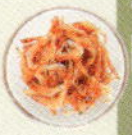

なのはなのおひたしに、干しえびをプラスして、カルシウムたっぷりの一品に。骨粗しょう症の予防だけでなく、イライラ解消にも効果的。

注意ポイント

レバーと同時に食べるのは×

なのはなの豊富なビタミンを動物のレバーが破壊してしまうので、組み合わせるのはやめましょう。

チンゲンサイ

血の巡りをよくし、貧血を予防

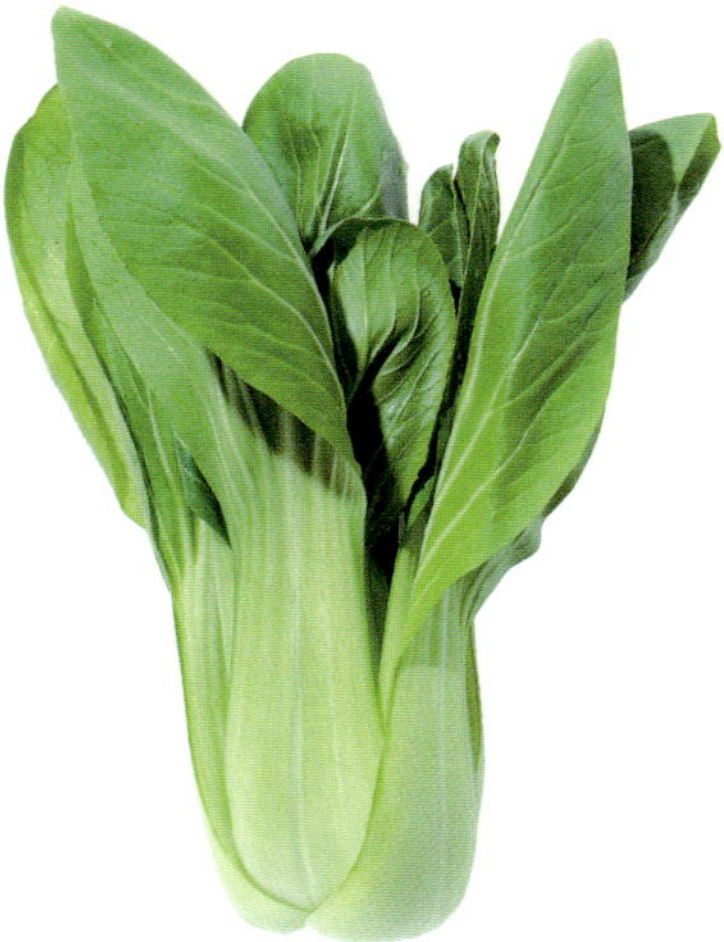

薬膳データ

体質	瘀血　血虚
五性	涼　五味　辛　甘
帰経：肺、胃、大腸	

特徴的な栄養成分
（可食部100g中）

カリウム：260mg
カルシウム：100mg
ビタミンC：24mg
鉄：1.1mg

日本で普及している中国野菜の中では、最もポピュラーです。体の熱を取って、血の巡りをよくする作用があり、とくに産後の女性の血行障害を改善するといわれています。カルシウムが多いので、ストレスの緩和や骨粗しょう症の予防にも効果的。鉄を多く含むため、貧血の予防にも有効です。抗酸化作用もあり、生活習慣病やガンの予防にも効果が期待できます。

旬●9〜1月

選び方●
葉の緑色が濃く、張りがあり、軸は淡緑色の肉厚で幅が広く、株の切り口が変色していないもの。

保存法●
ラップで包むかポリ袋に入れ、冷蔵庫の野菜室に立てて保存し、なるべく早めに使い切る。

おすすめの食べ合わせ

高血圧の予防に

＋豆腐

チンゲンサイと豆腐を組み合わせてスープに。どちらも熱を取って血液の巡りをよくする作用があり、高血圧の予防に有効です。

ストレスの緩和に

＋たまねぎ

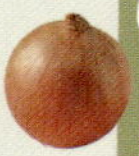

チンゲンサイの心を落ち着かせる作用と気の巡りをよくするたまねぎを組み合わせて炒め物に。イライラした気分を抑えてくれます。

注意ポイント

酢・にんにくとは合わせない

薬膳では酢・にんにくとは相性が悪いとされ、一緒に食べないことになっています。

空芯菜《くうしんさい》

ベータカロテンが豊富

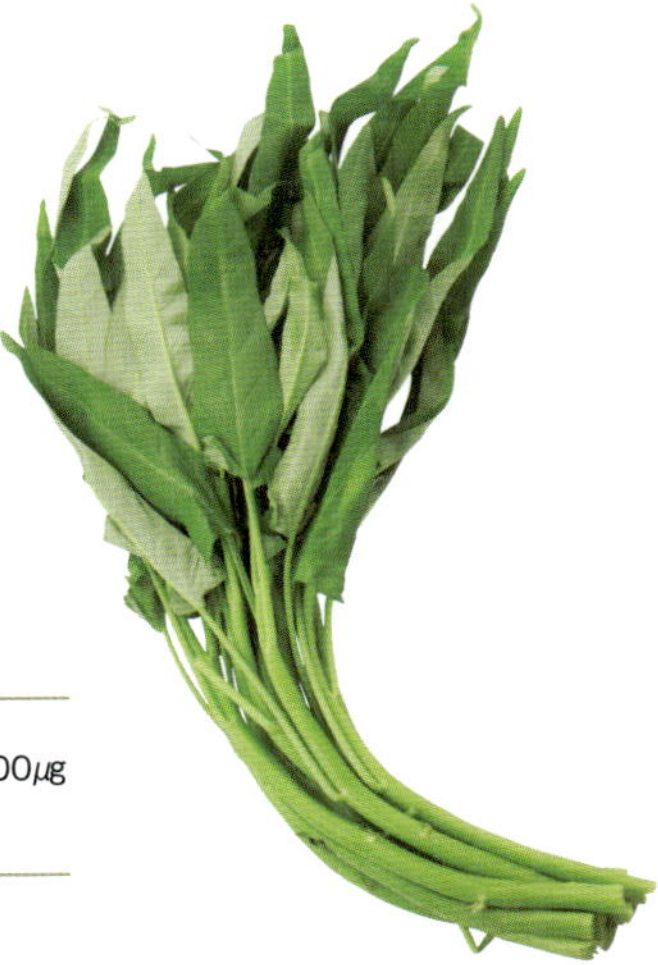

薬膳データ

体質	陰虚　陽熱
五性	寒
五味	甘　淡
帰経	胃、大腸、肺

特徴的な栄養成分
（可食部100g中）

カリウム：380mg
ビタミンA（β-カロテン）：4300μg
ビタミンK：250μg
葉酸：120μg

旬 6〜9月

選び方
緑が濃く鮮やかで、葉先までピンとしているもの。切り口がみずみずしいものを。

保存法
乾燥に弱く、しなびやすい。水を含ませたキッチンペーパーなどで根元をくるみ、ぬらした新聞紙などで全体を包んでから、ポリ袋に入れて冷蔵庫に立てて保存。

名の通り、茎の中が空洞の野菜で、和名は蕹菜（ようさい）。体の熱や老廃物を体外に排出し、利尿、止血の作用もあります。夏バテのほか、鼻血や、のどの炎症や痛み、皮膚疾患、便秘、湿疹などを改善します。

豊富なベータカロテンは、免疫機能をアップしたり、ガンを予防する抗酸化ビタミンのひとつ。油とともに調理すると、体内に吸収されやすくなります。

おすすめの食べ合わせ

夏バテ解消に
＋にんにく

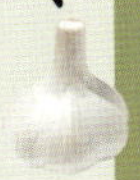

にんにくのみじん切りと炒め物に。にんにくには食欲改善や殺菌の働きがあります。

のどの渇きに
＋なし

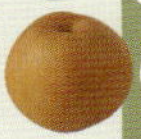

潤い効果の高いなしと一緒に炒め合わせたり、スープにして。

注意ポイント

冷え症、おなかが弱い人には不向き
体を冷やすので、冷え症、おなかが弱い場合は控えめに。

過度にとらないこと
シュウ酸が多いため、結石のある人は食べ過ぎないようにしましょう。

肝の働きを高める
豆苗《とうみょう》

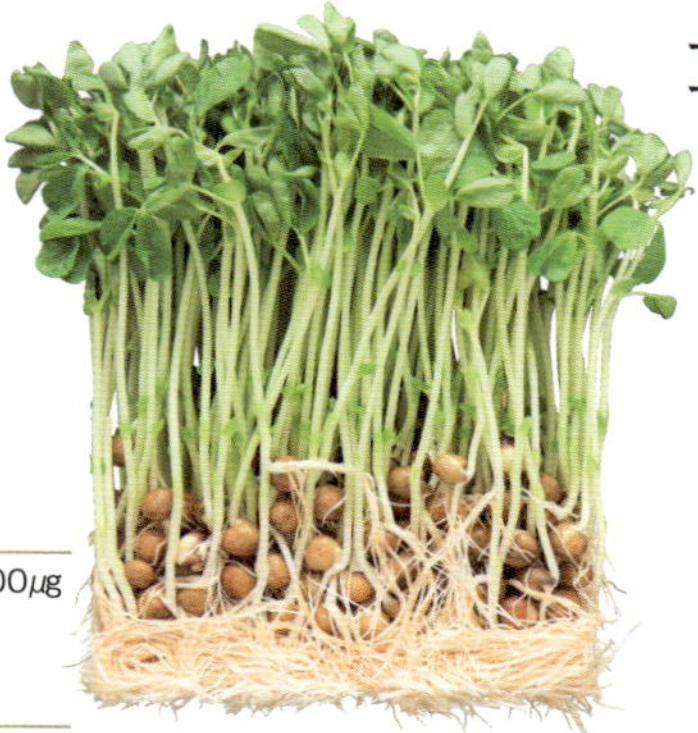

薬膳データ

体質　陰虚　陽熱

五性　寒　五味　甘

帰経：脾、胃、肝

特徴的な栄養成分
（可食部100g中）

ビタミンA（β-カロテン）：4100μg
葉酸：91μg
ビタミンK：280μg
ビタミンC：79mg

旬● ハウス栽培／通年
露地物／3〜5月

選び方●
葉が濃い緑色をしているもの。根つきのほうが保存がきき、再度収穫できる。

保存法●
買って来た袋のまま立てて冷蔵庫で保存。開封後はポリ袋などに入れて冷蔵保存し、なるべく早く食べ切ること。

えんどうまめを発芽させたもの。栄養価が高く、とくにカロテンなど、抗酸化ビタミンの含有量が群を抜いています。疲れ目や感染症予防によいほか、肝の働きを高めて代謝をよくし、体の熱を取る作用も。高血圧、脂質異常症予防におすすめです。消化不良や下痢の改善にも効果的で、美肌の作用も期待できます。栄養が効率よく摂取できる油炒めやスープで取り入れて。

おすすめの食べ合わせ

肝機能アップに

＋貝類 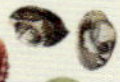
＋いか 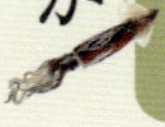
＋たこ 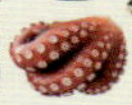

豆苗と同様、肝の働きを助ける食材と炒めると相乗効果が期待できます。

骨粗しょう症の予防に

＋干しえび 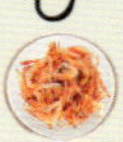
＋白きくらげ 

スープに。干しえびのカルシウムと豆苗のビタミンC、白きくらげのビタミンDで骨を強くします。

注意ポイント

生で食べない

豆科の植物には、葉や茎にもレクチンという毒を含みます。必ず加熱を。

もやし

種類によって効能が異なる

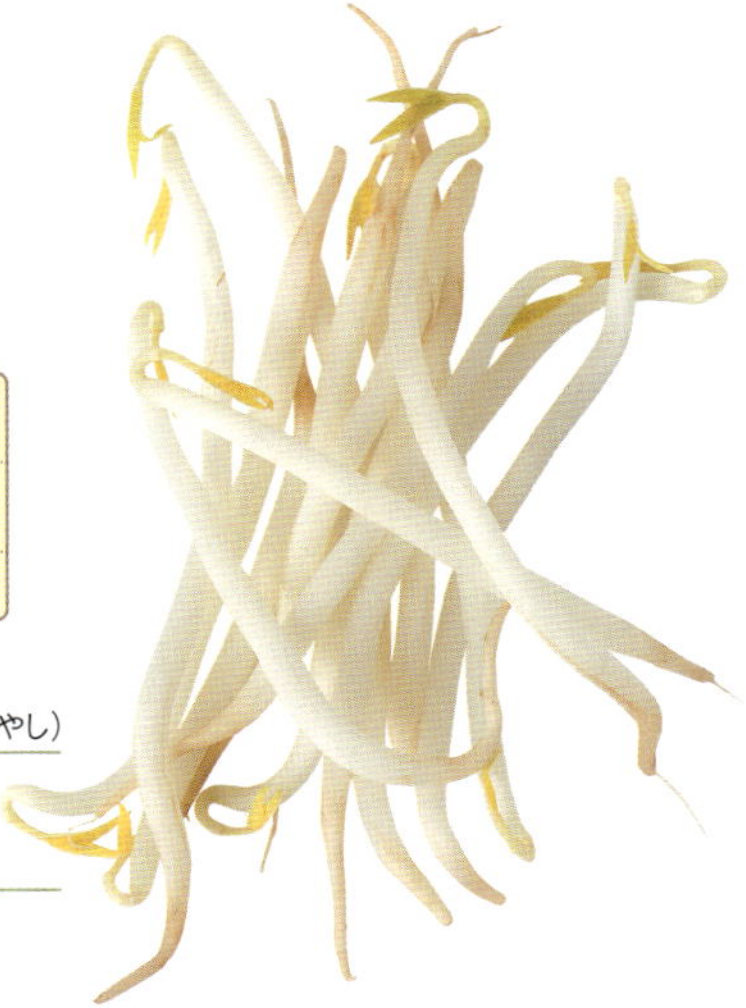

薬膳データ（緑豆もやし）

体質 陽熱

五性 寒　五味 甘

帰経：心、胃

特徴的な栄養成分
（可食部100g中・緑豆もやし）

食物繊維：1.3g
カリウム：69mg
ビタミンC：8mg

旬●通年

選び方●
茎が太く、根に透明感があり、豆が開き過ぎていないもの。全体的に黒ずんでいるものは避けて。

保存法●
未開封の袋は、もやしが呼吸できるように1箇所、穴をあけて、冷蔵庫の野菜室で保存。開封後は袋から空気を抜いて。

もやしは、米、野菜、豆などの種子の新芽（スプラウト）の総称で、一般に食べられているものは、豆を発芽させたものです。主に「緑豆もやし」「大豆もやし」「ブラックマッペ（小豆の一種）」の3種類があり、それぞれ効能が異なります。緑豆もやしは熱を取る作用、大豆もやしは利尿作用、ブラックマッペは脂質代謝を調整する作用があります。

おすすめの食べ合わせ

風邪のひき始めに

＋わかめ

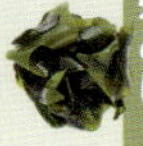

緑豆もやしとわかめのスープ。どちらも体の余分な熱を取る作用があり、風邪の初期におすすめです。具合が悪いときは煮汁を飲むだけでもOK。

便秘解消に

＋ほうれんそう

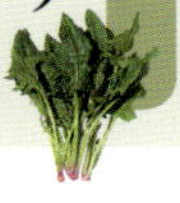

消化を促して、便通をよくする食材の組み合わせ。大豆もやしとほうれんそうをゆでて、腸を潤すごま油をかければさらに効果的。

注意ポイント

豚レバーと組み合わせない

豚レバーにはもやしのビタミンCを破壊する成分が含まれているため、一緒に食べるのはやめましょう。

あしたば

さまざまな薬効を持つ健康食品

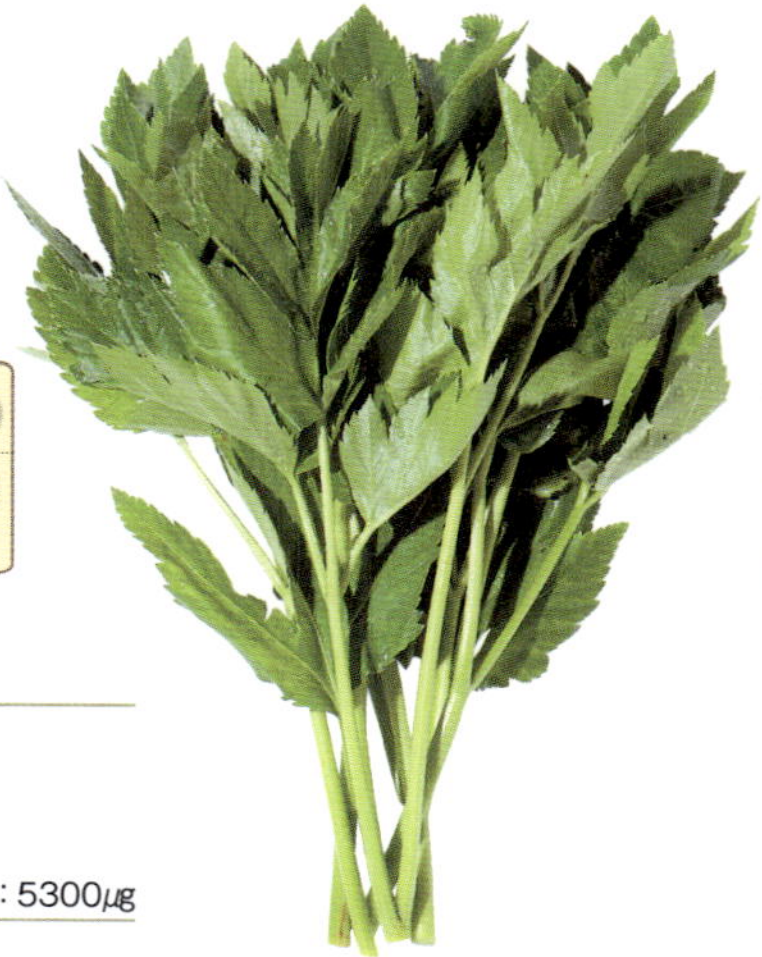

薬膳データ

体質　血虚　瘀血

五性・五味・帰経：不明
※日本固有の野菜のため

特徴的な栄養成分
（可食部100g中）

食物繊維：5.6g
カリウム：540mg
カルシウム：65mg
ビタミンC：41mg
ビタミンA（β-カロテン）：5300μg

旬●2〜5月

選び方●
緑色が濃く鮮やかで、葉につやのあるもの。茎はしなやかなものを。古いものは折れやすい。

保存法●
乾燥しないように湿らせた新聞紙などで包み、冷蔵庫の野菜室で、立てて保存。

生命力の強い食材で、豊富な栄養素に加え、カルコン、クマリンなど、抗酸化作用の強い有効成分が含まれています。これらは血栓を予防したり、アレルギーを抑える働きがあります。免疫力を高め、動脈硬化やガンなどを予防するほか、肥満防止や美肌などの効果も期待できます。また、胃腸の働きを整えて便秘を解消したり、むくみの改善にも有効です。

おすすめの食べ合わせ

免疫力アップに

＋にんにく

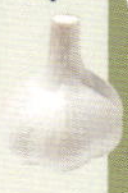

クセのあるあしたばは、香りのよいにんにくと炒めて食べやすく。どちらも免疫力を高める有効成分を含んでいます。

ガン予防に

＋りんご

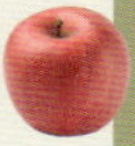

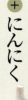

ミキサーでジュースにします。あしたばに含まれるカルコン、クマリン、りんごに含まれるペクチンはガン予防の効果があるといわれています。

注意ポイント

カリウム制限中の人は控えて

カリウムがとくに豊富なので、腎臓病や人工透析をしている人など、カリウムの制限が必要な人は控えめに。

みずな

体を潤し、乾燥を解消

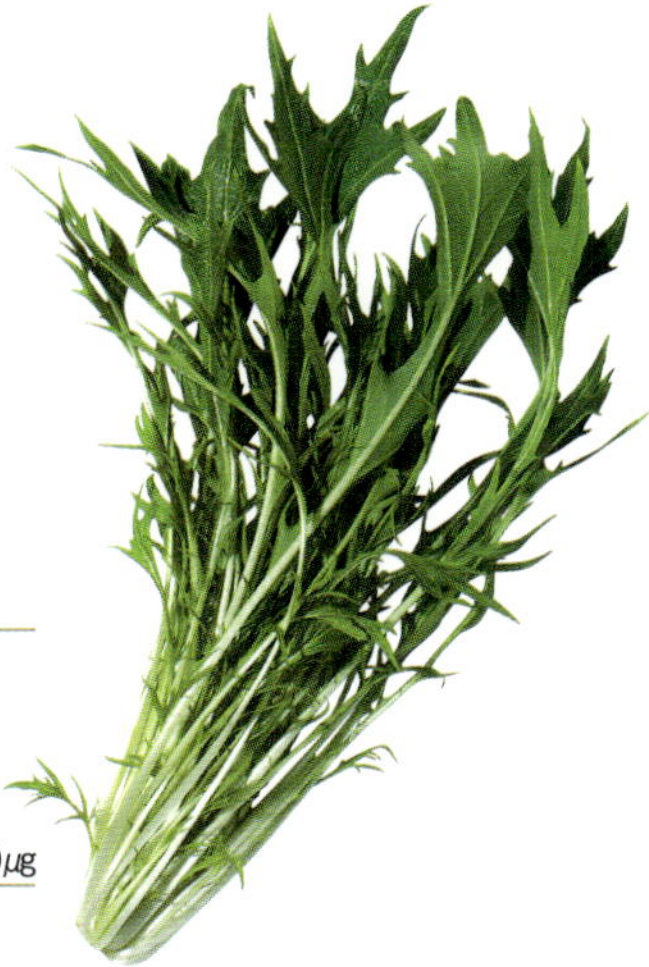

薬膳データ

体質　陰虚

五性　涼　五味　辛　甘

帰経：脾、肝、肺

特徴的な栄養成分
（可食部100g中）

カリウム：480mg
カルシウム：210mg
ビタミンC：55mg
マグネシウム：31mg
鉄：2.1mg
ビタミンA（β-カロテン）：1300μg

京都で古くから栽培されてきた栄養豊富な京野菜です。熱を取る作用や、体に必要な水分を補い、潤す効果があります。ベータカロテンやビタミンCが豊富で、乾燥する冬の風邪予防や、肌荒れ解消に効果が期待できます。また、葉緑素を多く含み、コレステロール値を低下させる作用があるほか、飲酒の際、一緒に食べると二日酔いを防ぐといわれています。

旬●11～2月

選び方●
葉の緑色が濃く、しおれていないもの。茎は白くてつやがあり、まっすぐ伸びているものを。

保存法●
葉の表面から水分が蒸発するので、湿らせた新聞紙で包み、ポリ袋に入れて冷蔵庫の野菜室に立てて保存する。

おすすめの食べ合わせ

美肌づくりに

＋松の実

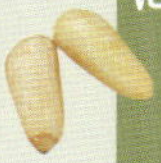

みずなも松の実も体を潤す性質のある食材です。サラダにして一緒に食べましょう。乾燥肌の改善に効果が期待できます。

更年期障害の改善に

＋トマト

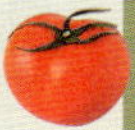

スープに。更年期の人は陰虚体質で体に熱がこもる場合が多く、陰虚を改善するみずなと体の熱を取るトマトはおすすめの組み合わせ。

注意ポイント

加熱し過ぎないように注意

薬効を失わず、シャキシャキとした食感を生かすためにも、加熱し過ぎないように。

セロリ

ストレスを和らげ、高血圧を予防

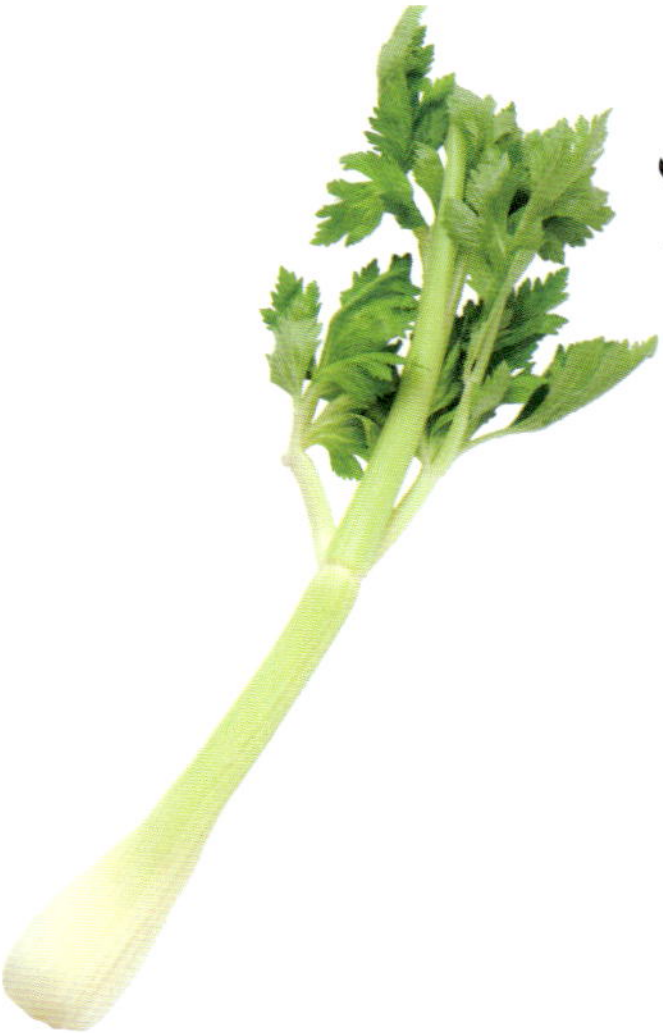

薬膳データ

体質	陽熱　水毒
五性	涼
五味	甘　辛
帰経	肝、脾、胃、肺

特徴的な栄養成分
（可食部100g中）

食物繊維：1.5g
カリウム：410mg
ビタミンC：7mg
ビタミンA（β-カロテン）：44μg

セロリは体の熱を取り、頭に昇った気を降ろす働きがある食材です。頭痛や、ストレスから生じる血圧上昇やのぼせなどを解消するのに効果を発揮します。特有の香りはストレスによる不安や緊張を和らげる作用があります。不眠でお悩みの人にもおすすめです。

ベータカロテンをはじめ、各種ビタミンやミネラル、食物繊維などをバランスよく含み、とくにセロリの繊維質は大腸ガンを予防する効果があるといわれています。また、体内の水分量を調節するカリウムも豊富に含んでおり、排尿を促し、むくみの改善や高血圧

おすすめの食べ合わせ

高血圧の予防に

＋しいたけ

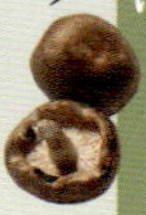

セロリとしいたけを組み合わせてスープにします。どちらも血圧を下げる作用のあるカリウムや食物繊維を豊富に含み、相乗効果で高血圧の予防に活躍。塩分は控えめにします。カリウムは水溶性なので、効果的にとるならスープがいちばんです。

コレステロールが気になる人に

＋いか

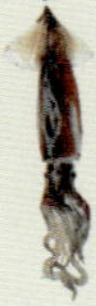

コレステロール値を低下させ、中性脂肪を減らしてくれるタウリンを豊富に含んだいかと組み合わせて炒め物に。食物繊維が多く、余分なコレステロールを排出するセロリとの相乗効果で、中性脂肪を効率よく撃退。肝機能の働きもよくします。

の予防にも効果が期待できます。

栄養成分は、茎よりも葉に多く含まれているため、葉も捨てずに丸ごと食べるといいでしょう。

上手な利用方法

塩分控えめおかかあえ

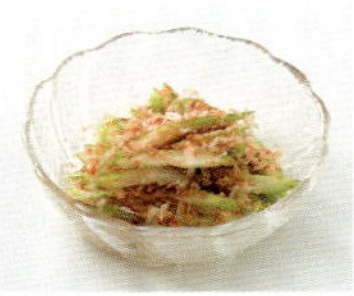

わずかな塩分でおいしく食べられるセロリのおかかあえ。刻んだセロリにかつおぶしをかけ、薄口しょうゆをほんのちょっと加えます。

ピクルスの漬け汁はだし汁で割って

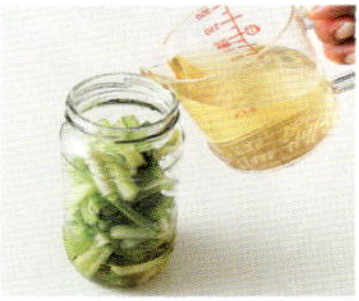

セロリは酢を吸いやすいので、ピクルスにするときは漬け汁をだし汁で割るなどの工夫を。酸味を抑えられ、マイルドな仕上がりになります。

高血圧の人は常備菜にして

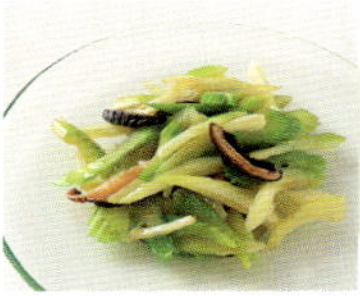

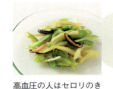

高血圧の人はセロリのきんぴらを常備菜にして、毎日食べましょう。血圧降下作用のあるしいたけや黒きくらげと組み合わせればさらに効果的。

旬● 11～5月

選び方●
葉が生き生きとして、茎が太く、縦すじがはっきりして、切り口にすが入っていないものを。

保存法●
葉と茎を切り離し、葉はポリ袋に入れて、茎は水を入れたコップに根元をさして冷蔵庫の野菜室で保存。

薬膳豆知識

最初は薬草として中国から伝わった

セロリはもともとは薬草として中国から伝わりました。現在、日本で手に入るセロリは西洋種ですが、中国のものと薬効はほとんど変わりません。

ほてりの解消に

＋豚肉

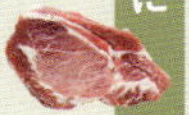

セロリとゆで豚のサラダにします。体の余分な熱を取るセロリに、体を潤す作用がある豚肉を組み合わせ、ほてりを冷まし、熱によって失った潤いを補充します。

注意ポイント

胃腸の弱い人は食べ過ぎに注意

食物繊維が豊富なため、過食は下痢の原因に。胃腸の弱い人や下痢ぎみの人は食べ過ぎないように注意しましょう。

塩分は控えめに

塩分を過剰に摂取すると、ナトリウムと一緒にセロリのカリウムも排出されてしまいます。高血圧の予防としてセロリを食べるのなら、塩分控えめが鉄則です。

気持ちをリラックスさせる
みつば

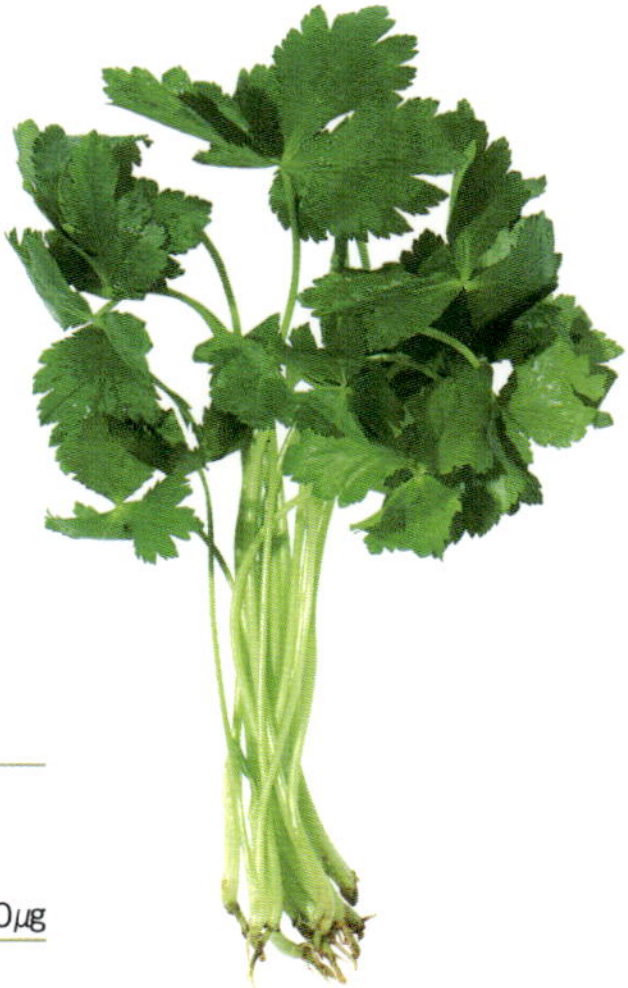

薬膳データ

体質　気滞　瘀血

五性　温　五味　辛

帰経：肝、脾、肺

特徴的な栄養成分
（可食部100g中・糸みつば）

カリウム：500mg
カルシウム：47mg
ビタミンC：13mg
ビタミンA（β-カロテン）：3200μg

旬● 通年（糸みつば）

選び方●
葉は鮮やかな緑色で香りが強く、切り口がみずみずしいもの。茎は白く、軸に張りがあるものを。

保存法●
湿らせた新聞紙などに包んでからポリ袋に入れ、できれば冷蔵庫の野菜室で立てて保存を。

さわやかな香りが気の巡りをよくして自律神経系のバランスをとるといわれています。香りのもとはクリプトテーネンとミツバエンという成分で、気分をリラックスさせ、たかぶった神経を鎮める作用があります。血流をよくする働きもあり、肩こりや肌荒れの改善のほか、高血圧予防にも効果が期待できます。ストレスがたまっている人や食欲不振の人におすすめです。

おすすめの食べ合わせ

美肌づくりに
＋ごま油

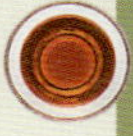

ゆでたみつばをごま油であえて。みつばに含まれるベータカロテンが肌の老化を防止し、ごま油がベータカロテンを吸収しやすくします。

高血圧の予防に
＋トマト

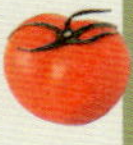

みつばとトマトを組み合わせてヘルシーなサラダに。どちらもカリウムが多いので相乗効果でナトリウムを排出し、高血圧の予防に有効です。

注意ポイント
食べる直前に刻んで
刻んで長時間放置しておくと、香りが飛んでしまうので、食べる直前に刻むようにしましょう。

冷え症の改善や風邪予防に
にら

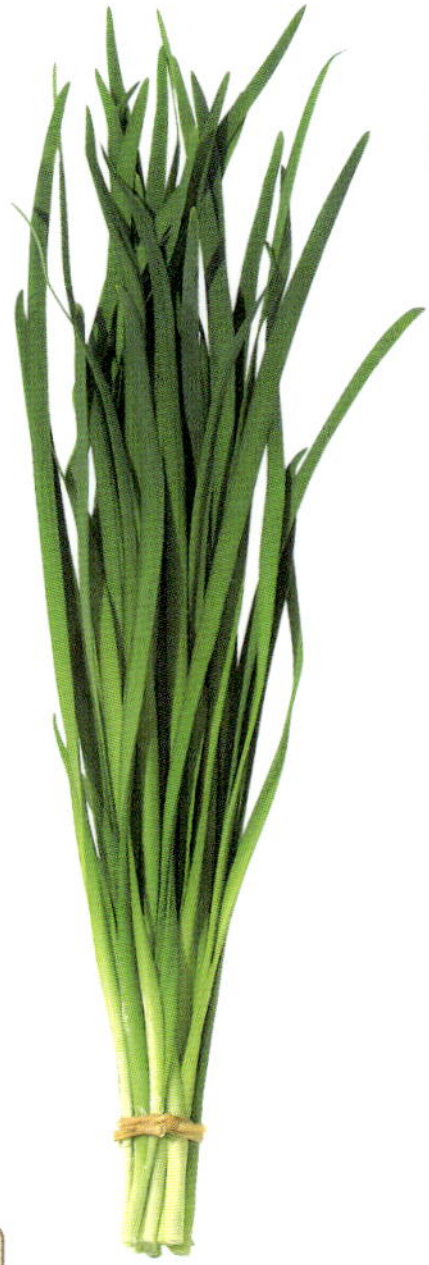

腎の働きを高め、体を温める作用があるので、冷え症や腰痛の人におすすめの食材です。ビタミンB_1が豊富で疲労回復に有効なほか、ウイルスの侵入を防ぎ、免疫力を高める作用があるため、風邪予防や肌荒れ解消に役立ちます。独特の香り成分である硫化アリルは、血液をサラサラにして動脈硬化を予防したり、ビタミンB_1の吸収を促す働きがあります。

旬● 11～3月

選び方●
茎がしっかりしていて、緑色が濃く、肉厚で幅が広いものがよい。切り口が新しく、香りの強いものを。

保存法●
新聞紙などに包み、ポリ袋に入れて冷暗所で。または冷蔵庫の野菜室で立てて保存。

薬膳データ

体質　陽虚　気滞　瘀血

五性　温　　五味　辛

帰経：肝、腎、胃

特徴的な栄養成分
（可食部100g中）

ビタミンC：19mg
ビタミンE：2.5mg
ビタミンB_1：0.06mg
ビタミンA（β-カロテン）：3500μg

おすすめの食べ合わせ

滋養強壮に

＋えび

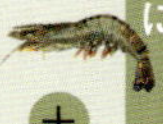

＋卵

精力をつけるにらとえびに完全食品の卵を合わせ、餃子にして食べます。中国では正月料理としておなじみの、体を温める組み合わせ。

疲労回復に

＋豚肉

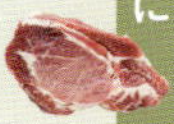

疲労回復効果が高いビタミンB_1の豊富な豚肉と組み合わせて炒め物に。にらの硫化アリルがビタミンB_1の吸収を高め、さらに疲労回復を促進。

注意ポイント

はちみつと一緒にとらない

はちみつがにらのビタミンCの働きを弱めるほか、ともに便通作用があり、同時にとると下痢になることが。

よもぎ

女性特有の不快な症状を和らげる

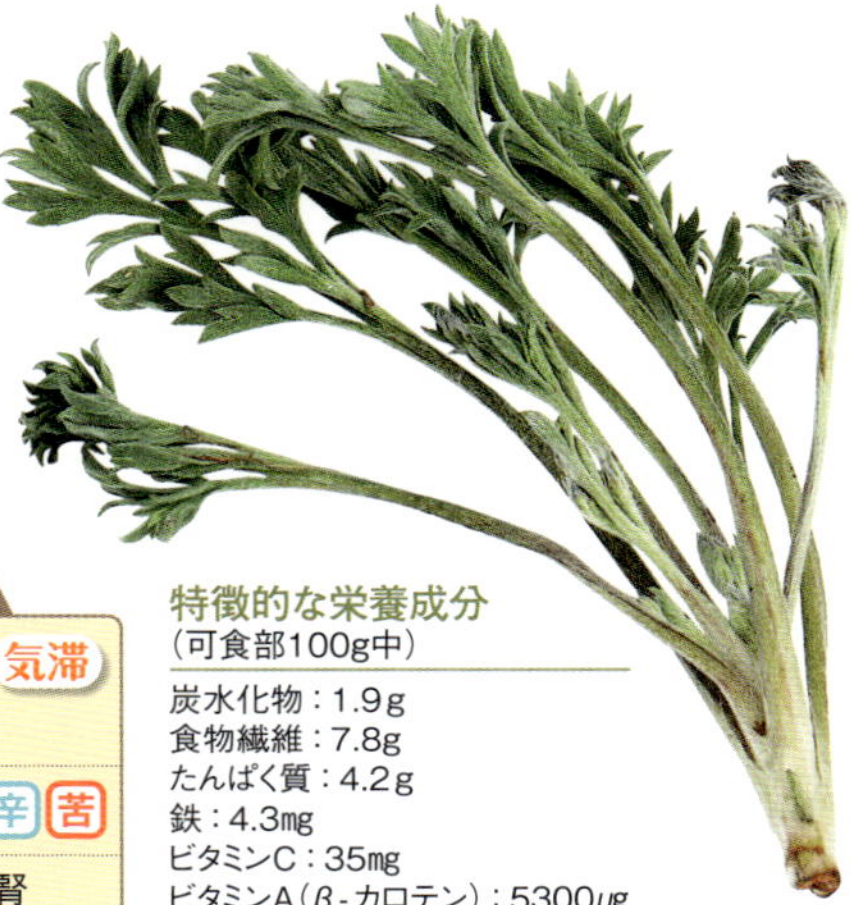

薬膳データ

体質　瘀血　気滞　陽虚

五性　温　五味　辛　苦

帰経：肝、脾、腎

特徴的な栄養成分
（可食部100g中）

炭水化物：1.9g
食物繊維：7.8g
たんぱく質：4.2g
鉄：4.3mg
ビタミンC：35mg
ビタミンA（β-カロテン）：5300μg

独特の香りが気血の巡りを改善し、苦味が胃腸の働きを助けます。中国では漢方の生薬としても用いられ、病気をなくす葉と考えられてきました。

体を温めて血液の循環をよくしたり、ホルモンの分泌を調整して内臓機能を高める作用があり、冷え症や肩こり、腰痛、月経痛など女性特有の不快な症状の改善におすすめです。

強い香りのもとになっているデカノイルやアセトアルデヒドなどの成分には殺菌作用があり、気管支炎の改善や風邪の予防に効果が期待できます。

また、ベータカロテンや

おすすめの食べ合わせ

食欲増進に

＋もち米

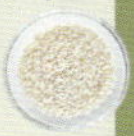

ゆでて刻んだよもぎをもち米に混ぜてよもぎもちに。よもぎには体を温め、消化を促す作用があり、もちと一緒にすることでさらに胃腸の働きがよくなるので、食欲不振の人におすすめ。苦くてクセのあるよもぎも、食べやすくなります。

胃の調子が悪いときに

＋じゃがいも

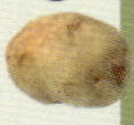

よもぎもじゃがいもも胃腸の働きを助ける食材です。スープにして、相乗効果で弱った胃腸を回復させます。よもぎの香りが肝の働きをアップし、じゃがいもが気を補って、元気を与えてくれるので、体の疲れも取ってくれる理想的な組み合わせです。

上手な利用方法

乾燥よもぎを煮出し、黒砂糖をプラスして

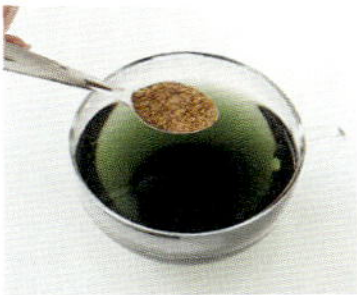

乾燥よもぎ（5～6ｇ）を10分ほど煮出し、苦味を和らげる黒砂糖を入れて飲みます。体を温める効果があるので、寒い日におすすめです。

手軽で便利な市販の乾燥よもぎを活用

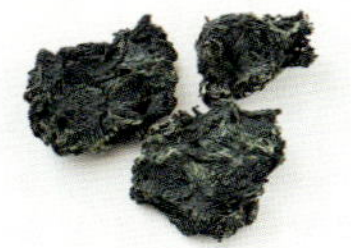

生のものが手に入らないときは、乾燥よもぎを利用してもいいでしょう。漢方薬局や製菓材料コーナーなどで手に入れることができます。

春しか採れないよもぎは冷凍保存に

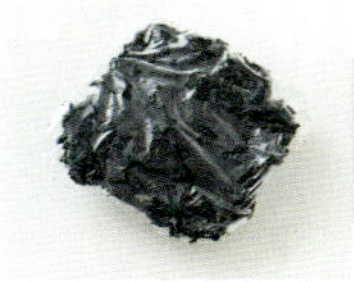

冷凍保存すれば、１年じゅう利用することができます。スープやみそ汁には凍ったまま入れてOK。手軽に栄養を摂取できます。

葉緑素、ビタミンCなどが豊富に含まれ、食べ物の脂肪分を分解して、脂質代謝をよくする働きもあり、肥満や脂質異常症などの予防に有効です。

旬●4～8月

選び方●

葉が鮮やかな濃い緑色で張りとつやがあり、香りが強く、茎の下から葉が密生しているものを。

保存法●

生のままより冷凍保存がおすすめ。さっとゆでて、水にさらして冷まし、かたくしぼってから少量ずつラップに包んで冷凍庫へ。

薬膳豆知識

体を温め、湯冷めを防ぐよもぎの入浴剤

よもぎは中国では入浴剤としても利用されてきました。乾燥よもぎをガーゼなどに包み、おふろに入れて使用します。体を温めて血行をよくし、湯冷めを防いでくれます。

ストレスの緩和に

＋山菜

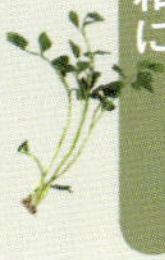

せり、ふきなど、香りのよい山菜と一緒にゆでて、サラダやおひたしに。よもぎなど春の山菜の香りは、気を巡らせて気分をリラックスさせ、精神を安定させる作用があります。

注意ポイント

アクを取り過ぎない

よもぎはアクが強いので、ゆでてから、水にさらしてアクを取って使用します。ただ、アクを取り過ぎると、風味も薄れ、薬効も弱まりますから、取り過ぎないよう気をつけましょう。

油のにおい移りに注意して

よもぎは香りが強いため、てんぷらで食べる場合は、よもぎを揚げた油ににおいが移るので、最後に揚げるなど工夫しましょう。

せり

体にこもった熱を取る

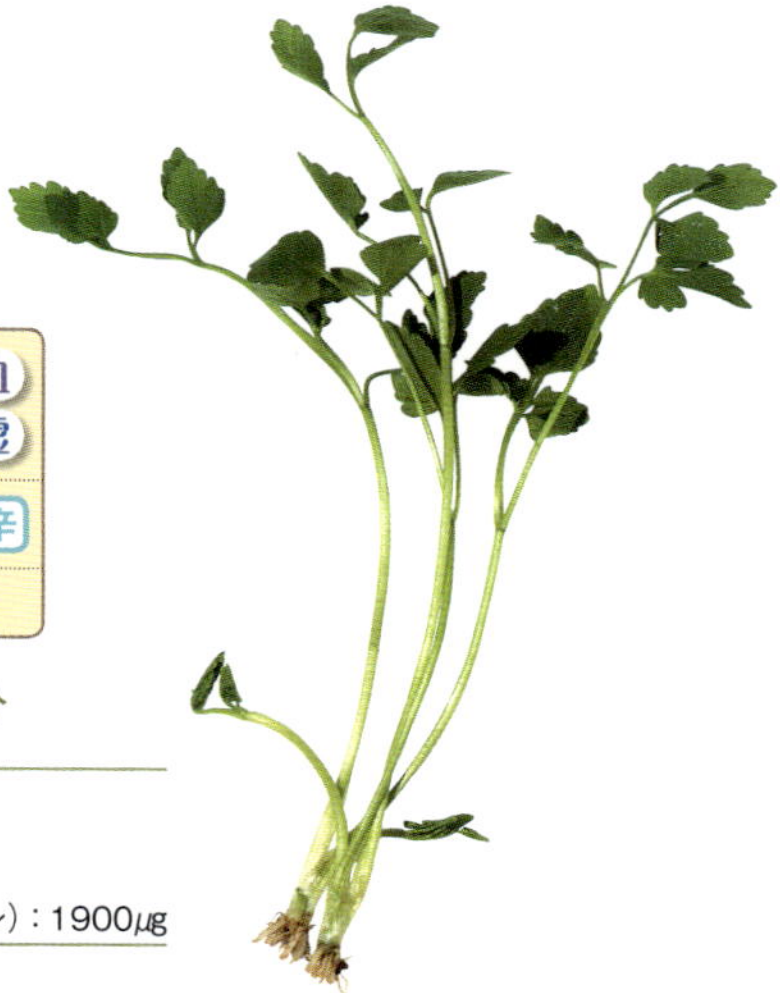

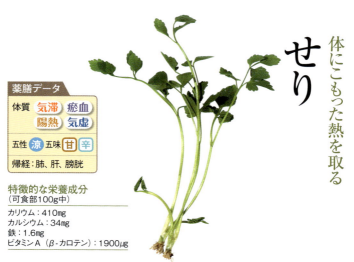

薬膳データ

体質	気滞　瘀血　陽熱　気虚
五性	涼
五味	甘　辛
帰経	肺、肝、膀胱

特徴的な栄養成分
（可食部100g中）

カリウム：410㎎
カルシウム：34㎎
鉄：1.6㎎
ビタミンA（β-カロテン）：1900µg

旬● 1～4月

選び方●
葉の長さがそろっていて緑色が鮮やかなもの。茎が太いものはかたいので、細くて香りが強いものを。

保存法●
根元を水で湿らせた新聞紙などで包んでからラップして、冷蔵庫の野菜室に立てて保存。

薬膳ではインフルエンザや風邪などによる熱を取る食材として使われています。体にこもった熱を取り、水分の代謝をよくする働きがあります。また、各種ビタミンや鉄、カルシウムなどを豊富に含みます。血液を正常で健康な状態に保ち、貧血や高血圧を予防するほか、肩や首のこりを和らげる効果も。特有の香りや苦味成分には、ストレス緩和の作用があります。

おすすめの食べ合わせ

倦怠感の解消に

＋ ほたて貝

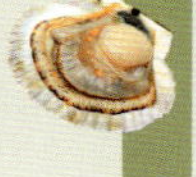

せりとほたて貝を組み合わせてあえ物に。せりの香りが疲れた気分を癒し、ほたて貝がストレスで失われがちな亜鉛を補給します。

貧血の予防に

＋ かつおぶし

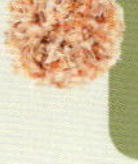

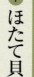

せりのおひたしに、かつおぶしをプラスして。どちらも鉄分が多い食材です。

注意ポイント

アク抜きは軽くゆでればOK

アクが強い食材として知られていますが、市販されているものは、自然のものと比べ、アクはそれほど強くありません。さっとゆでれば十分。

体のこりや痛みを和らげる うど

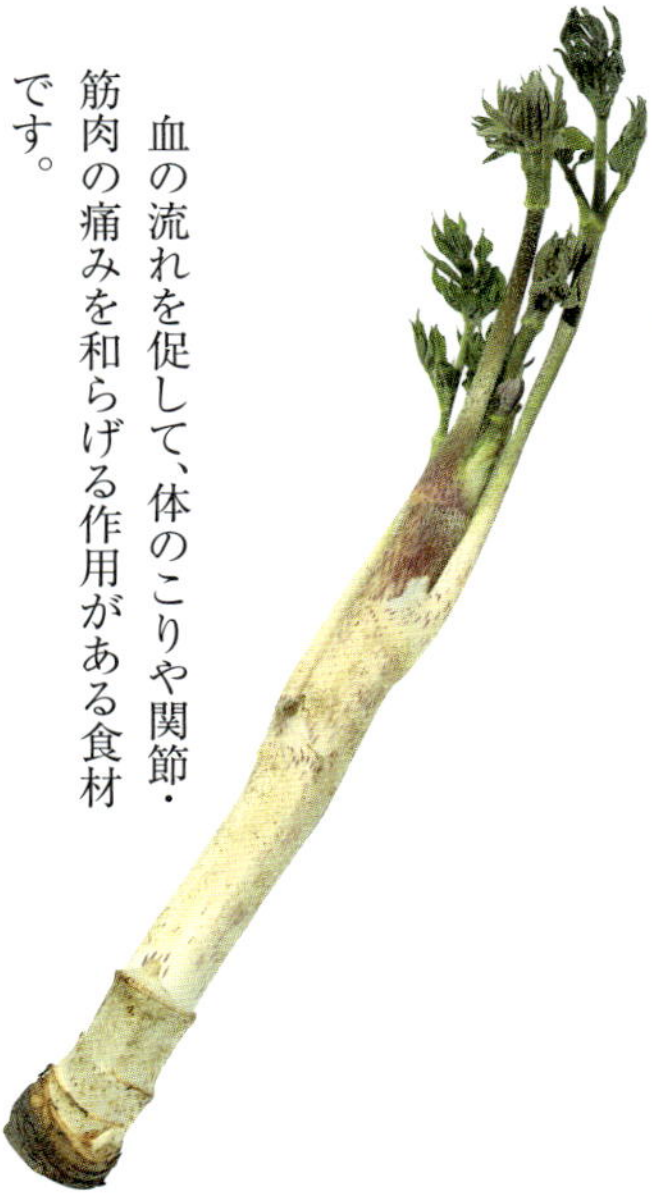

血の流れを促して、体のこりや関節・筋肉の痛みを和らげる作用がある食材です。

根の部分は「独活（ドッカツ）」という漢方薬になり、冷えや湿度の影響による関節痛、筋肉痛、頭痛の治療に用いられます。また、高齢者や虚弱体質の人の足腰の弱りや、腰痛、変形性関節症などを改善する働きも知られています。

旬●3〜5月

選び方●
葉に張りがあってみずみずしく、産毛が全体にしっかりとついて香りの強いものを選ぶ。

保存法●
直射日光に当てるとかたくなり、冷蔵庫に入れると変色しやすいので、新聞紙に包んで冷暗所で保存。

薬膳データ

体質	水毒　瘀血
五性	温
五味	辛　苦
帰経	肝、腎、膀胱

特徴的な栄養成分
（可食部100g中）

カリウム：220mg
マグネシウム：9mg
カルシウム：7mg
ビタミンC：4mg
葉酸：19μg

おすすめの食べ合わせ

便秘解消に
＋わかめ

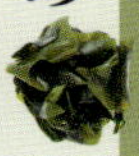

食物繊維たっぷりのうどとわかめ。一緒に食べれば便秘の解消にさらに効果的。どちらも春がおいしい時期です。酢の物やお吸い物でどうぞ。

ストレスの緩和に
＋米

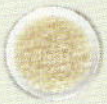

＋酢

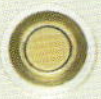

うどの香りには気を巡らせ、気分をリラックスさせる作用があります。元気の源、米と、イライラを鎮める酢を合わせて酢飯にし、山菜寿司に。

注意ポイント

山うどのほうが薬効が高い

栽培したものと、自然の山うどがありますが、山うどのほうが薬効が高く、香りも強くておいしいです。

生活習慣病の予防に

ブロッコリー

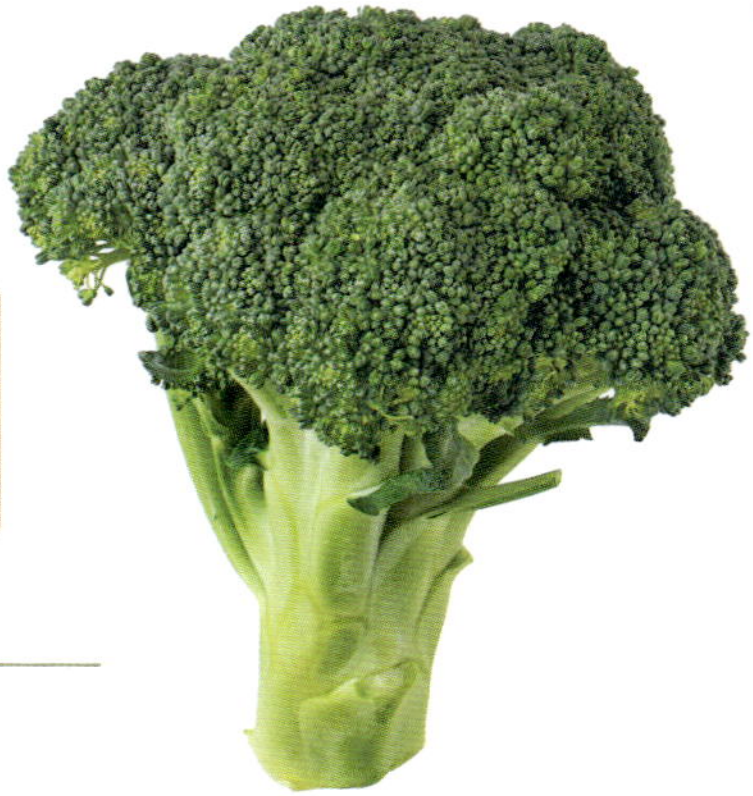

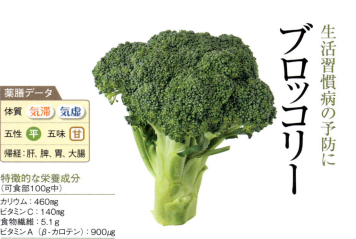

薬膳データ

体質	気滞　気虚
五性	平
五味	甘
帰経	肝、脾、胃、大腸

特徴的な栄養成分
（可食部100g中）

カリウム：460㎎
ビタミンC：140㎎
食物繊維：5.1g
ビタミンA（β-カロテン）：900μg

つぼみ部分を食べる緑黄色野菜で、豊富な栄養素の中でもとくにビタミンCが多く含まれています。腎の働きを高め、虚弱体質を改善したり、胃腸を丈夫にする作用があるといわれ、胃腸が弱っている人、老化が気になる人などにおすすめです。抗酸化作用が高く、免疫力アップに役立つため、ガンや生活習慣病の予防や高血圧の改善にも効果が期待されています。

旬●11～3月

選び方●
つぼみが鮮やかな緑色で中央がこんもりとしてかたいもの。茎はみずみずしく、空洞のないものを。

保存法●
ラップに包んで冷蔵庫の野菜室で立てて保存。冷凍する場合は、かためにゆでたものをラップに包んで。

おすすめの食べ合わせ

ガン予防に

＋しいたけ＋にんにく

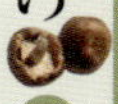

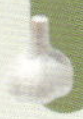

ブロッコリー、しいたけ、にんにくはいずれも抗ガン作用のある食材。一緒に炒め物にして食べれば、相乗効果でガン予防効果が期待できます。

胃の調子が悪いときに

＋じゃがいも

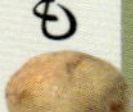

弱った胃を丈夫にするブロッコリーとじゃがいもをスープに。じゃがいもと一緒に煮ることでとろみがつき、おいしく食べやすくなります。

注意ポイント

長時間ゆで過ぎないように注意

長時間ゆでるとビタミンCが流れ出てしまうので、多少、歯ごたえが残るくらいにかためにゆでます。

カリフラワー

食欲不振や胃もたれを解消

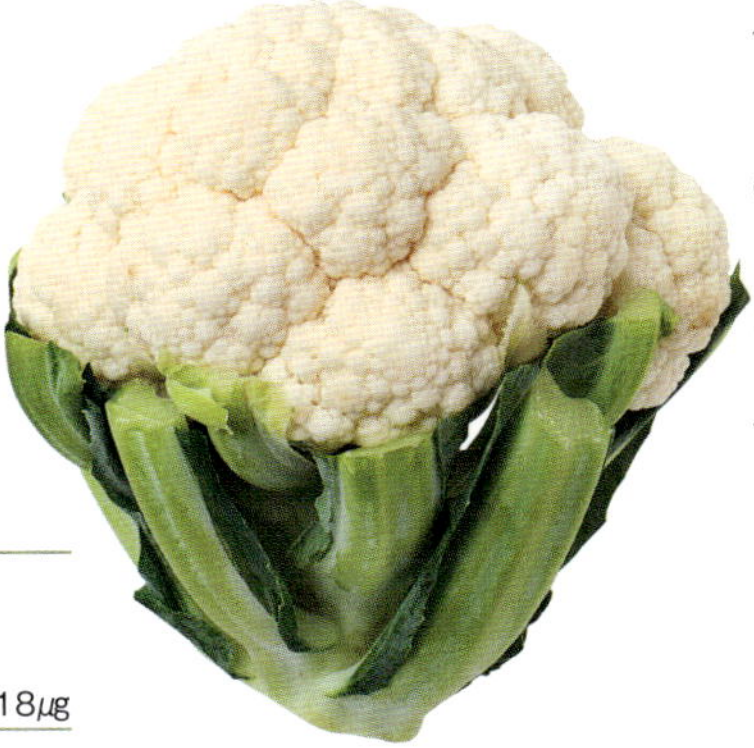

薬膳データ

体質　気虚　気滞

五性　平　五味　甘

帰経：腎、脾、胃

特徴的な栄養成分
（可食部100g中）

カリウム：410mg
ビタミンC：81mg
食物繊維：2.9g
ビタミンA（β-カロテン）：18μg

カリフラワーはキャベツを品種改良した野菜で、ビタミンCを豊富に含んでいます。胃の働きをよくして元気な体をつくる作用があり、食欲不振や胃もたれなどに有効です。虚弱体質や疲れやすい人にもおすすめ。気の巡りをよくして、体にたまった老廃物を排出する作用もあるので、気分が落ち込んでいるときや、おなかが張っているときにもいいでしょう。

旬●11～3月

選び方●
つぼみが純白で、こんもりとしてかたくしまっていて、茎が短く、ずっしりと重みがあるものを。

保存法●
生のままラップに包んで冷蔵庫の野菜室で保存する。冷凍するときは小房に分けてかためにゆで、ラップに包んで。

おすすめの食べ合わせ

気分が落ち込んでいるときに

＋ゆず

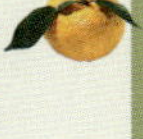

気の巡りをよくするカリフラワーをゆず風味の甘酢漬けに。香りのよいゆずをプラスすることで、気持ちの停滞感が緩和されます。

脳の老化防止に

＋くるみ

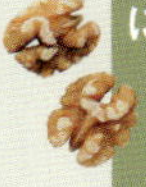

炒め物にします。カリフラワーもくるみも脳の形に似ていて、薬膳では脳を養う食べ物といわれています。物忘れなど脳の老化防止に。

注意ポイント

ゆでるときは酢を加えて

酢かレモンを加えて、塩ゆですれば、カリフラワーが黒くならず、きれいにゆで上がります。

疲労回復、免疫力アップに

アスパラガス

消化器系の働きを高め、体の熱を取ってのどの渇きを和らげる作用があります。芽の部分に多く含まれるアスパラギン酸はアミノ酸の一種で、新陳代謝を促し、疲労回復や美肌によいといわれています。近年は免疫力を高める作用にも注目が集まっていて、ガン予防にも効果が期待されています。グリーンアスパラガスもホワイトアスパラガスも、効能はほぼ同じです。

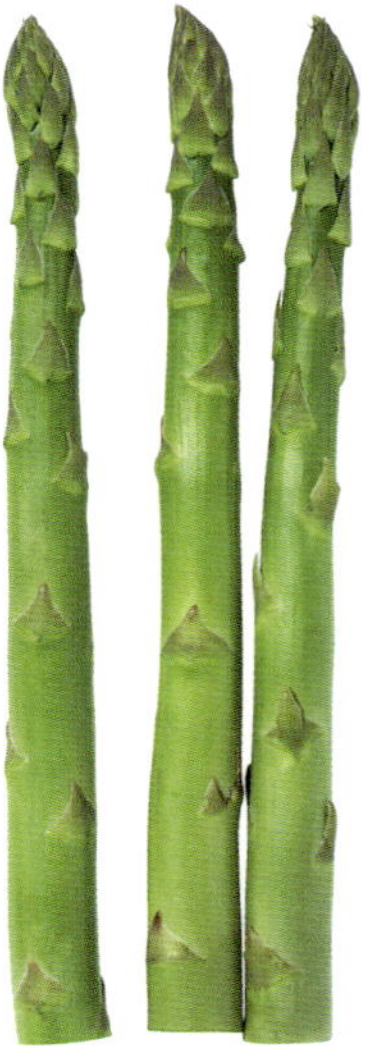

旬● 5～6月

選び方●
緑色が濃く、茎の太さが均一で、切り口に変色がなく、穂先がかたくしまっているものを。

保存法●
乾燥しやすいので湿らせた新聞紙などにくるんでラップで包み、冷蔵庫の野菜室で立てて保存。

薬膳データ

体質 陰虚 陽熱

五性 寒 五味 甘 苦

帰経：肺、心、肝、腎

特徴的な栄養成分
（可食部100g中）

食物繊維：1.8g
ビタミンC：15mg
ビタミンE：1.5mg
ビタミンB_2：0.15mg
ビタミンA（β-カロテン）：380μg

おすすめの食べ合わせ

のどの渇きに

＋トマト

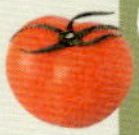

トマトと組み合わせてサラダやあえ物に。どちらも体の余分な熱を取って潤す働きがあり、相乗効果でのどの渇きを緩和します。

便秘解消に

＋ごぼう

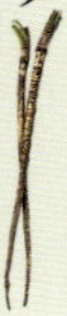

ごぼうと組み合わせて炒め物にします。どちらも食物繊維やオリゴ糖など、便秘解消に有効な栄養素が豊富に含まれています。

注意ポイント

豆腐との組み合わせは注意

グリーンアスパラガスと豆腐の組み合わせは胆石を作るおそれがあるといわれています。

発汗作用で風邪、感冒を予防

ねぎ

発汗作用があり、体を温めて気や血の巡りをよくするねぎは、風邪の初期症状や冷え症の改善に有効で、昔から漢方の生薬としてもよく用いられてきました。胃腸の働きを整える作用や解毒作用もあるといわれ、便秘や下痢の予防にもおすすめです。

特有の辛味は硫化アリルによるもので、免疫力を高めて動脈硬化を予防する働きもあります。

薬膳データ

体質	陽虚　気滞　瘀血
五性	温
五味	辛
帰経	肺、胃

旬●11～2月

選び方●
長ねぎは緑と白の境目がくっきりと分かれ、白い部分が長いもの。葉ねぎは緑が濃く、葉が先までピンと張っているもの。

保存法●
新聞紙に包んで冷暗所で保存。使いかけのものは、ラップに包んで冷蔵庫の野菜室で保存する。

特徴的な栄養成分
（可食部100g中）

カリウム：200mg
カルシウム：36mg
ビタミンB_6：0.12mg
ビタミンA（β-カロテン）：83μg

おすすめの食べ合わせ

風邪のひき始めに

＋しそ

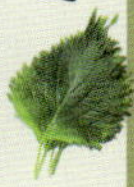

刻んだねぎと、酒少々を加えたみそをしそで巻いて焼いて。ねぎもしそも発汗作用があり、体の寒気を取るので、風邪の初期症状に有効。

冷え症の改善に

＋えび

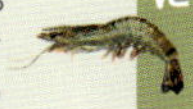

ねぎとえびの炒め物。どちらも気を巡らせ、体を温める原動力ともいえる陽気を養う食材。冷え症の改善におすすめの組み合わせです。

注意ポイント

はちみつと一緒に食べない

ねぎとはちみつを一緒に食べると、吐き気を引き起こすおそれがあるので、注意しましょう。

たまねぎ

生活習慣病の予防に効果的

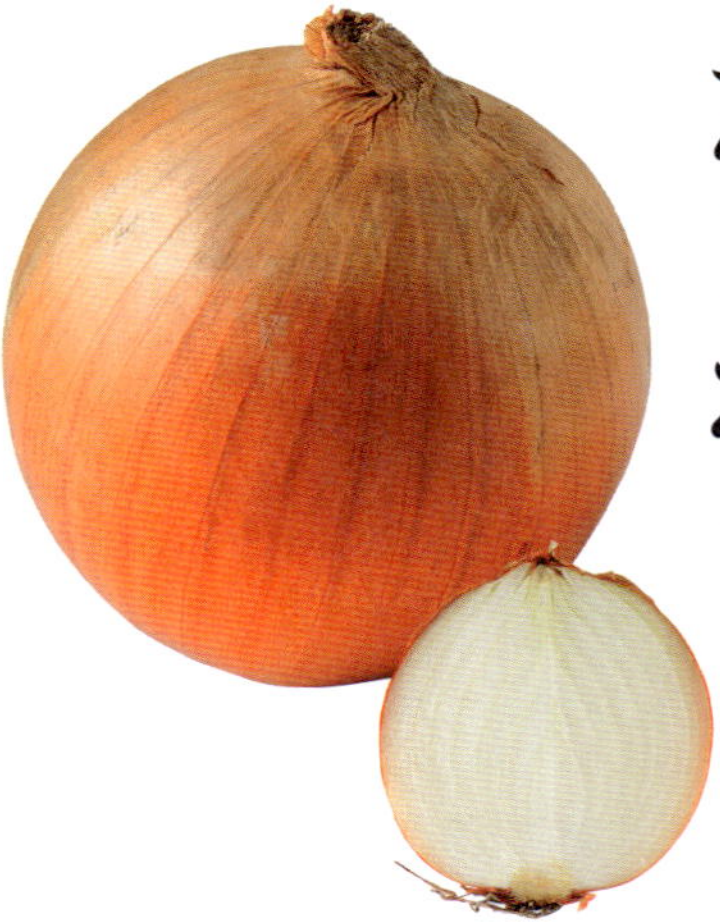

薬膳データ

体質	気滞、瘀血
五性	温
五味	辛、甘
帰経	脾、胃、肺、心

特徴的な栄養成分
（可食部100g中）

カリウム：150mg
カルシウム：17mg
ビタミンC：7mg
ビタミンB_1：0.04mg

旬
新たまねぎ4～5月、
秋たまねぎ9～11月

選び方
上から押してみて、芯がかたく、つやのあるものを。やわらかいものは中が腐っている可能性が。

保存法
風通しのよい冷暗所に保存。ネットなどに入れて吊るしておけば、さらに日持ちがよい。

たまねぎには気や血を巡らせ、体を温める作用があり、生のときは辛く、加熱すると甘くなるのが特徴です。独特の辛味は硫化アリルという成分で、新陳代謝を活発にして、疲労回復を促す働きがあります。また、体内の余分なナトリウムを排出して、高血圧や動脈硬化を予防する効果も期待できます。胃の働きを高めるので、消化促進や胃もたれの改善にもいいでしょう。

おすすめの食べ合わせ

血栓の予防に

＋酢

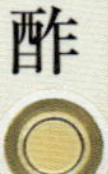

たまねぎを酢漬けに。たまねぎの硫化アリルと酢のクエン酸が血液サラサラ効果を発揮。生活習慣病の予防に常備菜にするといいでしょう。

食欲増進に

＋じゃがいも

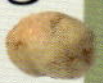

＋みそ

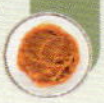

どちらも気を補い、消化をよくするたまねぎとじゃがいもを組み合わせてみそ汁に。みそは消化機能を高めるほか、香りが食欲を増進させます。

注意ポイント

水にさらすのは短時間に

たまねぎに含まれる硫化アリルは、水にさらし過ぎると流れ出てしまうので、2～3分以内に。

体を温めて発汗を促す
らっきょう・しまらっきょう

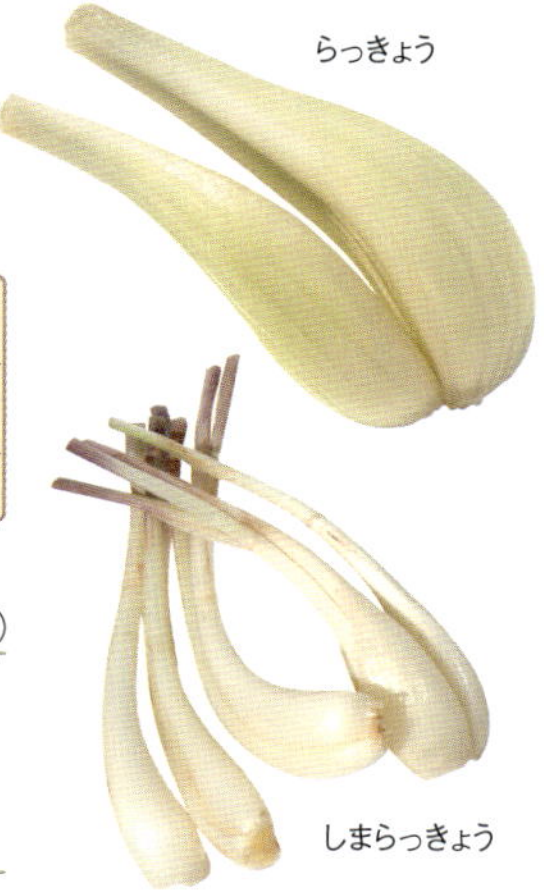
らっきょう
しまらっきょう

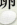

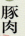

薬膳データ

体質　陽虚　気滞
五性　温　五味　辛　苦
帰経：肺、胃、大腸

特徴的な栄養成分
（可食部100g中・らっきょう）

カリウム：230mg
リン：35mg
ビタミンC：23mg
カルシウム：14mg
マグネシウム：14mg

旬● 5〜6月
選び方●
かたくてつやがあり、青い芽が出ていないもの。酢漬けにする場合は大きさのそろったものを選ぶ。
保存法●
短期の保存はラップに包んで野菜室で冷蔵。長期保存の場合は、購入したその日のうちに酢漬けにする。

さまざまな効能があるらっきょうは、日本でも昔から薬用植物として利用されてきました。体を温め、発汗を促す作用があるため、風邪や発熱のほか、冷え症にもよいといわれています。気を巡らせて、胸の痛みを取ったり、便秘や下痢を解消する効果もあります。硫化アリルという成分には血液をサラサラにする働きがあり、高血圧や動脈硬化の予防に有効です。

おすすめの食べ合わせ

冷え症の改善に
＋ 鶏肉
体を温める作用のあるらっきょうと、気を補う鶏肉を組み合わせて炒め物に。元気を補い、気の巡りがよくなって冷えを緩和します。

ストレスの緩和に
＋ 卵 ＋ 豚肉 ＋ 米
炒飯に。ストレスで停滞した気をらっきょうが巡らせ、心の機能を回復させる卵と、元気を補う豚肉、米を一皿でとれます。

注意ポイント
ビタミンB_1と合わせると○
豚肉などビタミンB_1の多い食材とらっきょうを組み合わせると、ビタミンB_1の吸収率がよくなります。

菊花《きくか》

目のさまざまなトラブルを解消

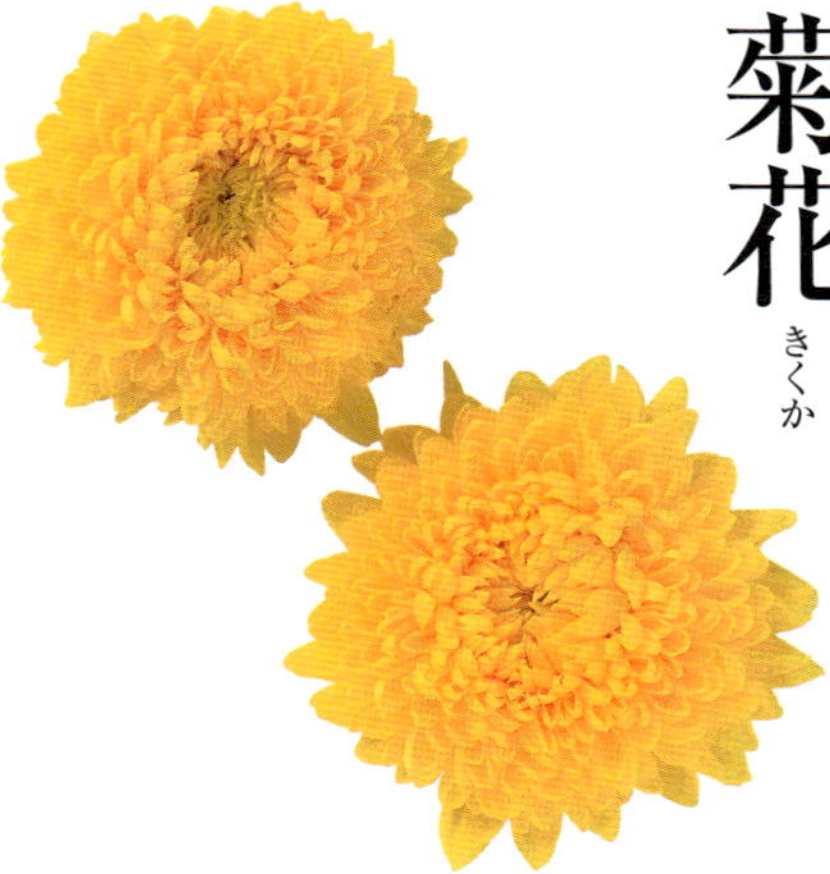

薬膳データ

体質	陽熱
五性	寒
五味	甘 苦
帰経	肝、肺

特徴的な栄養成分
（可食部100g中・生）

カリウム：280mg
カルシウム：22mg
マグネシウム：12mg
鉄：0.7mg
ビタミンB_1：0.10mg

観賞用だけでなく、古くから食用としても親しまれてきた菊花。日本では生食がほとんどですが、中国では乾燥したものもよく利用されています。

薬膳では目の乾き、かすみ、結膜の充血や痛みなど、主に目のトラブルの解消に使われています。眼精疲労に伴う頭痛にも効果が期待できます。

有効成分の中でも、とくにビタミンB_1が視神経に栄養を与え働きを整えます。

さらに肝機能を高めて、血の流れをよくする働きによって、肩こりや肌荒れなどにも効果を発揮します。

また、体内にたまった余

おすすめの食べ合わせ

高血圧の予防に

＋酢

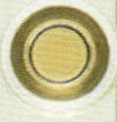

生の菊花をゆでて甘酢漬けに。菊花も酢も血流を促進する働きがあります。また、菊は寒性なので、体を冷やす作用があり、体に熱がたまりがちな高血圧の症状を改善します。イライラしているときにもおすすめの一品です。

風邪のひき始めに

＋緑茶

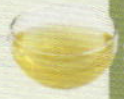

急須に乾燥した菊花と緑茶を一緒に入れて熱湯を注ぎ、飲みます。菊花と緑茶は、どちらも余分な熱を取り、炎症を抑える作用があり、発熱を伴う風邪のひき始めに飲むといいでしょう。緑茶とブレンドすることで飲みやすくなり、効果もアップ。

分な熱を排出したり、水分の代謝を調節するデトックス効果があるので、便秘や、吹き出物、腫れ物がある人にもおすすめです。

上手な利用方法

手軽で便利な菊のりを上手に利用して

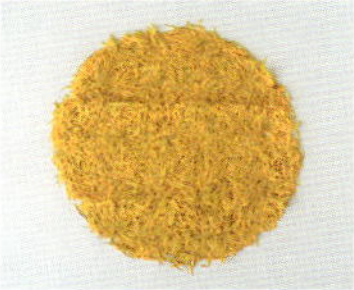

菊のりは、菊の花びらを蒸してから平らに拡げて干したもの。熱湯をかけて1分ほどでもどるので、手軽です。保存もしやすいのでおすすめ。

ゆでて、たくさん食べる

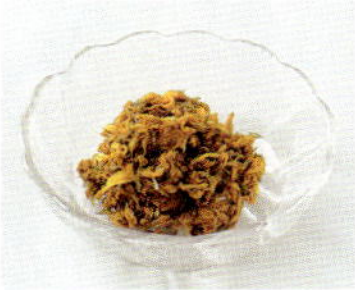

生の菊花は少しだけ食べても効果は期待できません。ゆでるとたくさん食べられるので、ゆでた菊花をおひたしやあえ物などにして食べましょう。

薬効を期待するなら漢方薬の菊花を

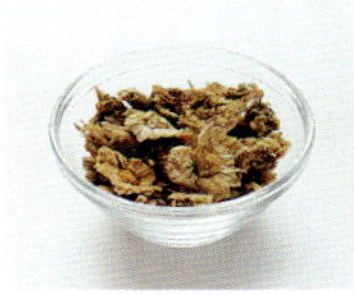

乾燥した菊花は漢方薬として市販されています。目のトラブルを抱えているなど、さらに高い薬効を期待するのなら、漢方薬局で購入を。

旬● 9～11月

選び方●
色がきれいでみずみずしいものを。花びらが茶色に変色したり、しなびているものや、緑色のがく部分がしおれているものは避ける。

保存法●
傷みが早いので冷蔵庫で保存し、できるだけ早く使うか、ゆでてから小分けにして冷凍庫で保存。

薬膳豆知識

飲む目薬「杞菊地黄丸」

菊花と枸杞の実を含む漢方薬「杞菊地黄丸」（コギクジオウガン）は飲む目薬と呼ばれる有名な薬。疲れ目や充血、視力低下などの目のトラブルのほか、頭痛やのぼせなどにも処方されます。

のどの腫れ、痛みの緩和に

＋はちみつ

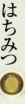

菊花にはのどの痛みや腫れを和らげる効果もあります。乾燥した菊花を煮出したら取り出して、はちみつを適量加えます。のどを潤すはちみつとの相乗効果で症状を緩和します。のどに負担をかけないように、常温に冷ましてから飲みましょう。

注意ポイント

食べ過ぎないように注意

体を冷やす性質があるので、冷え症の人や、下痢をしている人は、食べ過ぎないようにしましょう。

刺身と一緒に食べる

刺身に添えられている食用菊は捨てずに、しょうゆに花びらを入れて一緒に食べましょう。食中毒を予防してくれます。

胃腸の不調や、のどの痛みに

だいこん

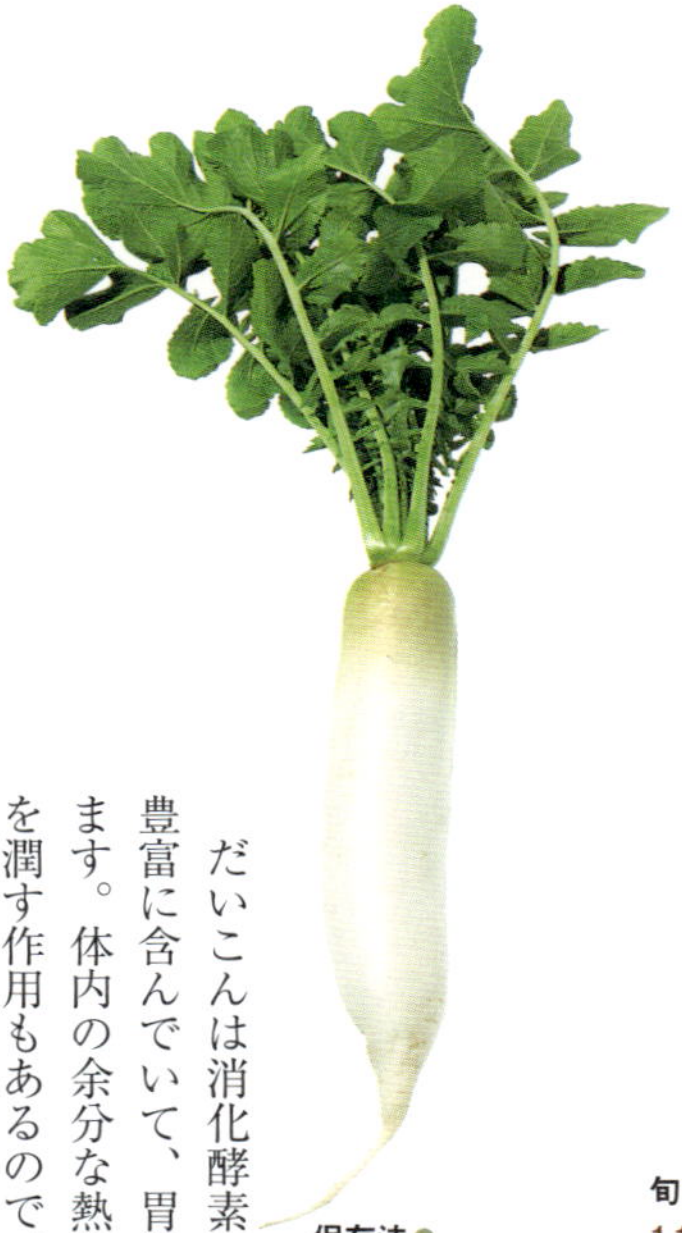

薬膳データ

体質　気滞　陽熱　水毒

五性　涼　五味　辛　甘

帰経：肺、胃

特徴的な栄養成分
（可食部100g中）

カリウム	230mg
カルシウム	24mg
ビタミンC	12mg
食物繊維	1.4g

だいこんは消化酵素のアミラーゼを豊富に含んでいて、胃腸の調子を整えます。体内の余分な熱を取ったり、肺を潤す作用もあるので、風邪の熱やのどの痛み、咳、痰を改善する効果もあります。カリウムを多く含み、利尿作用があるので、おなかの張りやむくみが気になる人にもおすすめ。また、大根の葉にはビタミンCが豊富に含まれているので一緒に活用しましょう。

旬
11〜3月、7〜8月

選び方
葉に近い青首の部分が明るい緑色で、ずっしりと重みがあり、ひげ根の穴が深くないものを。

保存法
根と葉は別々に湿らせた新聞紙で包み、冷暗所で保存。カットされたものはラップに包んで冷蔵庫の野菜室で保存。

おすすめの食べ合わせ

生活習慣病の予防に　＋あさり

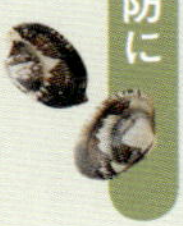

だいこんとあさりの炒め煮。どちらも体の熱を取り、余分な糖や脂肪を排出する働きがあるので、生活習慣病の予防に有効です。

のどの腫れ、痛みの緩和に　＋はちみつ

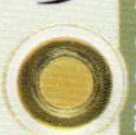

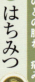

だいこんをおろしたしぼり汁にはちみつを加えて。どちらも肺を潤し、のどの炎症や乾燥を緩和する作用があります。

注意ポイント　高麗人参とは組み合わせない

高麗人参が補ったエネルギーをだいこんが散らしてしまい、高麗人参の薬効が減るといわれています。

かぶ

優れた整腸作用を持つ

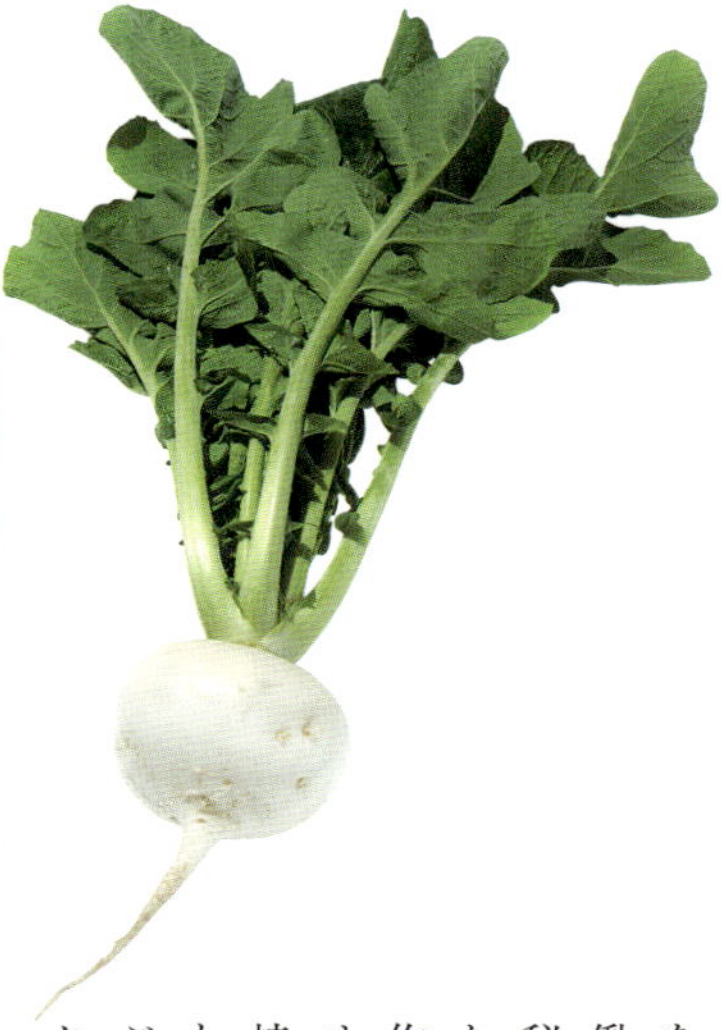

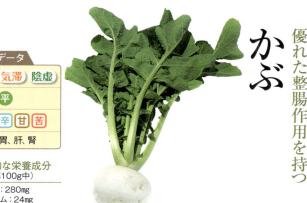

薬膳データ

体質	気滞　陰虚
五性	平
五味	辛　甘　苦
帰経：胃、肝、腎	

特徴的な栄養成分
（可食部100g中）

カリウム：280㎎
カルシウム：24㎎
ビタミンC：19㎎

旬
3〜5月、10〜12月

選び方
葉の緑色が鮮やかでみずみずしく、実は白くて光沢があり、ひげ根がピンとしているものを。

保存法
葉から水分が蒸発していくので、葉は湿らせた新聞紙に包み、根はポリ袋に入れて冷蔵庫の野菜室で保存する。

消化酵素のアミラーゼを多く含み、整腸作用に優れた食材です。胸や腹部が冷えることから起こる痛みを、気を巡らせて緩和する働きがあり、消化不良や便秘の人におすすめです。また、頭に昇った気を降ろす作用があり、高血圧やのぼせ、イライラ、頭痛、熱を持った腫れ物などの改善にも効果が期待できます。かぶの葉もだいこんと同様ビタミンCが豊富です。

おすすめの食べ合わせ

便秘解消に

＋油揚げ

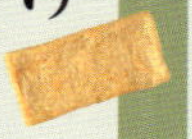

かぶには消化を助ける作用があり、油揚げの食物繊維と油が加わることで腸を潤し、便通を改善。一緒に煮て、とろみをつけて食べやすく。

食欲増進に

＋スモークサーモン

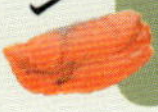

かぶとサーモンをマリネに。かぶが胃腸の働きを助け、さけの食欲を増進する作用を高めます。酸味が加わることで、さらに食欲をそそります。

注意ポイント

葉や皮も捨てずに

かぶの葉にはビタミンC、ベータカロテンやミネラルが豊富。皮にも栄養素があるので捨てずに食べて。

ゆりね

不安感やイライラを和らげる

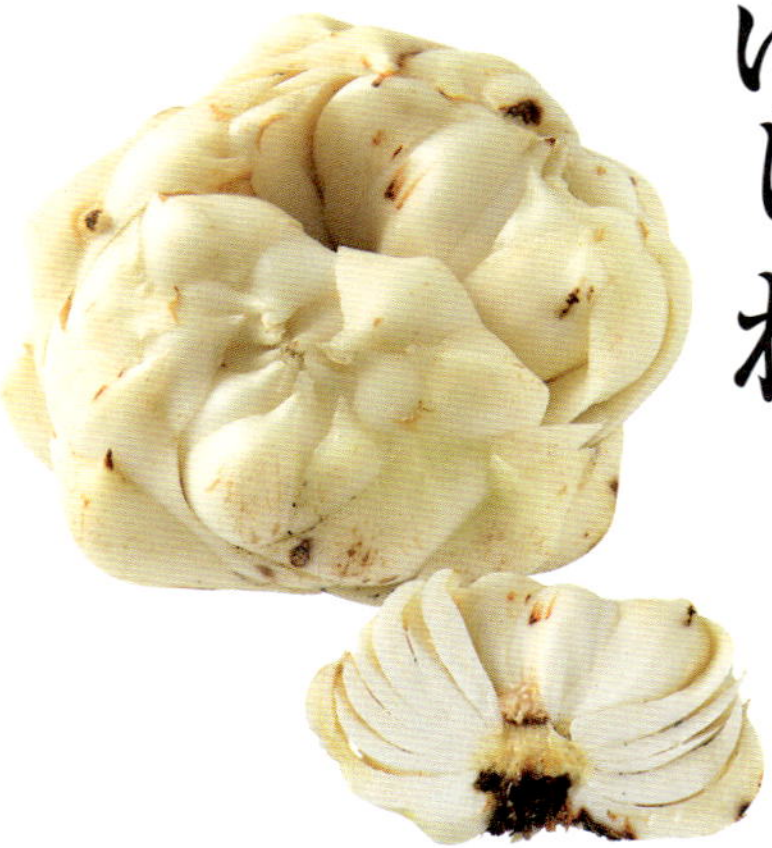

薬膳データ

体質 陰虚

五性 涼　五味 甘 苦

帰経：心、肺

特徴的な栄養成分
（可食部100g中）

カリウム：740mg
リン：71mg
カルシウム：10mg
ビタミンC：9mg
鉄：1.0mg

ゆりねには肺やのどを潤し、不足している体液を養う働きがあります。咳止めやのどの渇きの改善に役立つ食材です。

心の熱を鎮め、たかぶった神経を落ち着かせる作用があり、不眠や不安感、イライラなどを和らげるのに有効です。

肌に潤いを与える作用もあるので、乾燥肌、しわなど、肌のトラブルがある人にもおすすめです。

グルコマンナンという水溶性の食物繊維を豊富に含み、胃腸の調子を整えて便秘や下痢を改善するほか、コレステロール値の上昇を抑えて、脂質異常症の改善

おすすめの食べ合わせ

不眠の改善に　＋蓮の実

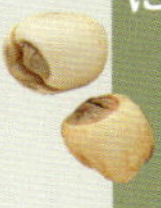

ゆりねと蓮の実を組み合わせてスープに。蓮の実には、ゆりねと同じように心を落ち着かせる作用があるほか、滋養強壮や疲労回復の効果も期待できます。ゆりねとの相乗効果で、精神的疲労からくるイライラや不安を鎮め、不眠を改善します。

咳止めに　＋はちみつ

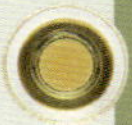

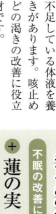

ゆりねにはちみつを加えて煮ます。はちみつには抗菌、殺菌作用のほか、ゆりねと同じように肺を潤し、炎症を緩和する働きがあります。肺が乾燥しているときや、なかなか咳が止まらないとき、症状を和らげてくれます。

上手な利用方法

手軽に楽しめる茶碗蒸しがおすすめ

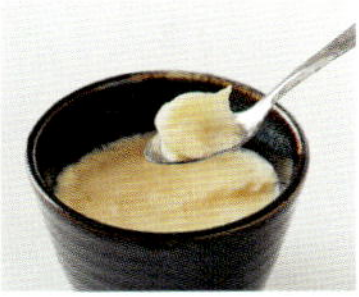

茶碗蒸しなら、卵液と一緒にゆりねを入れて蒸すだけ。ゆりねのほくほくとした食感が楽しめます。ゆりねも卵も体を潤す食材で相性ばっちり。

長持ちさせるには、新聞紙で包んで

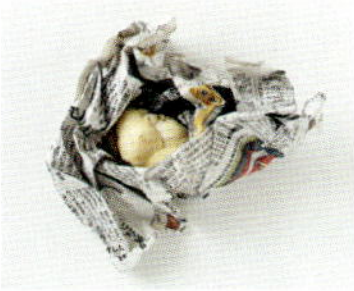

ゆりねはぬらすと傷みやすいので、新聞紙で包み、ポリ袋に入れて、呼吸できるようにゆるく結び、冷蔵庫の野菜室へ。数カ月は持ちます。

漢方薬の乾燥ゆりねをおかゆやスープに

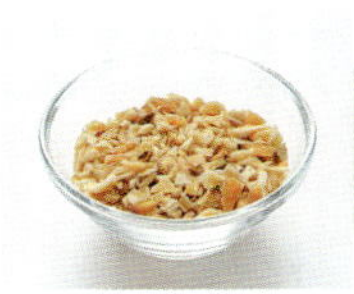

乾燥ゆりねは、中国では百合（ビャクゴウ）という生薬で、料理にも使われています。漢方薬局で手に入るので、水でもどしておかゆやスープに。

に効果が期待できます。また、骨の生成には欠かせないカルシウムとリンの両方の成分を含んでいるので骨粗しょう症の予防にもいい食材です。

旬● 11～2月

選び方●

紫がかったものは苦味が強いので、色が白くて外側に傷のないものを。鱗片が大きいものほど、ほくほく感がある。

保存法●

湿らせたおがくずの中に入れるか、新聞紙に包んでポリ袋に入れ、冷蔵庫の野菜室で保存。

薬膳豆知識

白・赤どちらの花色のゆりねも現在は食用

中国の文献では赤い花のゆりねには毒があるとされていますが、現在では赤い花のゆりねも食用されています。百合の根と書くとおり、植えると花が咲くことがあります。

美肌づくりに

＋牛乳

ゆりねと牛乳を組み合わせてスープに。牛乳には肌細胞の新陳代謝をよくして、皮脂の分泌をコントロールする作用があります。肌を潤すゆりねとの相乗効果で、乾燥肌を予防するほか、にきびや吹き出物を改善して美肌づくりに役立ちます。

注意ポイント

かきと一緒に食べない

果物のかきと一緒に食べるのは、悪い組み合わせ。どちらも体を冷やす食材のため、腹痛や下痢を起こす可能性があるといわれています。

下痢のときは控えめに

ゆりねは涼性で体を冷やすので、胃腸の具合が悪かったり、下痢をしているときは控えめにしましょう。

巡りをよくする ビーツ

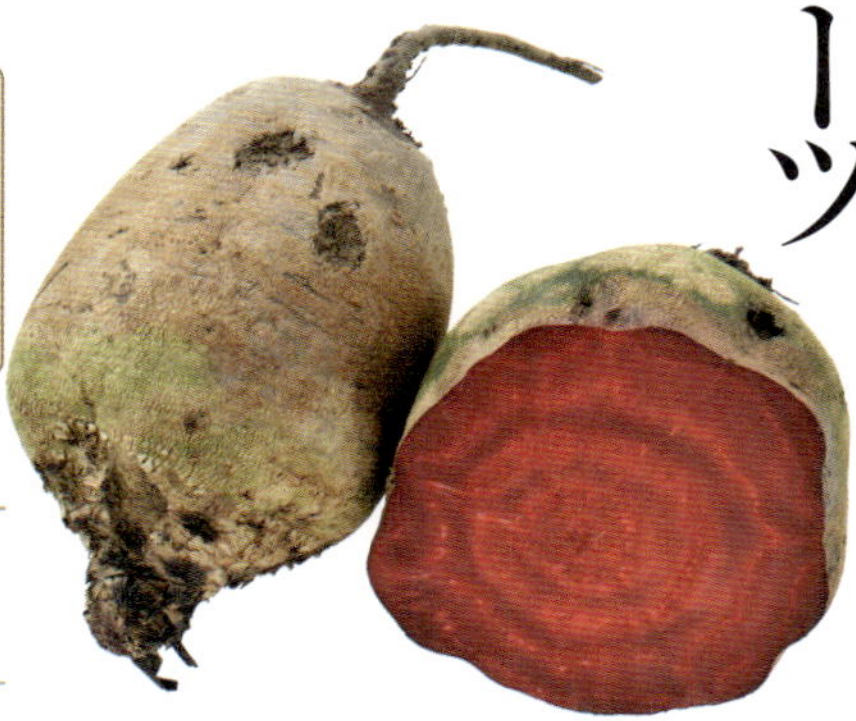

薬膳データ

体質 気滞 水毒 瘀血 陰虚

五性 涼 五味 甘 辛

帰経：肺、脾、胃

特徴的な栄養成分
（可食部100g中）

炭水化物：6.9g
カリウム：460mg
ビタミンC：5mg
葉酸：110μg

旬
6〜7月、11〜12月

選び方
手のひらにのるぐらいの大きさで、しっかりと重み、かたさが感じられるもの。葉つきの場合は、葉がしおれていないものを。

保存法
ポリ袋などに入れて冷蔵庫で保存。葉つきの場合は、切り分けて別々に保存すること。

ほうれん草と同じアカザ科植物の肥大した根。気・血・水の巡りをよくし、胃腸の機能を整えて消化不良を改善します。また、熱を取って水分を補充し、熱に伴う食欲低下、咳や痰、のどの渇きを和らげる効果も。血の巡りにも働き、止血作用もあるため、鼻や歯肉の出血などに用いられます。赤い色素は抗酸化作用のあるベタシアニン。葉も食用になり、鉄分が豊富です。

おすすめの食べ合わせ

咳と痰に

＋なし＋氷砂糖

多めの水でなしがやわらかくなるまで煮、室温で冷ましてから汁ごと食べます。

胃腸の弱い人に

＋牛肉＋たまねぎ＋にんじん

煮込んでスープに。ビーツの涼性をほかの食材によって和らげるため、体の冷やし過ぎを防げます。

注意ポイント

血糖値の高い人は注意

ビーツは別の品種から砂糖がとれるほど、糖質が多いのが特徴。血糖値が高めの人は控えめに。

ベータカロテンの宝庫

にんじん

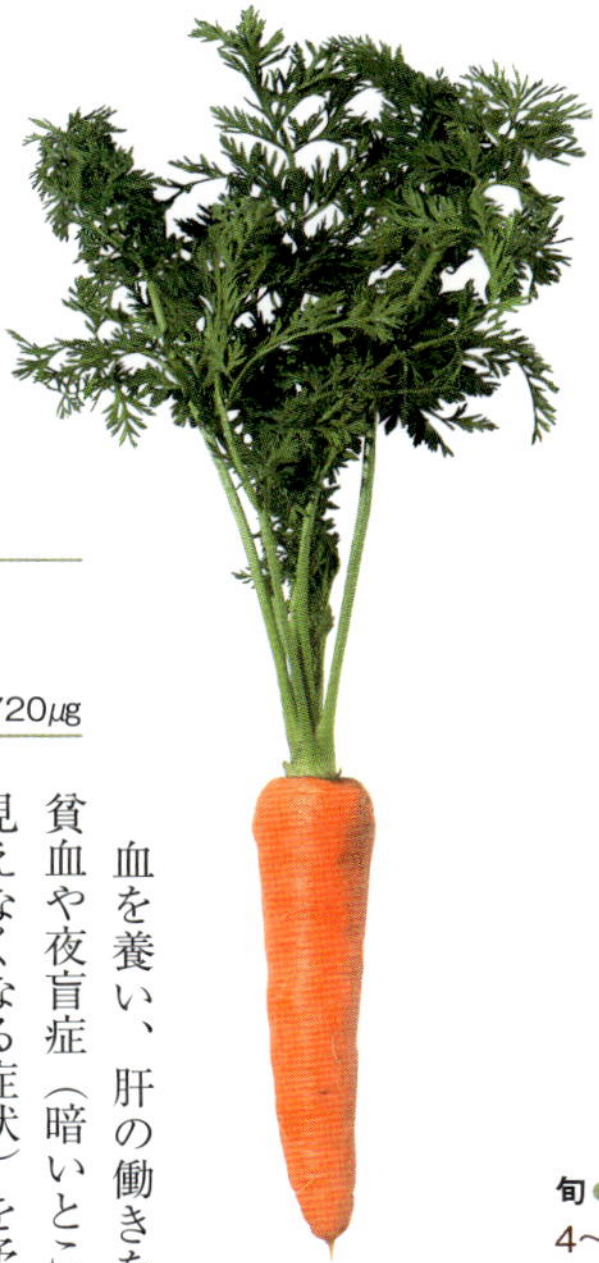

薬膳データ

体質	血虚　気滞
五性	平
五味	甘
帰経	肺、脾、肝

特徴的な栄養成分
（可食部100g中）

カリウム：300㎎
カルシウム：28㎎
ビタミンA（β-カロテン）：8600μg
ビタミンA（レチノール活性当量）：720μg

血を養い、肝の働きを正常にして、貧血や夜盲症（暗いところで目がよく見えなくなる症状）を予防します。目の疲れや視力低下の改善にも有効です。また、脾の働きを高め、食欲不振、下痢、便秘の改善にも効果があります。ベータカロテンを豊富に含むため、抗酸化作用が強く、免疫力を高め、ガンの予防や老化防止の効果も期待されています。

旬
4〜7月、11〜12月

選び方
色が鮮やかで表皮に張りがあるものが良品。茎の切り口（芯の部分）が大きいとかたいので、小さいものを。

保存法
湿気に弱いので、水気をふいて新聞紙に包み、冷暗所で。夏場ならポリ袋に入れて冷蔵庫の野菜室へ。

おすすめの食べ合わせ

疲れ目の改善に

＋干しぶどう

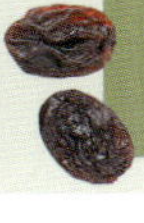

一緒にサラダにします。にんじんのベータカロテン、干しぶどうのアントシアニンがそれぞれ目の疲れに作用します。

貧血の予防に

＋牛肉

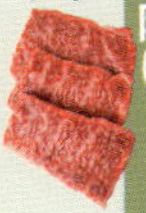

にんじんと牛肉を組み合わせて炒め物に。どちらも血を補う食材なので相乗効果で貧血を予防。味つけは塩でもしょうゆでもお好みで。

注意ポイント

油を使った調理がおすすめ

脂溶性のベータカロテンは油ととると吸収率が高まります。また、加熱によっても吸収率はよくなります。

じゃがいも

消化不良や胃痛の改善に

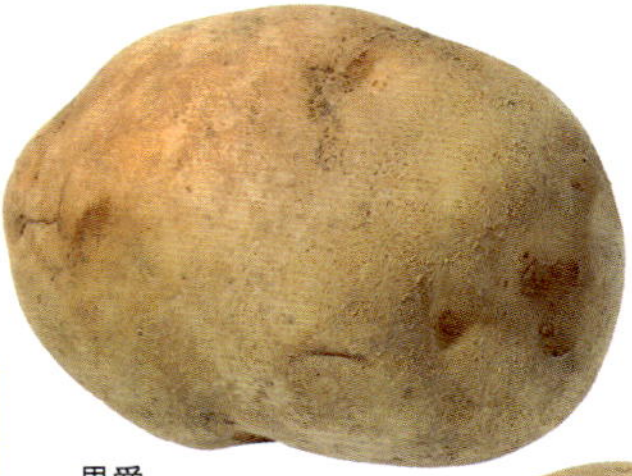
男爵

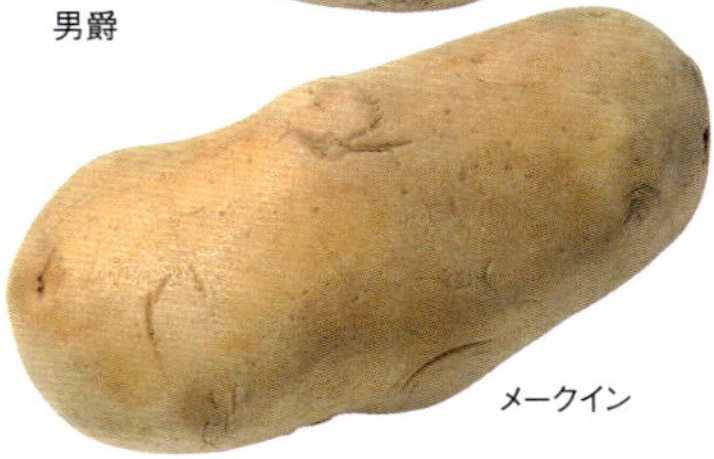
メークイン

薬膳データ

体質 気虚

五性 平　五味 甘

帰経：胃、大腸

特徴的な栄養成分
（可食部100g中）

カリウム：410mg
ビタミンC：28mg
マグネシウム：19mg
カルシウム：4mg

脾と胃の働きを高め、胃腸を丈夫にし、元気を補う作用があります。ビタミンCを多く含み、風邪予防やストレス緩和、動脈硬化を予防する作用を持っています。ビタミンCは熱に弱い栄養素ですが、じゃがいものビタミンCは熱に強いのが特徴。また、余分なナトリウムの排出を促すカリウムも豊富で、腎機能の働きを改善し、血圧を下げる効果も期待できます。

旬●5〜7月

選び方●
ふっくらと丸みがあってでこぼこが少ないもの。皮が薄く、表面の色が均一でしわのないものを。

保存法●
日に当てると発芽してしまうので、新聞紙に包み、段ボール箱やカゴなどに入れて冷暗所で保存。

おすすめの食べ合わせ

胃の調子が悪いときに

＋ たまねぎ

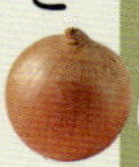

胃腸を丈夫にするじゃがいもと、消化を促すたまねぎを組み合わせてポテトサラダに。

高血圧の予防に

＋ セロリ

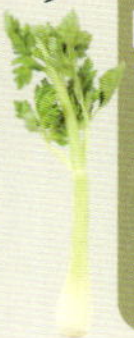

一緒にスープに。どちらもカリウムを豊富に含み、利尿作用により、血圧を下げる効果が期待できます。

注意ポイント

芽や緑色の皮は取り除く

じゃがいもの芽や、緑色になった皮には、ソラニンやチャコニンという毒素が含まれています。きちんと取り除いてから調理を。

さつまいも

便秘や高血圧が気になる人に

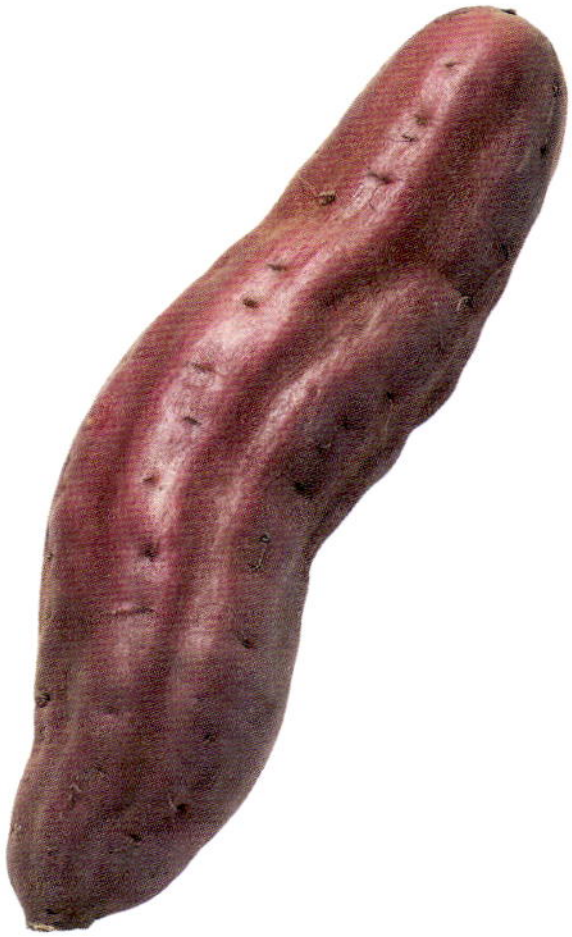

薬膳データ

体質	気虚　血虚　陰虚
五性	平
五味	甘
帰経	脾、腎

特徴的な栄養成分
(可食部100g中)

食物繊維：2.2g
カリウム：480mg
ビタミンC：29mg
ビタミンE：1.5mg
ビタミンB_1：0.11mg

胃腸を丈夫にする作用があるさつまいも。食物繊維を多く含み、便秘改善に有効な食材です。体を冷やしたり、温めたりする作用がない性質なので、多くの体質の人に合います。ビタミンCが豊富で、美肌づくりや風邪予防にも効果があります。カリウムを豊富に含むため、ナトリウムの代謝をよくする働きもあるので、高血圧が気になる人にもおすすめです。

旬●9～11月

選び方●
太くずんぐりとした形で重みがあり、皮の色が鮮やかで表面の凸凹がなく、ひげ根のないものを。

保存法●
寒さに弱いので表面をよく乾かしてから、新聞紙に包み、段ボール箱などに入れて常温保存。

おすすめの食べ合わせ

胃の調子が悪いときに

＋米

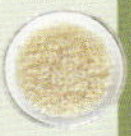

さつまいものおかゆに。さつまいもも米も胃腸の調子を整え、元気を補う食材です。食欲がないときでも、消化がよく、食べやすいでしょう。

便秘解消に

＋だいこん

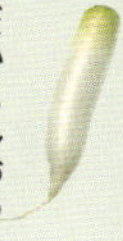

ゆでたさつまいもとだいこんおろしを甘酢であえて。さつまいもの食物繊維が便秘を解消し、だいこんが消化を助け、胸やけを抑えてくれます。

注意ポイント

肥満の人は控えめに

さつまいもには食欲を高める成分が含まれていて、太りやすい食材です。肥満の人は食べ過ぎないように。

さといも

疲労回復や食欲増進に

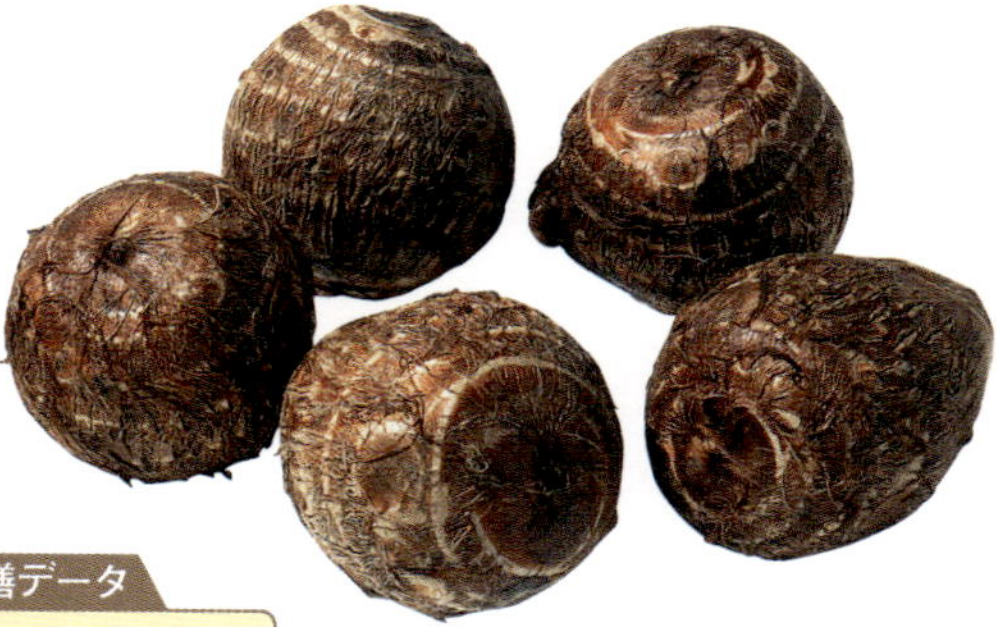

薬膳データ

体質　陰虚　気虚　瘀血

五性　平　五味　甘　辛

帰経：胃、大腸

特徴的な栄養成分
（可食部100g中）

食物繊維：2.3g
カリウム：640mg
ビタミンC：6mg
ビタミンB_1：0.07mg

気を補い、胃や腸の粘膜を保護して丈夫にする作用があり、疲れているときや、食欲のないときにとりたい食材です。特有のぬめり成分には、脂質代謝をよくしたり、肝臓の働きを高める作用があり、動脈硬化、脂質異常症の改善に有効といわれています。

また、食物繊維が豊富なので、腸内の老廃物を排出し、便秘の改善にも効果的です。

旬●9～11月

選び方●
泥つきで皮に適度な湿り気があり、かたくしまっていて、表面にこぶやひび割れがないものを。

保存法●
低温や乾燥に弱いので、湿らせた新聞紙で包むか、紙袋などに入れ、風通しのよい室内で保存。

おすすめの食べ合わせ

便秘解消に

＋ごま

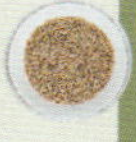

蒸したさといもにごまみそをかけて。さといもとごまには、消化を助け、便通をよくする作用があります。

ガン予防に

＋たけのこ

＋干ししいたけ

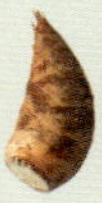

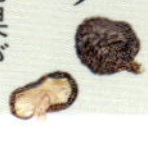

炒め物に。3つともガン予防効果があると期待されている食材です。

注意ポイント

ヨーグルトと合わせない

さといもに含まれるシュウ酸がヨーグルトの豊富なカルシウムの吸収を妨げます。サラダなどで一緒にするのは控えて。

やまのいも

栄養価の高い滋養強壮食品

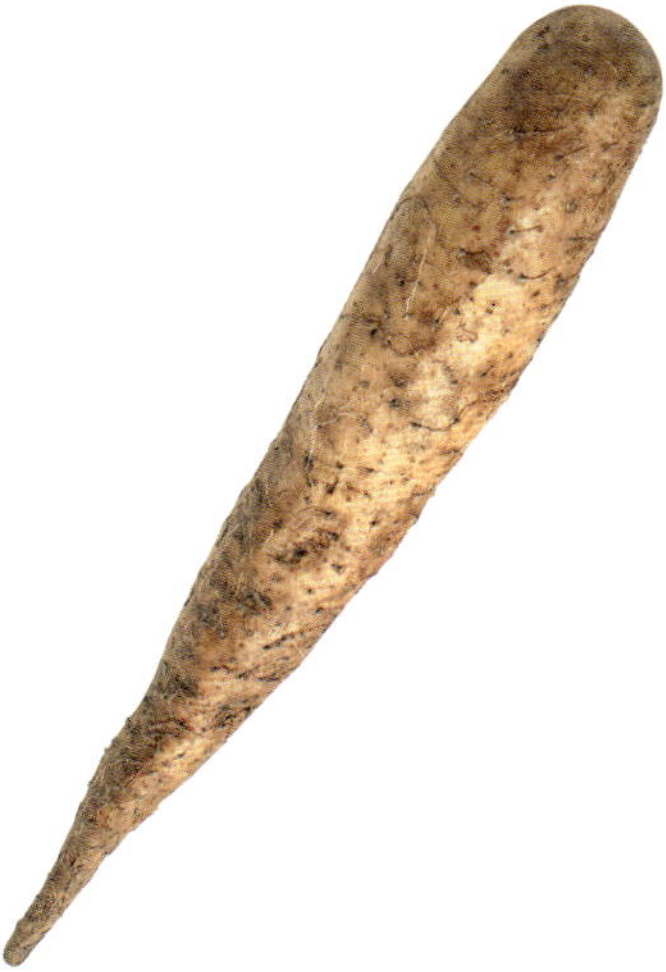

薬膳データ

体質	気虚　陰虚
五性	平
五味	甘
帰経	脾、肺、腎

特徴的な栄養成分
（可食部100g中・ながいも）

カリウム：430mg
ビタミンC：6mg
ビタミンB_1：0.10mg

旬● 10〜3月

選び方●
持つと重みがあり、皮に張りがあって、表面に傷がないもの。できれば、泥つきのものを。

保存法●
新聞紙に包んで、風通しのよい冷暗所で。カットしたものは切り口にラップをして冷蔵庫の野菜室で保存。

ながいも、やまといも、じねんじょなどさまざまな種類があります。中国では「山薬（サンヤク）」と呼ばれ、脾、肺、腎の機能を高め、滋養強壮薬として用いられてきました。消化吸収を促すほか体を潤す作用があり、肺や胃腸を丈夫にしたり、美容やアンチエイジングの効果も。ねばり成分が糖の吸収を遅らせるため、糖尿病予防にも効果が期待されています。

おすすめの食べ合わせ

胃の調子が悪いときに

＋さけ

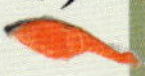

すりおろしたやまのいもをさけにかけてホイル焼きに。どちらも胃を元気にする作用があり、消化もよいので、食欲のないときにもおすすめ。

老化防止に

＋ほたて貝

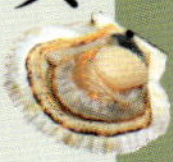

炒め物に。どちらも体を潤す食材で、とくにやまのいもに含まれるムコ多糖は、細胞組織を潤し、老化を防止するといわれています。

注意ポイント

酢水でかゆみを防いで

調理の前に酢水で手を洗えば、素手でやまのいもを触っても、かゆくなりにくいです。

たけのこ

優れた整腸作用で便通を促進

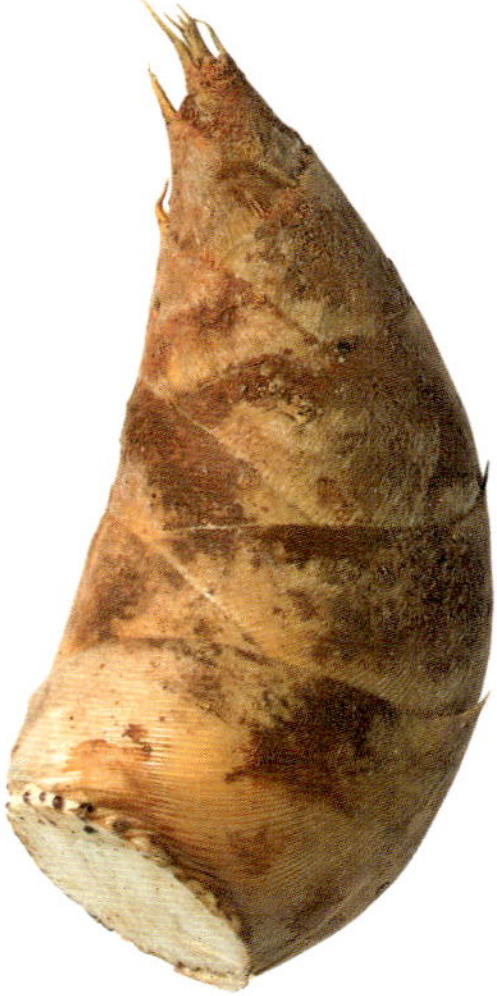

薬膳データ

体質	気滞　陽熱　水毒
五性	寒
五味	甘　微苦
帰経：胃、大腸	

特徴的な栄養成分
（可食部100g中）

食物繊維：2.8g
カリウム：520mg
ビタミンC：10mg
ビタミンB_2：0.11mg

春を代表する食材で、独特の旨味と歯ごたえがあり、日本料理や中華料理で広く使われています。

痰を取り除く働きがあるほか、尿の出をよくして、むくみを改善する効果もあります。

独特な香りには胃の働きを活発にし、消化を促進する作用があります。さらにセルロース、リグニンなどの食物繊維を豊富に含み、便通を改善したり、コレステロールの吸収を抑える効果もあるので、動脈硬化の予防におすすめです。

ビタミンB_2、C、カリウムを含み、余分なナトリウムの排出を促して、血圧の

おすすめの食べ合わせ

脳の老化防止に

＋かつおぶし

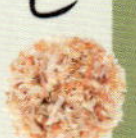

たけのこの煮物にかつおぶしを加えて土佐煮に。たけのこに含まれるチロシンとかつおぶしに含まれるイノシン酸は認知症の予防に有効といわれる成分。一皿で脳の老化防止が期待できます。たけのこは消化が悪いので、やわらかく煮て体への吸収をよくしましょう。

気分が落ち込んでいるときに

＋鶏肉

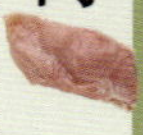

食べやすい大きさに切った生たけのこと鶏肉を一緒にスープに。たけのこと鶏肉に含まれるチロシンは脳内物質セロトニンの原料。セロトニンは心を穏やかにして、落ち込んだ気持ちを和らげます。

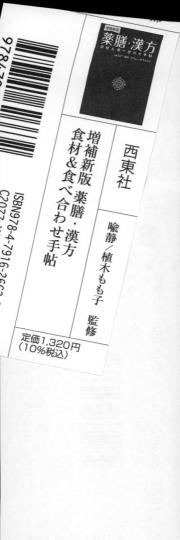

西東社

増補新版 薬膳・漢方 食材&食べ合わせ手帖

喩静／植木もも子 監修

定価1,320円(10%税込)

ISBN978-4-7916-2663
C2077

部数　冊

書店名

補充・注文カード

＊この書籍管理用スリップは
実用新案第3133757号に登録されています

定価
1,320円
(10%税込)

Seitosha 売上実績カード

東京都文京区湯島2-3-13
営業 (TEL):03-5800-3120
営業 (FAX):03-5800-3128

増補新版 薬膳・漢方
食材&食べ合わせ手帖

ISBN978-4-7916-2663-2 C2077 ¥1200E

★このカードは貴店の販売実績として、今後の販売上の貴重な資料とさせていただきます。裏面に貴店印をご捺印の上ご送付ください。

上昇を防ぐ働きもあります。また、成分に含まれるアミノ酸の一種チロシンは脳の働きを活性化させるといわれ、老化防止効果が期待されています。

上手な利用方法

食物繊維をとりたいときは炒め物に

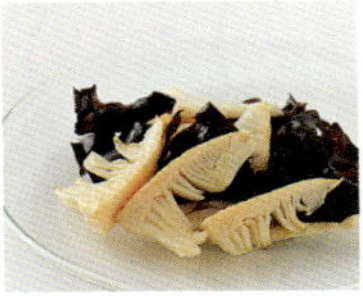

食物繊維をとって、体の余分な熱や老廃物を排出したいときは、炒め物が向いています。油が入ることによって、便秘解消作用もアップします。

アミノ酸の摂取は煮物やスープで

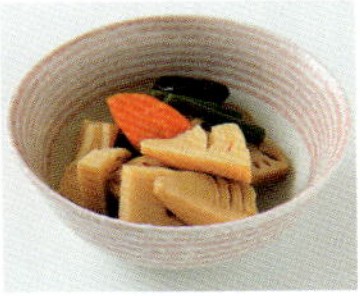

とりたい栄養成分によって調理方法を変えることも大切です。たけのこに豊富に含まれるアミノ酸は、煮物やスープにすると上手に摂取できます。

チロシンは取り除かない

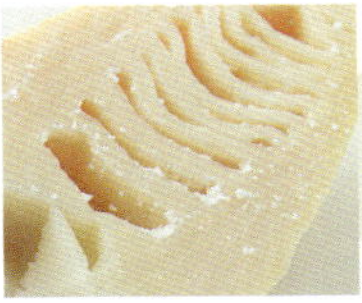

たけのこの切断面に出てくる白い粉は、チロシンと呼ばれるアミノ酸。この成分は認知症の予防に有効といわれているので、取り除かず利用を。

旬● 4〜5月

選び方●

先端は黄色く、外皮は薄茶色でつやがあり、産毛のそろった、切り口のみずみずしいものを。

保存法●

米のとぎ汁でゆでてアク抜きをした後、ゆで汁ごと密閉容器に入れて冷蔵。ときどき水を入れ替えて。

薬膳豆知識

たけのこの皮には殺菌、防腐効果がある

たけのこの外側の皮には殺菌、防腐効果があります。腐りにくく、乾燥したり、蒸れたりする心配が少ないので、おにぎりなどのお弁当を包むのに適しています。

生活習慣病の予防に

＋セロリ ＋黒きくらげ

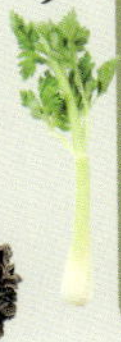

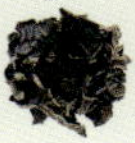

たけのこ、セロリ、黒きくらげを組み合わせて炒め物に。いずれも食物繊維が豊富で、余分な脂肪や糖を排出し、生活習慣病の予防に有効です。

注意ポイント

こまつなと一緒に煮ない

たけのこに含まれるシュウ酸がこまつなのカルシウムの吸収を邪魔します。一緒に煮びたしなどにしがちですが、実は相性の悪い組み合わせ。

アク抜きをしてえぐみを取る

掘りたてのものは生食できますが、掘ってから時間がたったものは、米のとぎ汁でゆで、アク抜きをして、えぐみを取ります。

ごぼう

豊富な食物繊維が腸を整える

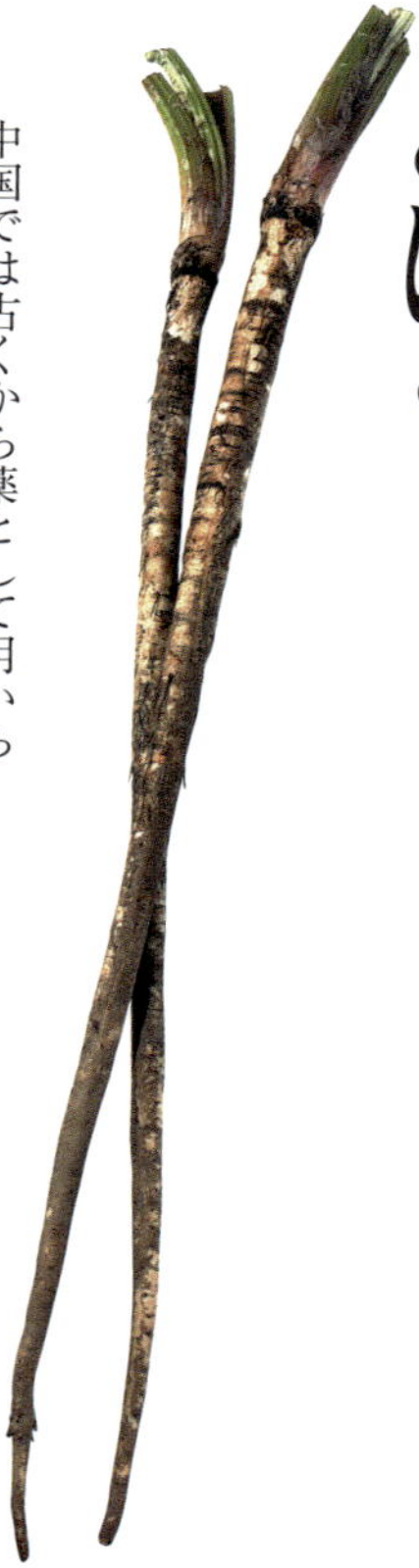

中国では古くから薬として用いられ、とくに種は牛蒡子（ゴボウシ）と呼ばれ、のどの痛みの治療薬として使われています。解毒、発汗、利尿作用に優れ、体の老廃物を取り除いたり、風邪の予防にも効果があります。不溶性と水溶性の食物繊維を豊富に含み、整腸作用を発揮して便通をよくするほか、脂質代謝をよくするため、動脈硬化の予防に有効といわれています。

旬
11〜1月、4〜5月

選び方
ひげ根とひび割れが少なく、太さが均一のもの。乾燥に弱いので、できるだけ泥つきのものを。

保存法
泥つきのものは湿らせた新聞紙にくるんで冷暗所で。洗ったものはポリ袋などに入れて冷蔵庫の野菜室で保存する。

薬膳データ

体質　陽熱　瘀血

五性　寒　五味　辛　苦

帰経：肺、胃

特徴的な栄養成分
（可食部100g中）

食物繊維：5.7g
カルシウム：46mg
鉄：0.7mg
銅：0.21mg

おすすめの食べ合わせ

便秘解消に

＋ごま

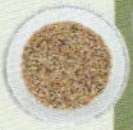

ゆでて下味をつけたごぼうをごまであえてたたきごぼうに。ごぼうの食物繊維と、ごまの腸を潤す作用が相乗効果で便通を促します。

生活習慣病の予防に

＋たまねぎ

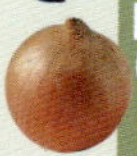

たまねぎと組み合わせてスープに。ごぼうのコレステロールを減らす作用とたまねぎの血液をサラサラにする作用が期待できます。

注意ポイント

海藻類と一緒に食べない

ごぼうの食物繊維がミネラルの吸収を妨げるため、海藻類などミネラル豊富な食材とは合わせないで。

れんこん

のどの痛みや咳、痰を和らげる

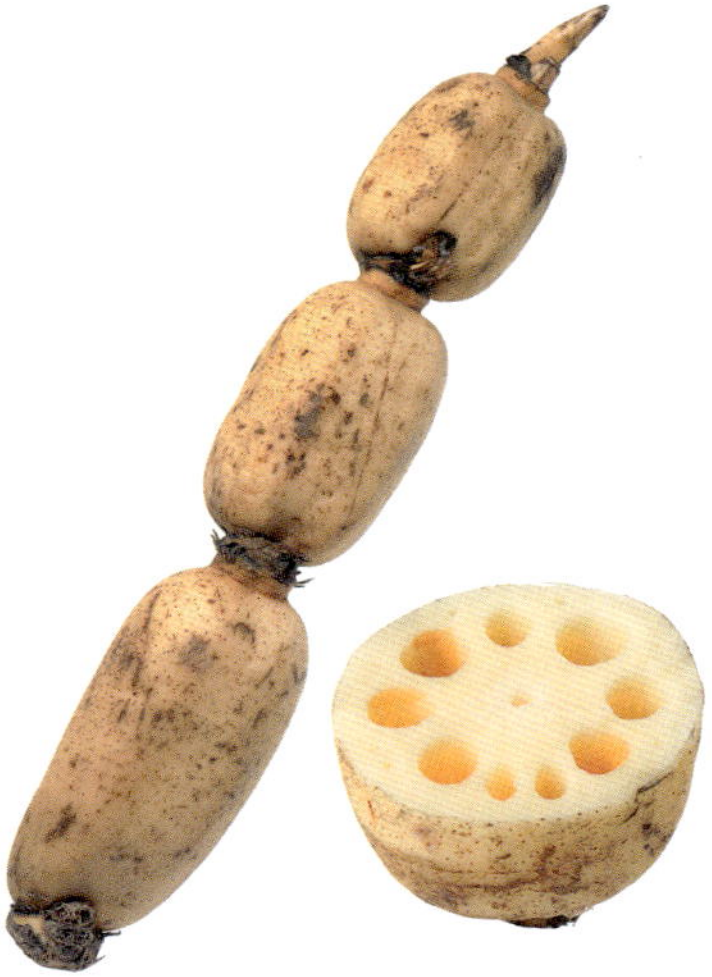

薬膳データ

- 体質：陽熱　陰虚　瘀血
- 五性：寒　五味：甘
- 帰経：脾、心、胃

特徴的な栄養成分
（可食部100g中）

- 食物繊維：2.0g
- カリウム：440mg
- ビタミンC：48mg
- ビタミンB_1：0.10mg

旬●11～3月

選び方●
皮に張りがあり、節と節の間が長くてきれいな円柱形のものが良品。切り口がみずみずしいものを。

保存法●
新聞紙に包み、ポリ袋に入れて冷蔵庫の野菜室へ。カットしたものは切り口をしっかりラップに包んで冷蔵する。

れんこんには、体にこもった余分な熱を冷まし、体を潤したり、血を巡らせる作用があります。皮ごとすりおろしたしぼり汁は、のどの痛みや咳、痰の緩和によいといわれ、古くから民間療法でも用いられていました。そのほかにも、胃腸の粘膜を保護したり、止血の作用があるため、胃腸の痛み、炎症の緩和、歯茎の出血、鼻血を止めるなどの作用があります。

おすすめの食べ合わせ

生活習慣病の予防に

＋セロリ　＋りんご

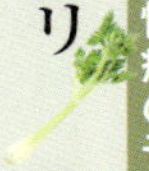

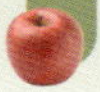

さっとゆでたれんこん、生のセロリ、りんごを組み合わせてサラダに。いずれも不溶性の食物繊維が豊富で血糖値の上昇を抑えるのに有効です。

胃の調子が悪いときに

＋鶏肉

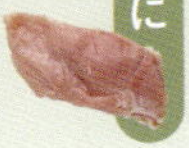

れんこんと鶏胸肉の炒め物。どちらも胃の働きをよくして、消化を促す作用があるので、弱った胃腸を回復させるのに効果的です。

注意ポイント

鉄の鍋でゆでないように注意

鉄製の鍋を使ってゆでると、れんこんが酸化して黒くなってしまうので、ステンレス製の鍋などを使って。

こんにゃく

腸の老廃物を体の外に出す

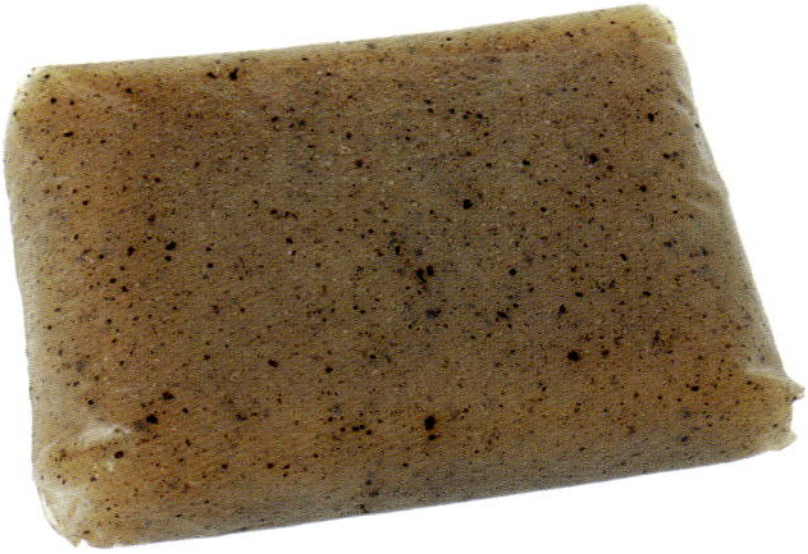

薬膳データ

体質　気滞　瘀血

五性　寒　五味　甘　辛

帰経：脾、肺、胃、大腸

特徴的な栄養成分
（可食部100g中）

食物繊維：2.2g
カルシウム：43mg
カリウム：33mg
鉄：0.4mg

グルコマンナンという食物繊維を豊富に含み、優れた整腸作用があるこんにゃくは、消化不良や便秘の改善に有効です。

薬膳では利尿作用があるとされ、膀胱炎や尿路結石の治療などに用いられています。グルコマンナンは、腸内の老廃物や毒素を体外に排出する作用もあるので、肥満の改善や生活習慣病の予防にも有効といわれています。

旬　11～1月

選び方
適度に弾力があって、やわらか過ぎないものを。製造年月日ができるだけ新しいものを選ぶ。

保存法
袋のまま冷蔵庫で保存。袋に入っている石灰水と一緒に冷蔵すれば、細菌の繁殖を防ぐことができる。

おすすめの食べ合わせ

便秘解消に

＋ ひじき

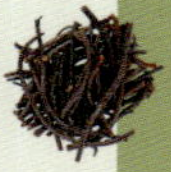

こんにゃくとひじきを組み合わせて炒め物に。どちらも食物繊維が豊富で、腸内をスッキリきれいにします。

コレステロールが気になる人に

＋ れんこん

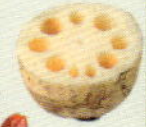

＋ とうがらし

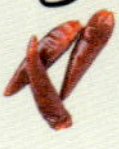

コレステロールを抑制するこんにゃくと血流促進作用があるれんこんできんぴら炒めに。体を温めるとうがらしをプラスします。

注意ポイント

食べ過ぎないように注意

食物繊維が多く、食べ過ぎると下痢をする場合があります。

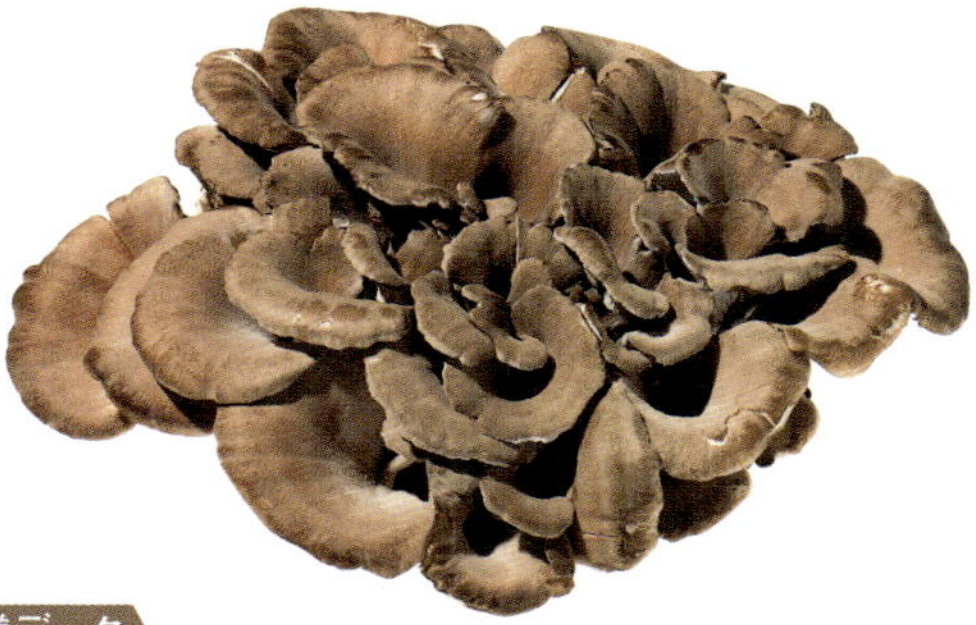

免疫力アップに効果的

まいたけ

薬膳データ

体質　気虚　陰虚
五性　涼　五味　甘
帰経：脾、胃、肺

特徴的な栄養成分
（可食部100g中）

食物繊維：3.5g
葉酸：53μg
ビタミンD：4.9μg
ビオチン：24.0μg

免疫機能を高めるのに有効なきのこ類の中でも、その作用が群を抜いて高いといわれるまいたけ。気を補い、血液の循環や水分の代謝をよくする作用があります。糖代謝や血圧をコントロールする働きがあるといわれ、高血圧、動脈硬化、糖尿病など生活習慣病の予防にも効果が期待できます。食物繊維も豊富で、便秘の予防や美肌づくりにもおすすめの食材です。

旬●9〜10月
選び方●
かさにつやがあり、割れたり、湿ったりしていないものを。軸は白く、かたく締まって弾力のあるものが美味。
保存法●
水気をふき取り、ラップに包んで冷蔵庫の野菜室へ。冷凍は小房に分け、冷凍専用の保存袋に入れて。

おすすめの食べ合わせ

生活習慣病の予防に

＋ねぎ

まいたけと長ねぎは血液サラサラ効果のある食材の組み合わせで、生活習慣病の予防におすすめ。スープで煮込み、たっぷりとりましょう。

美肌づくりに

＋はくさい

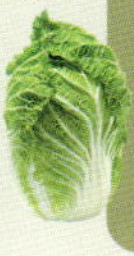

シミ、ソバカスを予防するまいたけと、整腸作用のあるはくさいの炒め物。便秘が解消され、腸内環境が整うと、肌の調子もよくなります。

注意ポイント

調理の際は、ひと工夫を
そのまま入れると、汁が黒っぽくにごるので、煮物の場合は下ゆで、汁物では最後に入れるなどの工夫を。

しいたけ

ダイエットや生活習慣病予防に

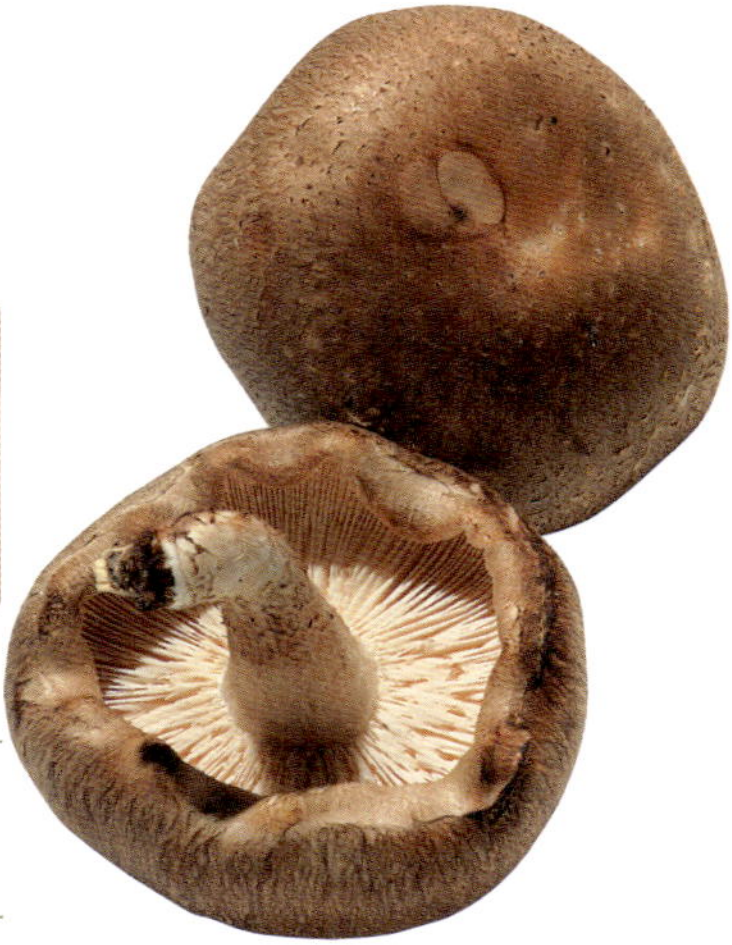

薬膳データ

体質　瘀血　気虚　血虚

五性　平　五味　甘

帰経：胃、肝

特徴的な栄養成分
(可食部100g中・生しいたけ)

食物繊維：4.9g
カリウム：290mg
ビタミンB_2：0.21mg
ビタミンD：0.3μg

気や血の流れをよくし、胃腸を元気にする働きがあるしいたけ。抗ガン作用のあるベータグルカンをはじめ、コレステロールを減らすエリタデニンなど、ほかの食材ではとりにくい栄養素が豊富に含まれています。このためガンや高血圧、動脈硬化など生活習慣病の予防に効果があるといわれています。

さらに低カロリーでミネラルや食物繊維を豊富に含み、ダイエットにも最適。美容効果も期待できます。

また、しいたけに含まれるエルゴステリンという物質は、日光に当たるとビタミンDに変わるため、生の

おすすめの食べ合わせ

高血圧の予防に

＋チンゲンサイ

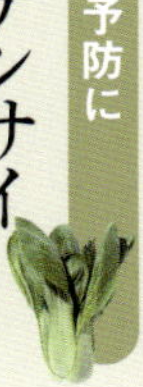

干ししいたけと、ビタミン、ミネラルが豊富で、抗酸化作用を持つチンゲンサイを組み合わせてスープに。どちらもコレステロール値の上昇を抑え、血管の壁に沈着するのを防いで血液の流れをよくする作用があり、高血圧の予防に有効です。

骨粗しょう症の予防に

＋牛乳

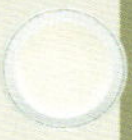

骨粗しょう症の予防に欠かせないカルシウムを豊富に含む牛乳と組み合わせてクリーム煮に。カルシウムの吸収を高めるには、ビタミンDを一緒に摂取することが重要なポイント。干ししいたけと合わせることで、吸収率がアップします。

上手な利用方法

干すときは、針金ハンガーが便利

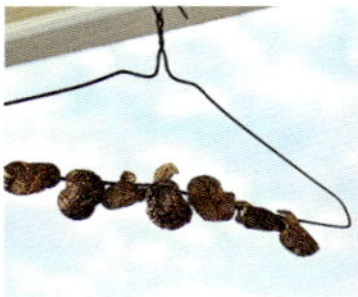

干ししいたけを作るときに便利なのが針金ハンガー。端を切って、目刺しのように軸に通して、風通しがよく、日の当たる場所に吊るします。

もう一度日に干してビタミンDを増やす

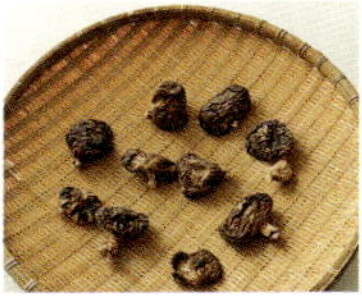

しいたけは日光に当たるとビタミンDに変化する成分を含んでいます。干ししいたけでも天日干ししていないものがあるので、一度日に干して。

半日くらいかけてゆっくりもどす

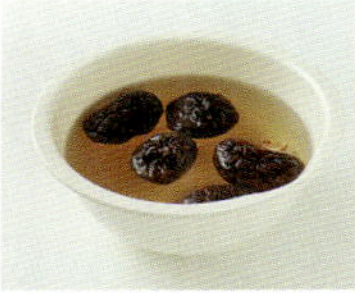

短時間では干ししいたけに凝縮されたうまみや栄養素を十分に引き出せません。半日かけてゆっくりもどし、もどし汁も料理に活用しましょう。

ものより干したもののほうが栄養価が高くなります。中国では干ししいたけが一般的で、漢方でも、貧血や高血圧に効果がある生薬として用いられています。

旬
生しいたけは3～5月、9～11月。干ししいたけは通年。

選び方
肉厚で裏のひだが白いものが新鮮。干ししいたけはひだが黄白色のものを。

保存法
生しいたけはポリ袋に入れ、かさを上にして冷蔵庫の野菜室へ。干ししいたけは乾燥剤と密閉容器に。

薬膳豆知識

干ししいたけには冬菇と香信の2種類がある

冬菇（ドンコ）は晩秋から初春のしいたけの乾燥品。肉厚でかさは開ききっていません。香信（コウシン）は春と秋のしいたけの乾燥品で、薄くてかさが開いています。

ガン予防に

＋キャベツ

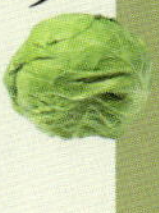

干ししいたけとキャベツを組み合わせて炒め物に。キャベツにはフラボノイドなど抗ガン物質が豊富に含まれています。同じく強い抗ガン作用を持つ干ししいたけとの相乗効果で免疫力を高め、ガンを予防する効果が期待できます。

注意ポイント

食べ過ぎに注意

低カロリーだからと食べ過ぎると、胃腸の負担になり、消化不良を招きます。食べる量はほどほどにしましょう。

調理の際、熱湯に入れない

沸騰した熱湯にしいたけを入れるのは厳禁。うまみを引き出すには60～70度で調理するのがポイントです。

血を健康にする作用を持つ

黒きくらげ《くろきくらげ》

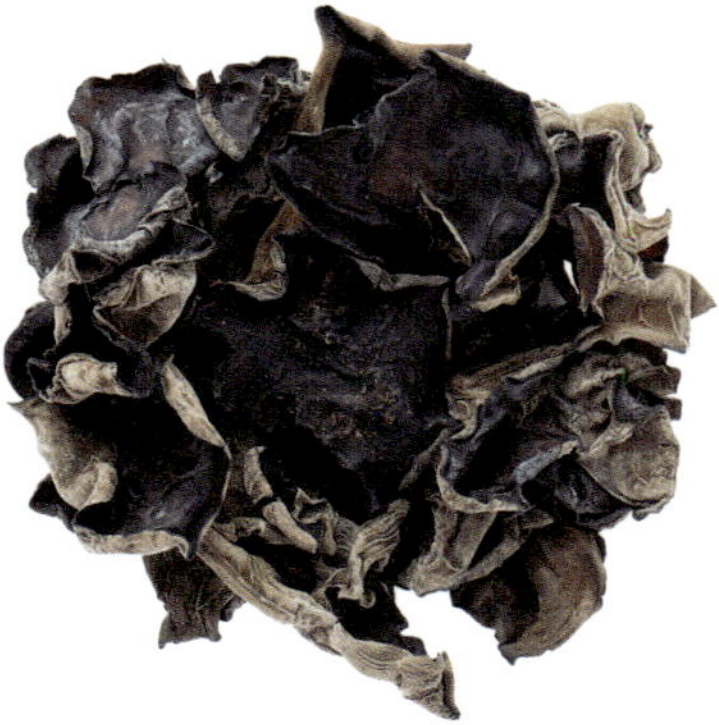

薬膳データ

体質　陰虚　血虚　瘀血

五性　平　五味　甘

帰経：肺、胃、大腸

特徴的な栄養成分
（可食部100g中・乾燥）

カリウム：1000mg
カルシウム：310mg
鉄：35.0mg
ビタミンD：85.0μg

薬膳では、体に栄養や潤いを与える食材として用いられています。血をサラサラにする一方、止血作用も。不正出血や生理痛、貧血、更年期障害などの女性のトラブルに幅広く対応します。独特のゼラチン質には粘膜の働きを高めて、胃腸を丈夫にしたり、肌を美しくする作用も。近年はガン予防効果も期待されています。生のものより乾燥品のほうが旨味があります。

旬●夏〜秋

選び方●
生は、色が濃く表面に光沢があり、大きくて肉厚なものが良品。乾燥品は、表面が黒く、よく乾燥したものを。

保存法●
生はラップに包んで密閉し、冷蔵保存。乾燥品は、密閉容器に入れて冷暗所で保存。

おすすめの食べ合わせ

高血圧の予防に

＋厚揚げ

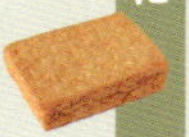

黒きくらげと厚揚げの炒め物に。どちらも浄血作用があり、ドロドロ血を防いでくれます。黒きくらげを多めにして、たっぷり食べましょう。

貧血の予防に

＋なつめ

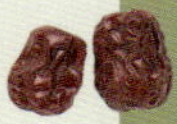

黒きくらげとなつめを鶏ガラスープで煮ます。どちらも血を補う作用が高い食材です。月経時の不調にもおすすめです。

注意ポイント

生で食べず、必ず加熱調理を

生の黒きくらげを食べると、皮膚炎やかゆみを起こすことがあるので必ず加熱調理をしましょう。

不老長寿の薬といわれる
白きくらげ《しろきくらげ》

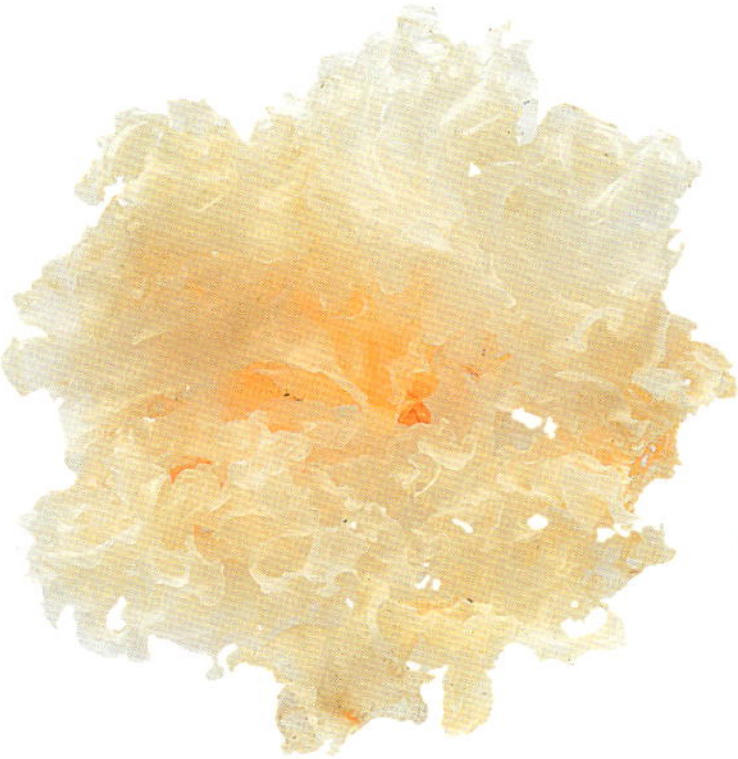

薬膳データ

体質	陰虚
五性	平
五味	甘 淡
帰経	肺、胃、腎

特徴的な栄養成分
（可食部100g中・乾燥）

カリウム：1400mg
カルシウム：240mg
鉄：4.4mg
ビタミンD：15.0μg

体を潤す補陰の効果は黒きくらげよりも高く、中国では「銀耳」（ギンジ）とも呼ばれています。昔から不老長寿の薬として珍重され、優れた滋養強壮作用があります。肌を潤す食材としても有名です。また、免疫力を高めるミネラルが豊富で、抗ガンや老化防止の効果も認められています。日本では乾燥品が一般的で、中華料理のデザートとしてよく使われます。

選び方
生は、きれいな白色で根元が変色していないものを。乾燥品は、よく乾燥していて肉厚で大きめのものが良品とされる。

保存法
生はラップに包んで密閉し、冷蔵保存。乾燥品は、密閉容器に入れて冷暗所で保存。

おすすめの食べ合わせ

更年期障害の改善に

＋なし＋はちみつ

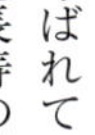

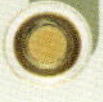

白きくらげとなしを一緒に煮たコンポートにはちみつをかけて。いずれも体を潤す作用があり、更年期ののぼせやイライラを落ち着かせます。

美肌づくりに

＋鶏肉

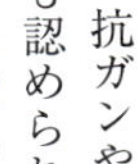

肌を潤す白きくらげと、コラーゲンたっぷりの鶏手羽肉を一緒に煮てスープに。相乗効果で乾いた肌を潤し、老化防止にも有効です。

注意ポイント

一度に使う分だけもどす

乾燥品はもどした状態で空気に触れると酸化してしまうので、大量にもどさず、一度に食べきれる量を。

免疫機能を強化する

マッシュルーム

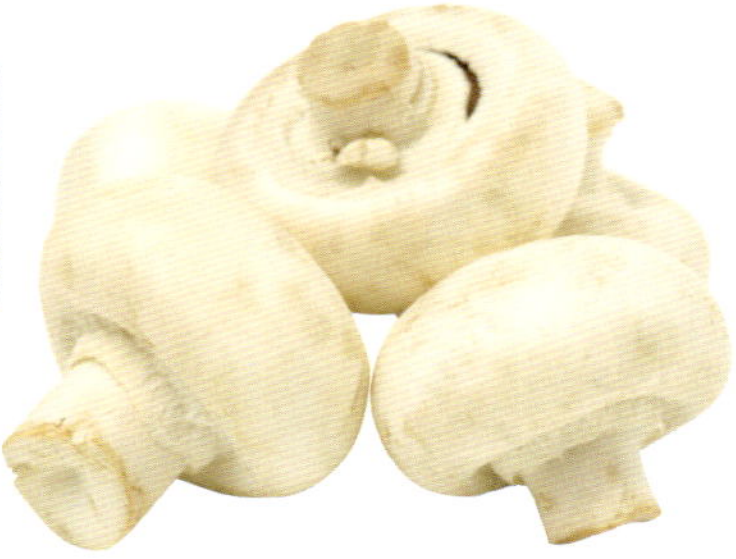

薬膳データ

体質 気虚 水毒

五性 涼 五味 甘

帰経：肺、胃

特徴的な栄養成分
（可食部100g中）

カリウム：350mg
ビタミンB2：0.29mg
ビタミンD：0.3μg
ナイアシン：3.6mg
葉酸：28μg
パントテン酸：1.54mg
ビオチン：11.0μg

漢方では気を補い、虚弱体質を改善する食材です。胃腸の働きをよくし、代謝を高める作用があります。

三大栄養素の代謝を助けるビタミンB群を多く含みます。また、パントテン酸には免疫力を高める働きも。まいたけなどと同様、食物繊維の一種であるベータグルカンも豊富で、免疫力を高めてガンの予防に効果があることなどもわかってきています。

旬●通年

選び方●
かさがなめらかで、表面に傷やひび割れなどがないものを選ぶ。

保存法●
ペーパータオルなどに包んでポリ袋などに入れ、冷蔵庫で保存。ぬれると傷みやすくなるので、調理の直前までぬらさないこと。

おすすめの食べ合わせ

肥満予防に

＋たまねぎ＋陳皮

代謝を促進するパントテン酸は熱に弱いので、生のままスライスしてたまねぎや葉野菜とサラダに。ドレッシングには陳皮を加えます。レモン汁をかけてもよいでしょう。

疲労回復に

＋えび

ナンプラーなどで調味してトムヤムクンに。気を養い抗酸化力をアップ。

注意ポイント

強くこすらない

傷がつくとすぐに色が変わって傷んでしまいます。汚れを取るときはこすらないようにしましょう。

マコモダケ

気を降ろして熱を冷ます

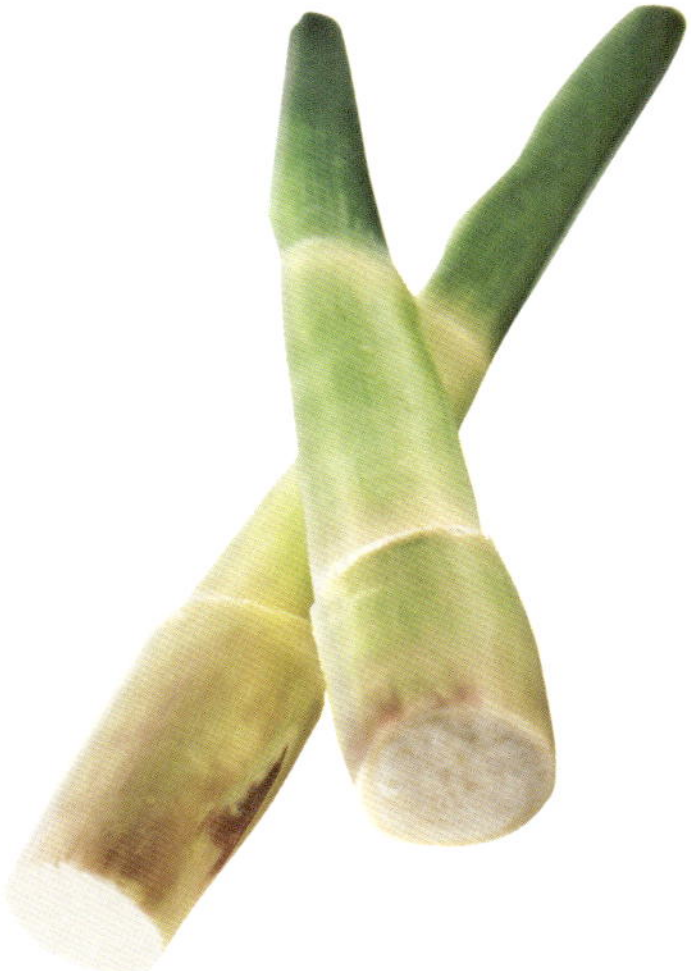

薬膳データ

体質 陽熱 陰虚

五性 寒 五味 甘

帰経：肺、脾

特徴的な栄養成分
（可食部100g中）

カリウム：240mg
食物繊維：2.3g

旬●9～10月

選び方●
茎の切り口が直径3センチぐらいでみずみずしく、根元が白くつやがあるもの。

保存法●
ポリ袋などに入れ、冷蔵庫で保存。切り分けて下ゆでして冷凍保存。凍ったまま使用する。

多年草のマコモの茎に寄生した黒穂菌により、新芽が肥大したものをマコモダケといいます。マコモの実は「ワイルドライス」。

若い筍のような食感でかすかな甘みがあり、スープ、炒め物、煮物などさまざまな調理法に向きます。

体の熱を取り除き、のぼせやイライラ感、熱性便秘、ニキビなどの解消に働きます。二日酔いを和らげたり、母乳の出をよくする効果も。

おすすめの食べ合わせ

高血圧の予防に

＋セロリ ＋黒きくらげ

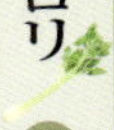

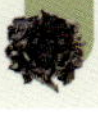

炒め物に。余分な熱を排出し、高めの血圧を安定させる働きがあります。

夏バテ解消に

＋白きくらげ ＋とうがん

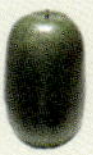

マコモダケで余分な熱を除き、白きくらげで潤し、とうがんで熱を取り、水分代謝を整えます。

注意ポイント

冷え体質の人はNG

体を冷やす働きが強い食材のため、寒い時期や、クーラーで冷えている、冷え症、お腹が弱いなどの人は多食は避けましょう。

column 4

薬膳の調理法

薬膳では、栄養成分の中でいちばん大切な「気」を逃さない調理法が重視されています。

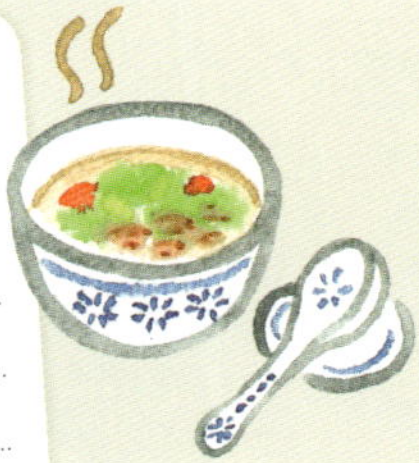

「煮る」「蒸す」がベストの調理法

「気」を損なわない調理法として、薬膳では、煮る、蒸すといった調理法がよく用いられます。とくにスープは、食材の有効成分が水に溶け出し、胃で吸収されるため、効果的に栄養を摂取できると考えられています。

火加減や加熱方法も薬膳ならではの考え方が

食べ物の薬効を引き出すなら、弱火～中火でゆっくり、コトコト煮出すのがいちばんいいとされています。これは、少ない火は気を生み、強い火は気を奪う、という薬膳ならではの考え方が影響しています。電子レンジは強い火と考えられるので、気を奪うとされ、薬膳の調理では使われません。

薬膳を調理する際、いちばん適している土鍋

薬膳を調理する際、鍋は土鍋が最適といわれています。火のあたりがやわらかく、有効成分を十分に生かすほか、保温性にも優れているのがその理由。ただし、鉄分を多く補給したいときなど、あえて鉄製の鍋を使うことも。

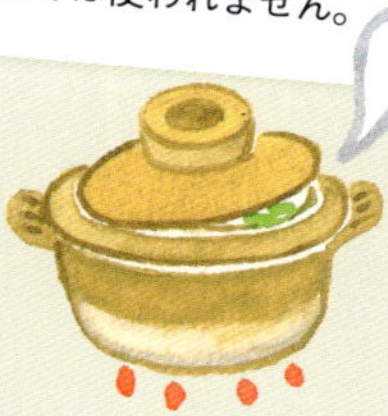

第五章

果物《くだもの》&木の実《きのみ》

薬膳における果物&木の実の役割

体を潤す果物と、老化防止に役立つ木の実

果物は五臓の働きを助けるといわれています。加熱調理することが多い野菜に比べ、果実は生のままで気軽に食べられ、ビタミン類をしっかり補給したり、体の調子を整えることができます。水分を豊富に含んでいるので、体を潤す効果が高いのも特徴です。

体を冷やす性質のものが多く、夏や、体内に熱がこもる症状があるときに役立ちます。冷え症の人など、体を冷やしたくない場合は常温で食べたり、ジャムやコンポートなど加熱したものを食べるといいでしょう。ももやさくらんぼ、みかんなど、体を温める性質の果物もあります。

木の実も薬膳では昔から使われてきた、欠かせない食材です。油分が多いため、便秘解消や美肌づくりに効果があり、アンチエイジングにも有効といわれていて、とくに女性におすすめです。

りんご

胃腸の働きを整える

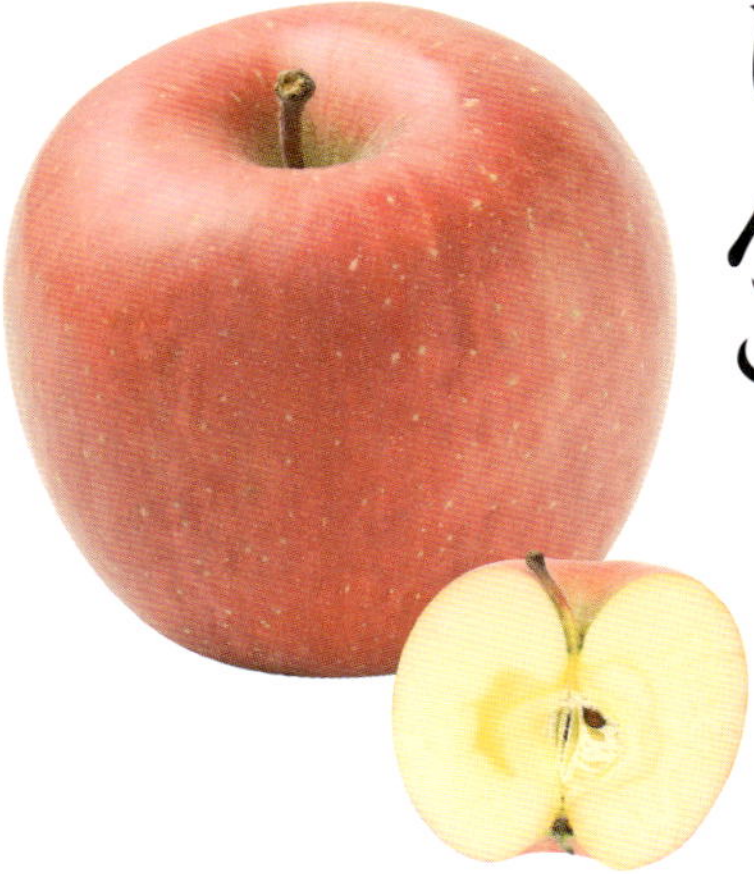

薬膳データ

体質　陰虚　陽熱

五性　涼　五味　甘　酸

帰経：脾、胃、心

特徴的な栄養成分
（可食部100g中）

食物繊維：1.4g
カリウム：120mg
ビタミンC：4mg
カルシウム：3mg

旬　9〜12月

選び方
ヘタの切り口が新しく、皮には傷がなくてつやがあり、全体的に均等に色づいているものがよい。

保存法
ポリ袋に入れて冷蔵庫の野菜室で保存。熟しきっていない場合は常温に置いて追熟させる。温度0〜5度、湿度85%に保つことができれば、4〜5カ月の長期保存が可能。

胃腸の働きを整えたり、脂質代謝をよくする効果があり、水溶性食物繊維のペクチンを豊富に含んでいます。また、体にたまった余分な熱を冷まして、のどの渇きを癒したり、二日酔いを解消します。甘酸っぱさが唾液の分泌を促して食欲を高めるので、食欲不振も改善。さらに心の働きも助けるといわれ、不安感やあせりを和らげるのにも役立ちます。

おすすめの食べ合わせ

おなかの張りに

＋はくさい
＋くるみ

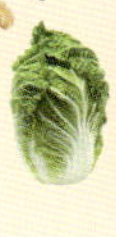

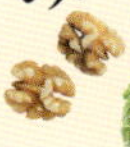

便通を促すりんごとはくさいに、砕いたくるみを組み合わせてサラダに。くるみの油分が効果をさらにアップ。

二日酔いの解消に

＋レモン

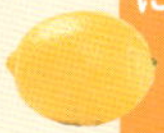

一緒にジュースに。飲酒すると体の熱が上がりますが、りんごが体の熱を取ってくれます。さらに、レモンのビタミンCが肝の働きを高めます。

注意ポイント

皮ごと食べるのがおすすめ

ペクチンは果肉よりも皮のほうに多く含まれているので皮ごと食べます。

なし

肺を潤して咳や痰を鎮める

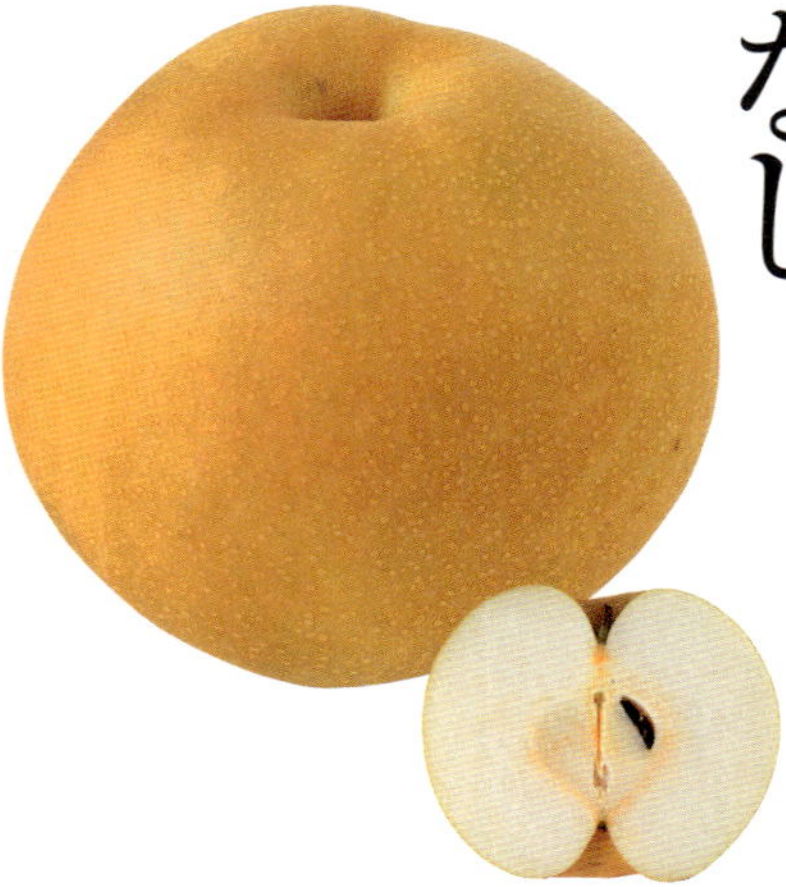

薬膳データ

体質　陰虚　陽熱

五性　涼　五味　甘　酸

帰経：肺、胃

特徴的な栄養成分
（可食部100g中）

食物繊維：0.9g
カリウム：140mg

肺を潤し、熱を下げる働きがあり、のどの乾燥、ねばりけのある痰、空咳、のどの炎症など、のどの不快症状を和らげます。発熱時の軽い脱水症状の改善にも有効です。熱っぽいときは、意識して多めに食べるといいでしょう。

暑い季節に体内にこもった熱を解消するため、夏場に野外でスポーツするときなどに食べると、熱中症予防効果も期待できます。また、薬膳では、酒毒を解消する働きがあるとされ、二日酔いに効果があるので、酒を飲んだあとにとるとよいでしょう。

栄養学的にはカリウムの

おすすめの食べ合わせ

咳止めに　＋はちみつ

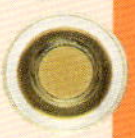

皮つきのなしを半分に切り、種を取ってから蒸します。やわらかくなったらはちみつをかけ、実をすくって食べます。はちみつにもなしと同様に乾燥を改善する働きがあるため、相乗効果で、のどを潤し、咳を抑える効果が期待できます。

不眠の改善に　＋ゆりね

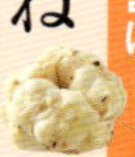

ゆりねとなしをコンポートのように煮ます。甘みがほしいときは、氷砂糖を加えてください。なしが体内にこもった余分な熱を取り、ゆりねが精神を安定させるので、イライラして眠れないときに食べると眠気を誘います。

上手な利用方法

食べる直前にむき、酸化する前に食べる

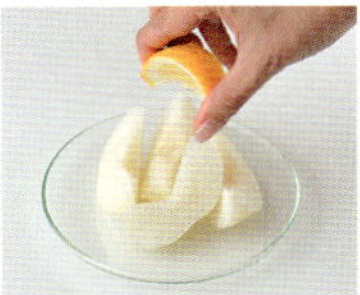

皮をむくと酸化しやすいので、食べる直前にむきます。むいてから食べるまで時間があくときは、レモン汁をかけておくと変色を防げます。

胃腸が弱い人はしょうがをプラス

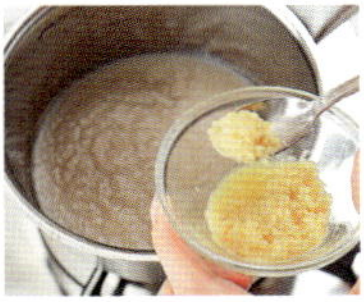

なしは胃腸を冷やすので、胃腸が弱い人はしょうがを加えてシロップやコンポートに。しょうがの体を温める作用が胃腸を守ります。

煮詰めてシロップにして保存

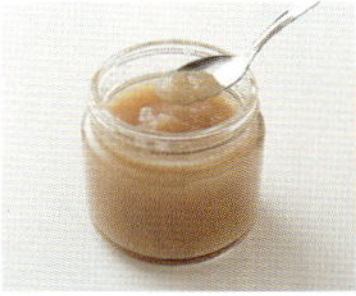

なしをミキサーにかけてジュースにし、はちみつ程度のかたさになるまで煮詰めてシロップを作ります。咳や痰が出るときになめると効果的です。

含有量が高く、ナトリウムを排出してくれるので、高血圧の予防に効果的。またリンゴ酸、クエン酸、アスパラギン酸などが含まれ、疲労回復にも役立ちます。

旬●8～10月

選び方●

持ったときに重みを感じるものを。やや横にふくらんだものが甘いといわれる。

保存法●

ポリ袋に入れて冷蔵庫の野菜室に保存。冷蔵保存していても、購入後、なるべく早めに食べ切る。

薬膳豆知識

毎日、少しずつ食べ続けると痰が減ります

のどがいがらっぽく、よく痰を吐く人は、体にこもった熱が痰をねばつかせてしまっています。毎日生のなしを1/2～1/4個食べると、熱が取れて痰が出にくくなります。

二日酔いの解消に
＋れんこん ＋だいこん

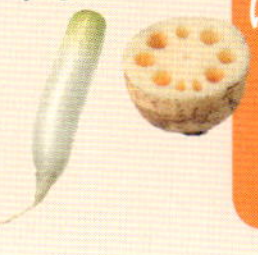

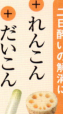

なし、れんこん、だいこんに氷砂糖を加えて、ミキサーにかけてジュースに。酒を飲むと体の熱が上がるので、熱を下げる作用がある3つの食材で、体内の熱を取ります。

注意ポイント

かにと一緒に食べないように

ともに体を冷やす食材のため、食べ合わせると嘔吐、下痢、腹痛の原因になると昔からいわれています。

冷え症の人は煮て食べて

なしは煮ると体を冷やす効果が弱まります。冷え症や下痢気味の人は、体を温めるしょうがやシナモンと一緒に煮て食べるのがおすすめです。

いちご

熱を取って高血圧を予防

血と体液を養いながら熱を取る働きがあるので、体に余分な熱がこもって血圧が高めになっている人におすすめです。ほどよい酸味が唾液の分泌を促し、のどを潤し、のどの痛みを伴う発熱や空咳を和らげます。また、豊富な食物繊維がおなかの張りや便秘を改善します。

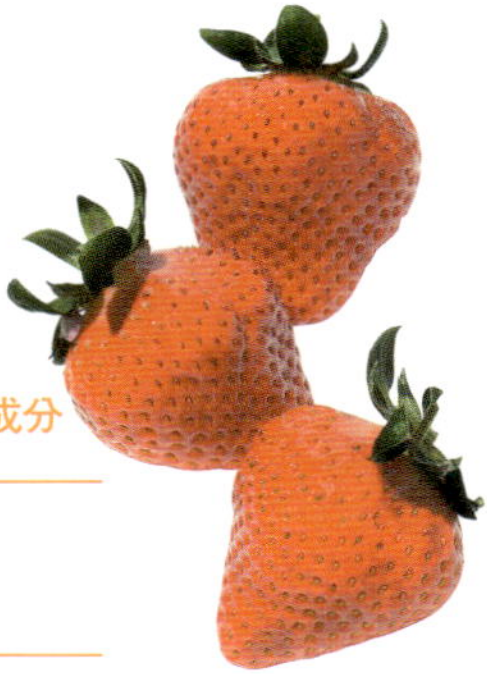

特徴的な栄養成分
（可食部100g中）

食物繊維：1.4g
カリウム：170mg
ビタミンC：62mg
葉酸：90μg

薬膳データ

体質　陰虚　陽熱
五性　涼　五味　甘　酸
帰経：肝、胃、肺

旬● 12〜6月
選び方●
ヘタはみずみずしくピンとしていて、色は濃い緑色、実は光沢があり、鮮やかな赤色のものが新鮮。ヘタの近くの実の部分が白っぽいものは熟しきっていないので、実全体が色づいているものを選ぶ。
保存法●
洗わないでラップに包み、冷蔵庫の野菜室で保存。

ブルーベリー

目の不快症状を和らげる

色素のアントシアニンは、目の網膜にあるロドプシンという物質の働きを活性化。眼精疲労や視力低下などを改善します。高い抗酸化力を持ち、血管の若さを保って、動脈硬化を予防し、血流を改善します。

感染菌による下痢にも効果的です。

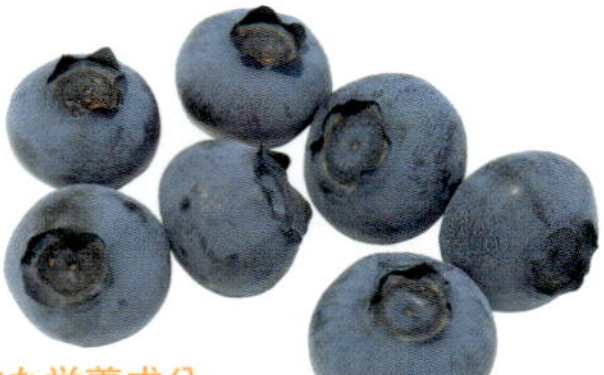

特徴的な栄養成分
（可食部100g中）

食物繊維：3.3g
カリウム：70mg
ビタミンE：1.7mg
ビタミンA（β-カロテン）：55μg

薬膳データ

体質　瘀血
五性　平　五味　甘　酸
帰経：脾、肺、腎

旬● 6〜8月
選び方●
実がふっくらとして張りがあり、鮮やかな濃い紫色のものを選ぶ。実の表面の白い粉（ブルーム）が均一のものが良品といわれている。
保存法●
密閉容器になるべく実が重ならないように入れ、冷蔵庫の野菜室で保存する。

ブラックベリー

高い抗酸化作用に注目

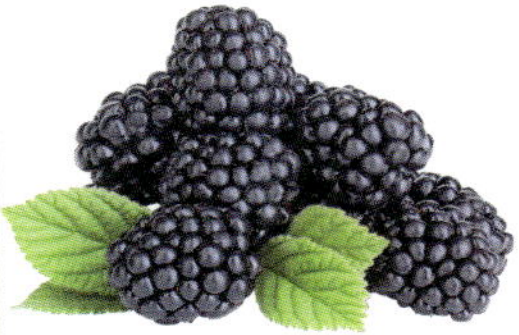

抗酸化作用が高く、目の疲れによいアントシアニンのほか、発ガン性物質阻害やシミ予防の働きがあるエラグ酸が豊富です。

薬膳データ

体質　血虚　陰虚　瘀血

五性　微温

五味　甘　酸

帰経：肝、腎

特徴的な栄養成分
（可食部100g中）

食物繊維
カリウム
ビタミンC

旬
7～8月（国産）
通年（輸入）

選び方
つやがあり、張りがあって果汁などがにじみ出ていないもの。

保存法
傷みやすいので、ポリ袋などに入れて冷蔵庫で保存し、2～3日で食べ切る。

ラズベリー

香り成分に脂肪分解作用が

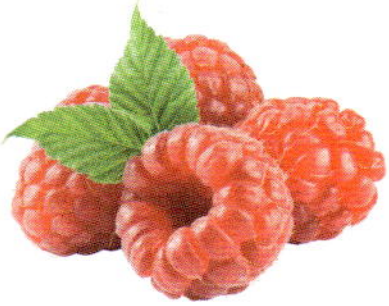

加齢に伴う頻尿や尿もれ、視力低下を改善します。抗酸化作用もあり、香り成分に脂肪分解作用があるラズベリーケトンを含んでいます。

薬膳データ

体質　血虚　陰虚　瘀血

五性　微温

五味　甘　酸

帰経：肝、腎

特徴的な栄養成分
（可食部100g中）

カリウム：150mg
リン：29mg
ビタミンC：22mg

旬
6～9月（国産）
通年（輸入）

選び方
張り、つやがあり、果汁がにじみ出ていないもの。

保存法
傷みやすいので、風があたらないようポリ袋などに入れ、冷蔵庫で保存。2～3日で食べ切ること。

マルベリー（桑の実）

女性の健康に役立つ栄養が豊富

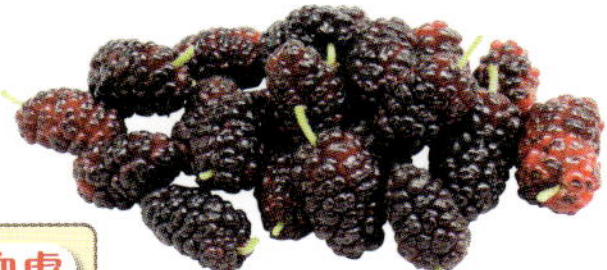

薬膳では陰を養う食材。アンチエイジングによいほか、貧血、更年期の諸症状を軽減してくれます。便通を整える作用も優れています。

薬膳データ

体質　陰虚　血虚

五性　寒　五味　甘

帰経：心、肝、腎

特徴的な栄養成分
（可食部100g中）

ビタミンC
カリウム

旬　7～9月

選び方
色（赤紫色あるいは紅色）が鮮やかで張りがあり、やわらかすぎないもの。

保存法
常温で保存を。7～8度で冷蔵保存すると追熟が抑えられる。ただし温度が低すぎると傷んでしまうので注意。

さくらんぼ

食欲不振や冷え症を改善

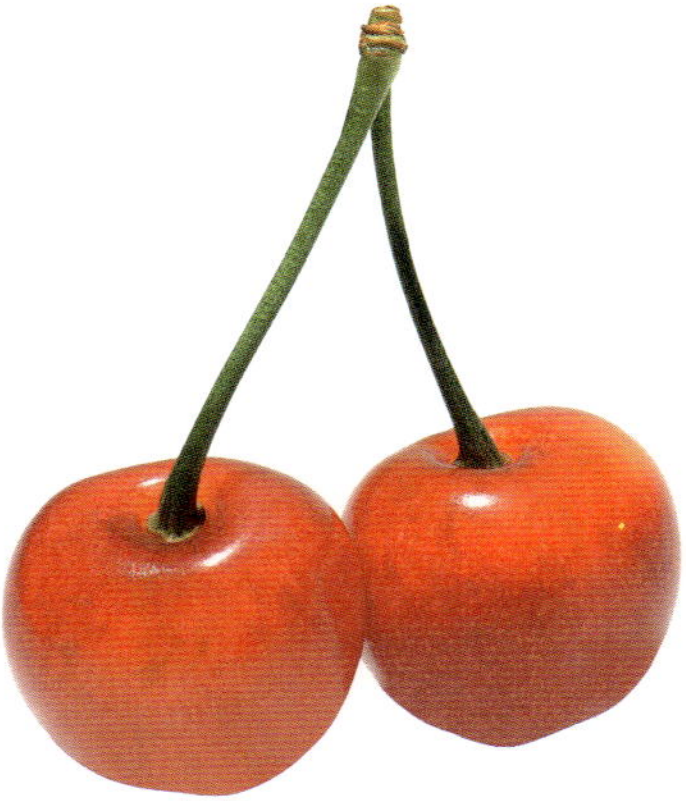

薬膳データ

体質 気虚 陰虚 陽虚 血虚

五性 温 五味 甘 酸

帰経：脾、胃、腎

特徴的な栄養成分
（可食部100g中）

カリウム：210mg
ビタミンC：10mg
葉酸：38μg

旬● 5〜7月

選び方●
ヘタが青々していて、実は鮮やかな紅色、傷がなく、つややかで張りがあるものがよい。黒味がかったものは熟し過ぎ。

保存法●
あまり日持ちしないので、なるべくその日のうちに食べ切る。保存の目安は1日程度。ポリ袋に入れて冷蔵庫の野菜室で保存。

脾の働きを助けて消化吸収力を高めるので、胃腸が弱って食欲不振のときに食べるといいでしょう。腎を養い、体を温める作用があるため、冷え症の人にもおすすめです。また、体の湿気をとる働きがあり、湿度が高いときに起こりやすいむくみや関節・筋肉の痛みなどにも有効です。さくらんぼに含まれるクエン酸は、疲労回復や老化防止にも効果があります。

おすすめの食べ合わせ

老化防止に

＋卵

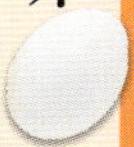

卵、牛乳、グラニュー糖を混ぜ、さくらんぼを敷いた器に注ぎ、加熱してクラフティに。卵も老化防止効果があり、相乗効果が期待できます。

疲労回復に

＋ヨーグルト

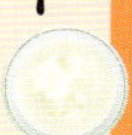

ミキサーでジュースに。さくらんぼのクエン酸がヨーグルトのカルシウムの吸収を促進し、心と体の疲れを癒してくれます。

注意ポイント

レバー、たちうおとはNG

レバー、またはたちうおと一緒に食べるのは×。さくらんぼの栄養、とくにビタミンCが破壊されます。

胃腸の働きを助ける

もも

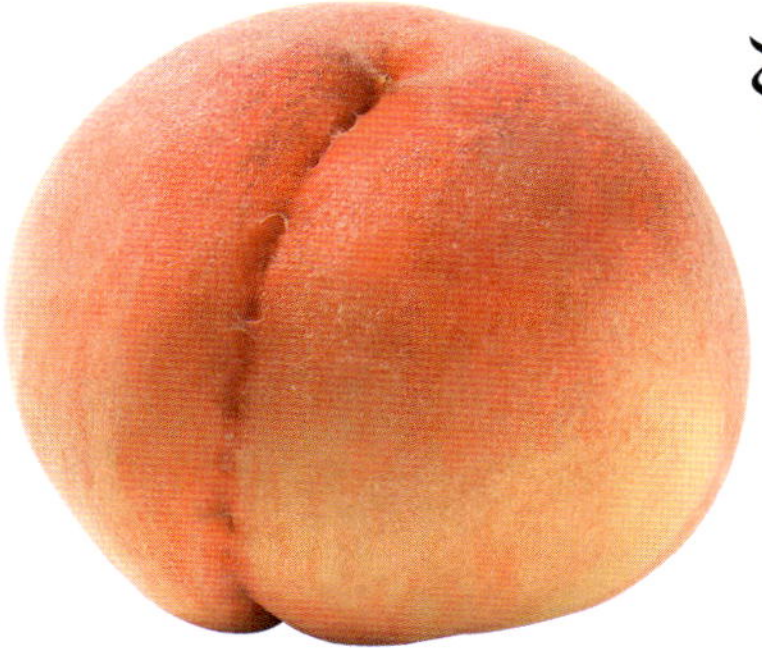

薬膳データ

体質　陰虚　瘀血　気滞

五性　温　五味　甘　酸

帰経：肝、胃、肺、大腸

特徴的な栄養成分
（可食部100g中・白肉種）

食物繊維：1.3g
カリウム：180mg
ビタミンC：8mg
鉄：0.1mg

旬●7〜9月

選び方●
実に傷がなく、産毛が均等に生え、ヘタのくぼみ周辺が色づいているもの。くぼみが青いものは未熟。

保存法●
ポリ袋に入れて冷蔵庫の野菜室で保存するが、熟すとあまり日持ちしないので、なるべく早く食べる。熟し方が足りないときは常温で追熟させる。

夏の果物の中では珍しい温性で、胃腸を冷やさないため、胃腸が弱い人も安心して食べられます。腸を潤して胃腸の機能を助け、血の巡りもよくします。水溶性食物繊維のペクチンがたくさん含まれているので、コレステロール値を下げる効果も期待できます。種は血の巡りをよくする漢方薬の生薬として用いられ、葉はあせもなどの皮膚病の薬になります。

おすすめの食べ合わせ

便秘解消に

＋干しぶどう

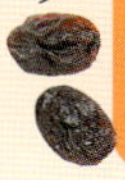

もも干しぶどうも食物繊維が豊富で、便通を促します。整腸作用があるヨーグルトも一緒に食べると○。

コレステロールが気になる人に

＋オリーブ油

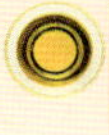

＋ほたて貝

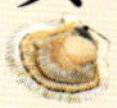

コレステロールを抑制するももとオリーブ油に、低コレステロールのほたて貝を合わせサラダに。

注意ポイント

スッポンと一緒に食べない

中国では昔から、ももとスッポンを一緒に食べると胸が痛くなるなどの症状を起こすといわれています。

ぶどう

のどの渇きやむくみを抑える

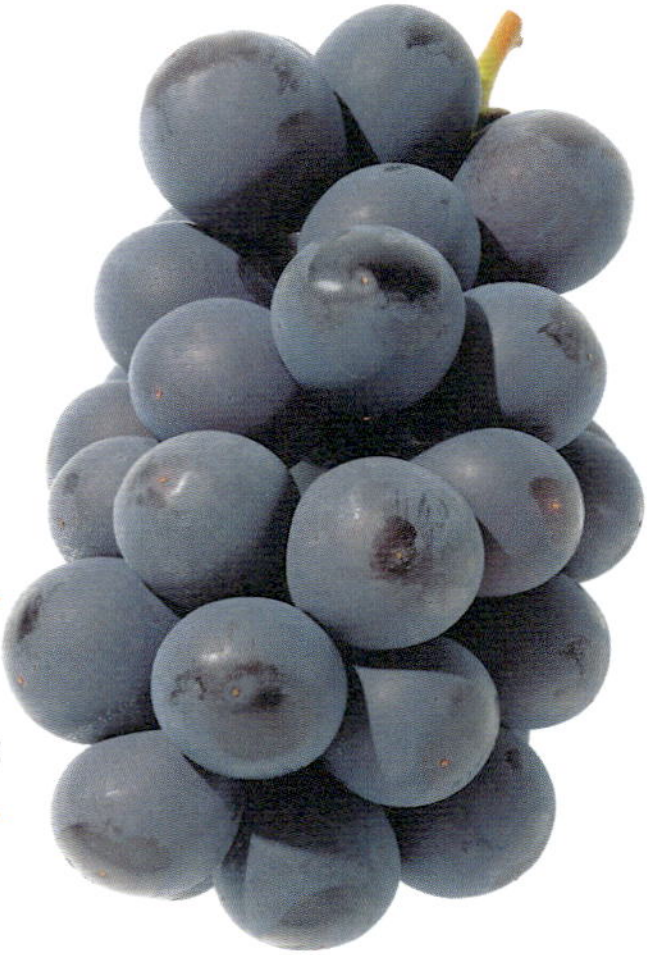

薬膳データ

体質　血虚　気虚　水毒　気滞

五性　平　五味　甘　酸

帰経：脾、肺、腎

特徴的な栄養成分
（可食部100g中）

ビタミンB_2：0.01g
カリウム：130mg
ビタミンC：2mg
ビタミンA（β-カロテン）：21μg
葉酸：4μg

旬● 8〜10月

選び方●
枝が緑色のものが新鮮。実の表面には白い粉（ブルーム）がまんべんなくついていて、粒が隙間なくついているものがよい。

保存法●
ポリ袋に入れて冷蔵庫の野菜室で保存するが、保存の目安は2〜3日程度。皮つきのまま密閉容器に入れて、冷凍保存も可能。

気と血を養う性質があるぶどうは、水分の代謝を促す働きがあります。のどの渇きを癒したり、むくみやおしっこの出が悪いなどの症状の改善に役立ちます。主成分のぶどう糖はエネルギー源となるもので、体への吸収が早く、疲労回復に有効。皮に含まれるタンニンには抗酸化作用や抗菌作用があり、種の油にはコレステロール値を下げる作用が期待されています。

おすすめの食べ合わせ

疲労回復に ＋鶏肉

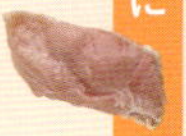

エネルギー源となるぶどうと気血を補う鶏肉で元気が出る組み合わせ。皮が黒いブドウを皮つきのまま使い、鶏肉（胸肉かもも肉）と一緒に赤ワインで煮込みます。

貧血の予防に ＋なつめ

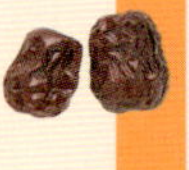

干しぶどうとなつめをひたひたの水で煮て、煮汁と一緒に実を食べます。両方とも血を作り出す作用が優れています。

注意ポイント

海産物と一緒に食べない

魚、えび、海藻と一緒に食べると、吐き気や腹痛のおそれがあります。

メロン

イライラした気分を鎮める

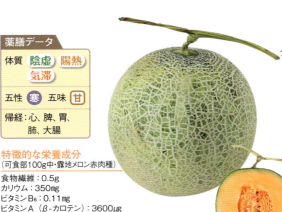

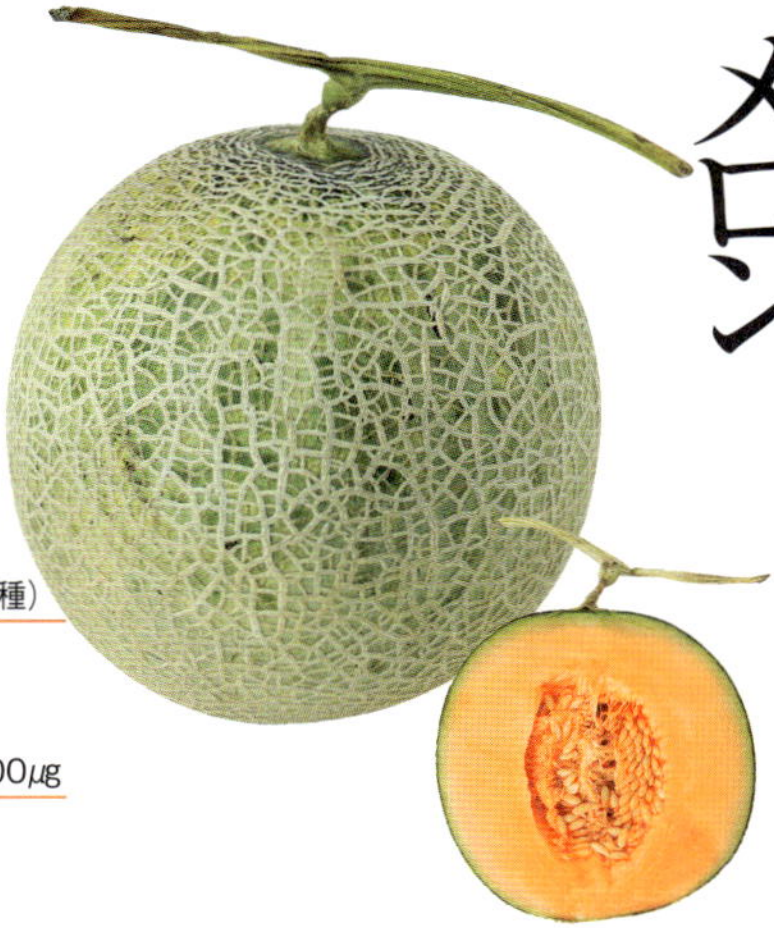

薬膳データ

体質 陰虚 陽熱 気滞

五性 寒 五味 甘

帰経：心、脾、胃、肺、大腸

特徴的な栄養成分
（可食部100g中・露地メロン赤肉種）

食物繊維：0.5g
カリウム：350mg
ビタミンB_6：0.11mg
ビタミンA（β-カロテン）：3600μg

体の余分な熱を取る効果から、熱のあるときにはもちろん、イライラした気持ちを鎮めるのにも用いられます。体液を補い、のどの渇きを収めるので、暑気あたりのときに食べると、不調が和らぎます。

また、胃腸の働きをよくし、粘膜を潤すことで、胃腸の機能を高めて、便通をよくします。カリウムが豊富なため高血圧の人におすすめです。

旬●5〜8月

選び方●
網目のある種類は網目がきれいなもの。網目がない種類は表面に傷がなく、つやのあるもの。底の部分がやわらかく、甘い香りがしたら食べごろ。

保存法●
丸ごとは常温で保存し、食べる前に冷蔵庫へ。切ったものはラップをして冷蔵庫の野菜室で保存する。

おすすめの食べ合わせ

熱中症の予防に

＋じゃがいも

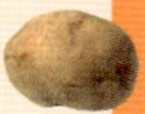

じゃがいもで作ったスープの中に、メロンのしぼり汁を加え、冷やして飲みます。ともに体の余分な熱を取る効果があり、ほてりを鎮めます。

高血圧の予防に

＋たまねぎ

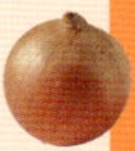

スライスオニオンとメロンを混ぜてサラダにします。両方とも血液をサラサラにする効果があります。生ハムや刺身を加えてカルパッチョにしてもOK。

注意ポイント

胃腸が弱い人は常温で食べる

体を冷やすため、下痢をしやすい人は室温にもどしてから食べます。

すいか

むくみの改善や高血圧の予防に

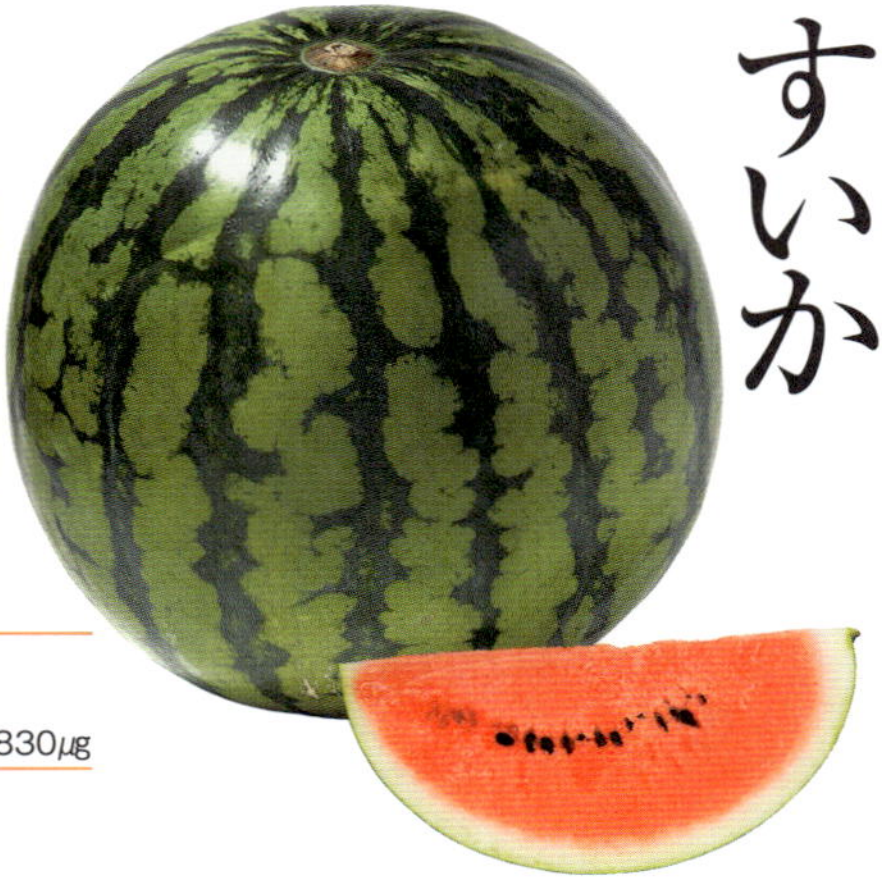

薬膳データ

体質　陽熱　陰虚　水毒

五性　寒　五味　甘

帰経：心、胃、膀胱

特徴的な栄養成分
（可食部100g中・赤肉種）

カリウム：120mg
ビタミンC：10mg
ビタミンA（β-カロテン）：830μg

旬●7～8月

選び方●
皮がつやつやしていて、緑と黒のコントラストがはっきりしているもの。実は全体的に鮮やかな赤色をしていて、種はつやのある黒色のものがよい。

保存法●
丸ごとは直射日光の当たらない涼しい場所へ。切ったものはラップをして冷蔵庫の野菜室で保存する。

体にこもった熱を冷ますため、イライラした気持ちを和らげ、のどの渇きを改善します。口内炎や発熱後の水分補給にも適しています。暑気あたりや熱中症気味で顔がほてったり、頭がスッキリしないときにも効果的です。豊富なカリウムの作用でナトリウムの排出を促進するので、むくみを改善し、血圧を下げたり動脈硬化を予防する効果も期待できます。

おすすめの食べ合わせ

熱中症の予防に

＋レモン  ＋塩 

すいかのしぼり汁にレモン汁と塩少々を加えます。すいかが体内にこもった熱を冷まし、レモンが体液を増やし、塩で電解質を補充します。

夏バテ解消に

＋豚肉 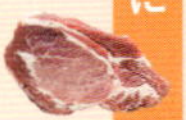

すいかの皮と豚肉を煮込んでスープに。すいかが体を冷やし、豚肉のビタミン類が夏の疲労を回復。

注意ポイント

天ぷらのデザートには×

油っぽい天ぷらで胃が弱ったところに、すいかを食べると胃が冷えて下痢をすることが。日本で昔から伝わる悪い食べ合わせです。

バナナ

疲れているときの栄養補給に

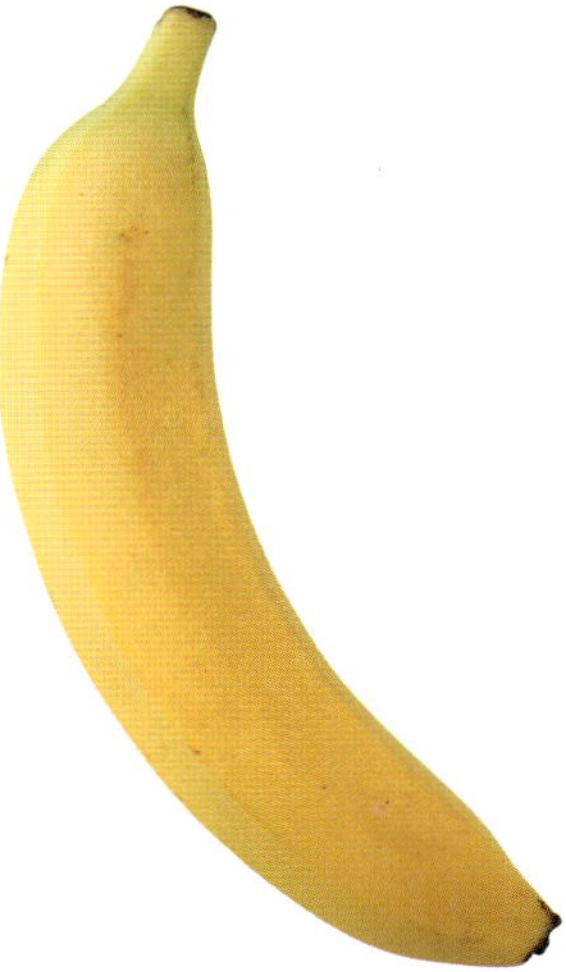

薬膳データ

体質	陽熱　陰虚
五性	寒
五味	甘
帰経	脾、胃、大腸

特徴的な栄養成分
（可食部100g中）

炭水化物：18.5g
食物繊維：1.1g
カリウム：360mg
ビタミンC：16mg

旬● 通年（輸入）

選び方●
皮の色が濃いめの黄色で、均等に色づいているものが良品。皮に茶褐色でソバカス状の斑点が出てきたら食べごろのサイン。

保存法●
1本ずつポリ袋に入れて冷蔵庫の野菜室で保存する。追熟させるときは、1本1本重ならないようにして、室内に吊るす。

体内にこもった余分な熱を冷まし、肺を潤す作用があります。また、水溶性食物繊維が豊富で、腸壁を保護し、老廃物を体外へ排出する働きがあるため、便通をよくします。慢性的な空咳や、二日酔いの改善にも効果的です。

高カロリーですぐエネルギーに変わり、体力の回復を促します。そのためスポーツ時や疲労時の栄養補給に適しています。

おすすめの食べ合わせ

便秘解消に ＋ヨーグルト

バナナは食物繊維が豊富で、ヨーグルトには整腸作用があるので、一緒に食べることで便秘を改善する効果が高まります。

疲労回復に ＋きな粉

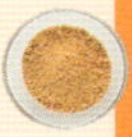

バナナの糖質はすぐエネルギーになり、きな粉がエネルギー代謝を高めるため、すばやく疲労回復を図ることができます。好みで、はちみつをかけてもいいでしょう。

注意ポイント

糖尿病の人は注意が必要

食後すぐ血糖が上昇し、下がりにくいため、糖尿病の人は食べないで。

パイナップル

夏バテや消化不良に効果的

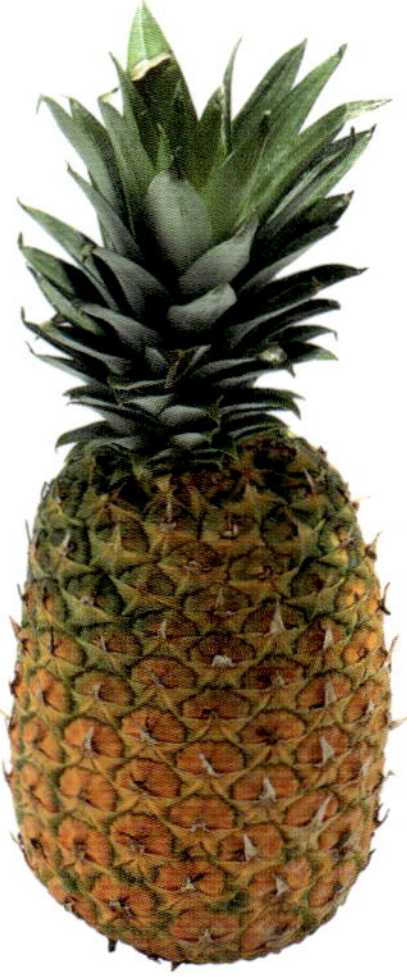

薬膳データ

体質　気虚　陰虚

五性　平　五味　甘　酸

帰経：胃、膀胱

特徴的な栄養成分
（可食部100g中）

食物繊維：1.2g
ビタミンC：35mg
ビタミンB_1：0.09mg

旬●6〜8月（国産）／通年（輸入）

選び方●
触った感じがかたく締まっていて、上部の緑色は濃く、下は黄色いもの。切ったものは、果汁が染み出ていないもの。

保存法●
丸ごとはそのまま冷蔵庫の野菜室に入れ、2〜3日保存可能。切ったものはラップをしてポリ袋に入れ、冷蔵庫の野菜室へ。目安は1日程度。

体内にこもった余分な熱を取り、気力を高めて、体液を補うことで、熱中症予防や夏バテに役立ちます。さらに胃腸の機能を高めて消化を助けるため、食べ過ぎによる消化不良や便秘にも効果的です。たんぱく質分解酵素があるので、肉類の消化も助けます。また、体内の余分な水分を排出するため、むくみがあるときや二日酔いのときにもおすすめ。

おすすめの食べ合わせ

疲労回復に
＋**鶏肉**

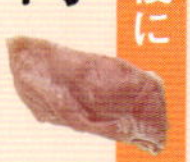

鶏胸肉を炒めて、仕上げにパイナップルを。パイナップルのクエン酸が、鶏胸肉の疲労回復効果をアップ。

便秘解消に
＋**きゅうり**

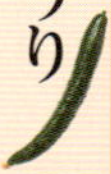

＋**ごま**

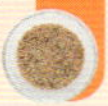

一口大に切ったパイナップルときゅうりをごまあえに。パイナップルの食物繊維、きゅうりの腸の熱を取る作用、ごまの油分で便通を促します。

注意ポイント

牛乳と合わせると苦味が
生のパイナップルに含まれるたんぱく質分解酵素が、牛乳のたんぱく質を苦味のある成分に分解してしまうので、合わせるのはやめましょう。

キウイフルーツ

体の熱を取り、ストレスを緩和

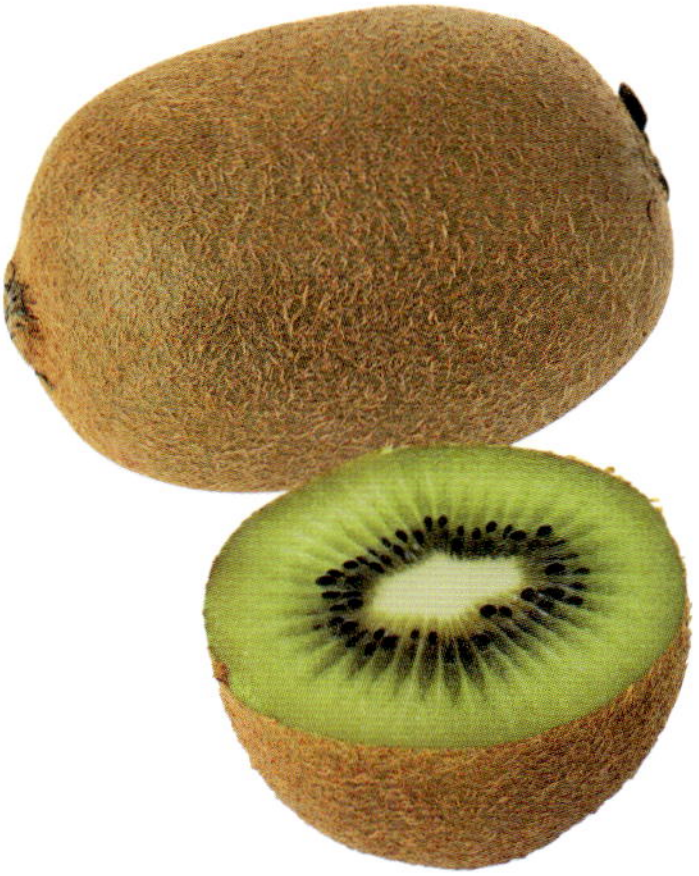

薬膳データ

体質　陽熱　陰虚　気滞

五性　寒　五味　甘　酸

帰経：腎、胃

特徴的な栄養成分
（可食部100g中・緑肉種）

食物繊維：2.6g
カリウム：300mg
ビタミンC：71mg
カルシウム：26mg
ビタミンE：1.3mg

旬●春～冬（国産）／春～秋（輸入）

選び方●
皮に傷やしみなどがなく、全体を覆っている産毛がぴんとしているもの。軽く握ったときやわらかい感じがしたら食べごろ。

保存法●
熟したものはポリ袋に入れ、冷蔵庫の野菜室で1週間保存可能。実がかたい場合は常温で追熟させる。

体の余分な熱を取り、のどの渇きを解消します。熱を冷ますことでイライラ、微熱、高血圧を改善する効果もあります。また、利尿作用が高いため、排尿困難などにも有効といわれています。さらに、胃の調子を整える働きもあり、食欲不振や、げっぷ、胸やけなどの胃の不快症状を和らげます。豊富なビタミンCを含み、免疫力アップも期待できます。

おすすめの食べ合わせ

肝機能アップに

＋いか

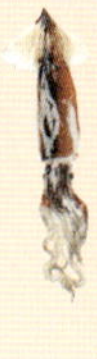

オリーブ油であえてサラダに。いかに含まれるタウリンには肝機能を高める作用があり、キウイフルーツがいかの消化吸収を高めます。

滋養強壮に

＋豚肉

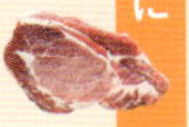

パイナップルの代わりにキウイフルーツを使って酢豚にします。豚肉は体を元気にしてくれるビタミンB_1を含んでいます。

注意ポイント

ヨーグルトと混ぜない

たんぱく質分解酵素が、ヨーグルトのたんぱく質を分解して苦味が出ます。食べる直前に合わせて。

マンゴー

疲労回復、アンチエイジングに

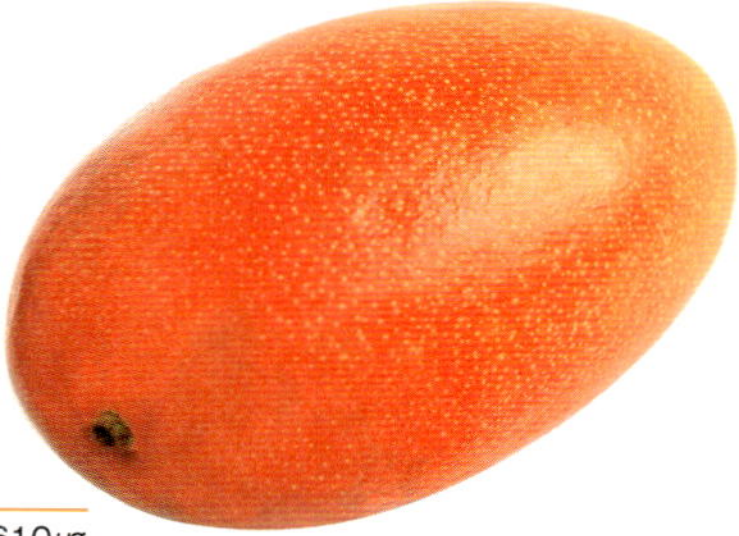

薬膳データ

体質　陰虚

五性　涼　五味　酸　甘

帰経：肺、胃

特徴的な栄養成分
（可食部100g中）

ビタミンA（β-カロテン）：610μg
葉酸：84μg
ビタミンC：20mg

亜熱帯で育つウルシ科の果物。体の熱を取り、のどの渇きを癒す働きがあるとされ、また利尿作用にも優れています。栄養素としては、抗酸化ビタミンであるビタミンCやカロテンが豊富。黄色い色素にはエリオシトリンというフラボノイドの一種が含まれており、脂質の酸化を抑えアンチエイジングにも効果的です。クエン酸、糖質も多いので疲労回復にもおすすめ。

旬●6～8月（国産）

選び方●
色（黄色あるいは紅色）が鮮やかで張りがあり、やわらかすぎないもの。

保存法●
常温で保存を。7～8度で冷蔵保存すると追熟が抑えられる。ただし温度が低すぎると傷んでしまうので注意すること。

おすすめの食べ合わせ

夏バテ、疲労回復に

＋ **レモン**

生食するときにはレモンなどをかけて。クエン酸が疲労物質の乳酸を抑制して、疲労回復効果がさらにアップします。

消化力アップに

＋ **肉類、魚介類**

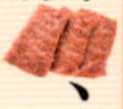

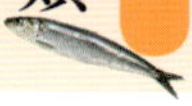

たんぱく質を分解する作用から、肉や魚介をやわらかく、消化をよくしてくれます。炒め物にしたり、潰してソースにしてもよいでしょう。

注意ポイント

体を冷やすので食べ過ぎはNG

糖質が多いので、糖尿病の方には不向きです。内臓を冷やすので多食はNG。寒い季節には避けましょう。

ライチ

血を補って貧血を改善

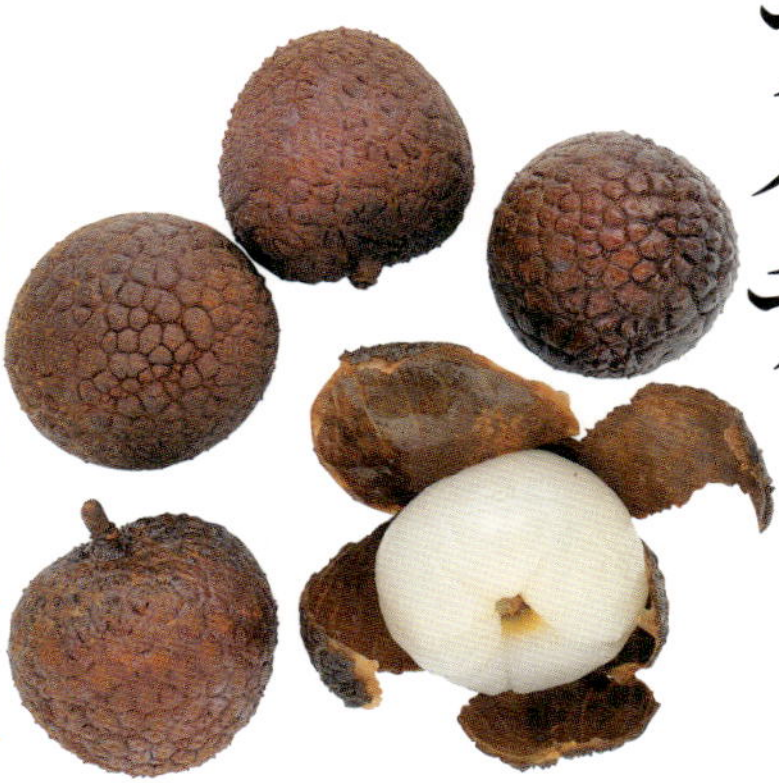

薬膳データ

体質　陰虚　血虚　気滞　瘀血

五性　温　五味　甘　酸

帰経：脾、胃、肝

特徴的な栄養成分
（可食部100g中）

カリウム：170mg
ビタミンC：36mg
葉酸：100μg

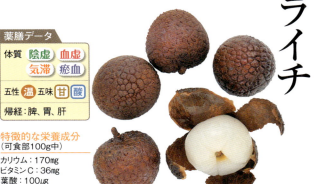

旬●6〜7月

選び方●
うろこ状の表皮のとげが鋭いほど新鮮。果皮がしっかりして、黒ずんでいないものを選ぶ。

保存法●
生のライチはポリ袋に入れて冷蔵庫の野菜室へ。4〜5日で味が落ちるので早めに食べる。冷凍ライチは冷凍庫で保存し、食べる前に自然解凍。

中国の美女、楊貴妃が好んで食べたといわれる果実です。薬膳では生の果実だけでなく、乾燥させたものも使います。脾を補って不足している血を作り、血の循環をよくするので、消化吸収を高めたり、肌や髪に張りとつやを与えたりします。また、いらだつ気分を鎮め、ストレスが原因の吐き気やげっぷを解消する効果も。妊娠初期に必要な葉酸も多く含んでいます。

おすすめの食べ合わせ

下痢の改善に

＋なつめ

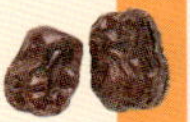

乾燥ライチとなつめを一緒に煮てコンポートに。ライチもなつめも脾の働きを高め、腸を強くする作用があるので、下痢の改善が期待できます。

体力回復に

＋やまのいも

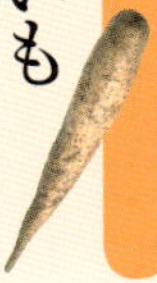

ライチとやまのいも入りのおかゆに。消化のいいおかゆにすることで、ライチとやまのいも両方の体力回復成分を体に吸収しやすくします。

注意ポイント

食べ過ぎないように

食べ過ぎると、体が温まり過ぎるので注意しましょう。また、のぼせがある人は控えて。

カリン

咳止め効果で知られた果物

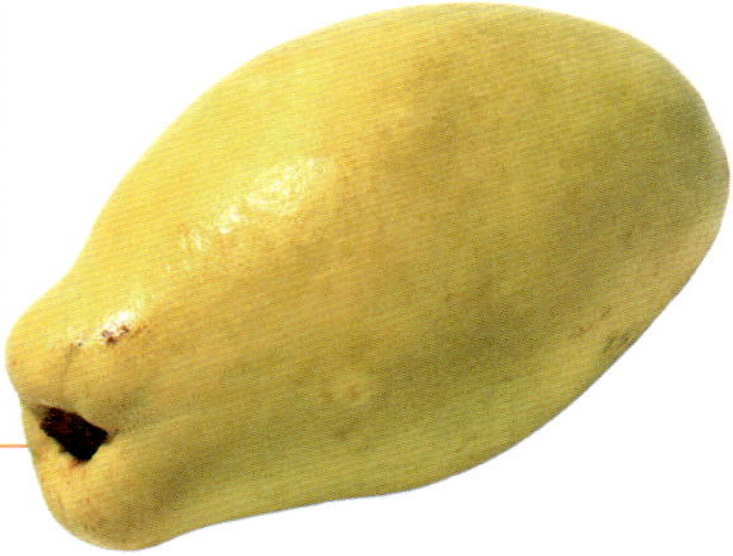

薬膳データ

体質　気滞　水毒　陰虚

五性　温　五味　酸

帰経：肝、脾

特徴的な栄養成分
（可食部100g中）

食物繊維：8.9g
カリウム：270mg
ビタミンC：25mg
ビタミンA（β-カロテン）：140μg

昔から咳止めに効果があるといわれ、漢方の生薬として使われてきました。体内に滞った余分な水分を取り除き、肝臓の働きをよくしたり、イライラした気持ちを鎮めます。カリンを煮出した汁には苦みがあり、その苦みが胃腸を丈夫にします。抗酸化作用のあるビタミンC、タンニン、サポニンなどの成分も含んでいるため、抗ガン作用も期待されています。

旬● 10〜11月

選び方●
皮の色が均一（黄色の強い黄緑色）で、触るとしっとりしていて張りとつやがあるもの。香りがよく、持ったときにずっしりとしているもの。

保存法●
冷蔵庫の野菜室で保存。熟していない場合は、室温で追熟させる。

おすすめの食べ合わせ

ストレスの緩和に

＋焼酎

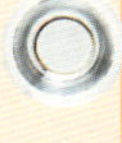

氷砂糖を加えてカリン酒を作ります。カリンの香りが気の巡りをよくして心を落ち着かせます。アルコールに漬けることで薬効成分が抽出され、体に吸収されやすくなります。

二日酔いの解消に

＋りんご

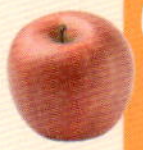

カリン酒にりんごのすりおろしを加えて飲みます。りんごは飲酒で体内にこもった熱を取り、カリン酒は肝臓の働きをよくします。

注意ポイント

渋くて生では食べられない

渋みが強く生食はできません。果実酒やはちみつ漬けにして利用を。

うめ

酸味が唾液の分泌を促す

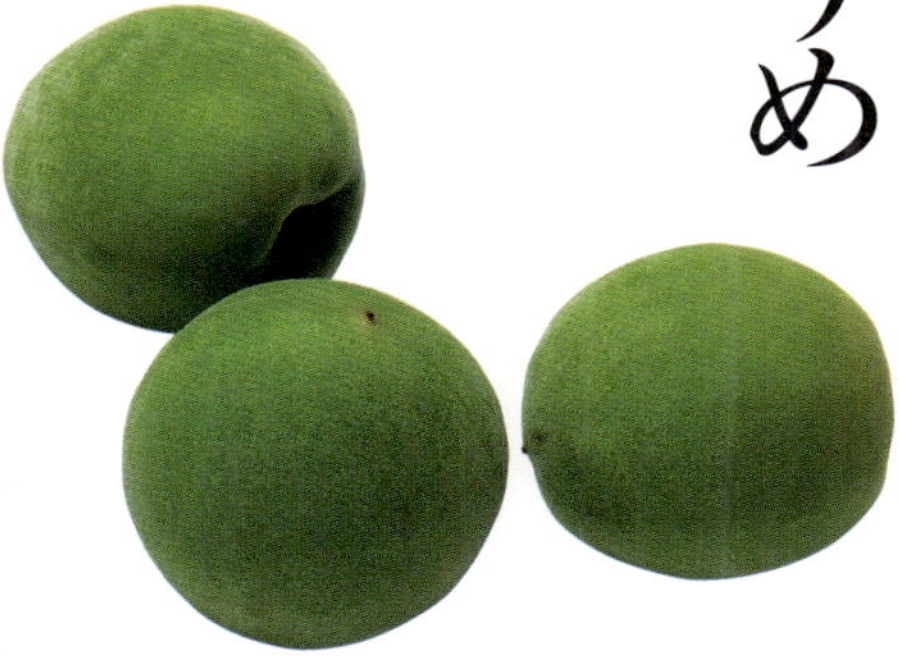

薬膳データ

体質　陰虚

五性　平　五味　酸　渋

帰経：肝、脾、肺、大腸

特徴的な栄養成分
（可食部100g中）

食物繊維：2.5g
カリウム：240mg
ビタミンE：3.3mg
鉄：0.6mg

旬　6月

選び方
大きさがそろっていて、表面に虫の食ったあとや傷がないもの、色鮮やかな緑色で、表面がつやつやしているものがよい。

保存法
青うめは新鮮なうちに使いたいので、購入したらなるべく早く調理するのがベスト。無理な場合は冷暗所に置いて保存。

酸味が唾液の分泌を活発にするので、発熱、発汗などによるのどの渇きや多汗症を改善します。整腸作用もあり、下痢のときにも有効です。消化吸収を促進し、水分代謝を正常化して食欲を高めるので、夏バテにも効果的。青うめは梅酒やジャム、うめ干しとして利用するといいでしょう。ただし、うめ干しは塩分が多いので食べ過ぎには気をつけて。

おすすめの食べ合わせ

のどの渇きに

＋氷砂糖

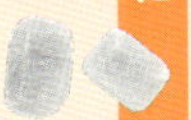

うめを氷砂糖に漬けてうめシロップを作り、水で割ります。うめの唾液の分泌を促す作用と氷砂糖の肺を潤す作用でのどの渇きを癒します。

コレステロールが気になる人に

＋いわし

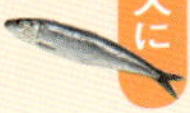

うめ干しといわしを一緒に煮て、いわしの梅煮に。うめのクエン酸といわしのタウリンには、コレステロール値を下げる効果が期待できます。

注意ポイント

青うめの生食はできない

青うめには毒があるので生では食べられません。うめ干しや梅酒になる過程で毒は分解されます。

あんず

粘膜を潤す働きがある

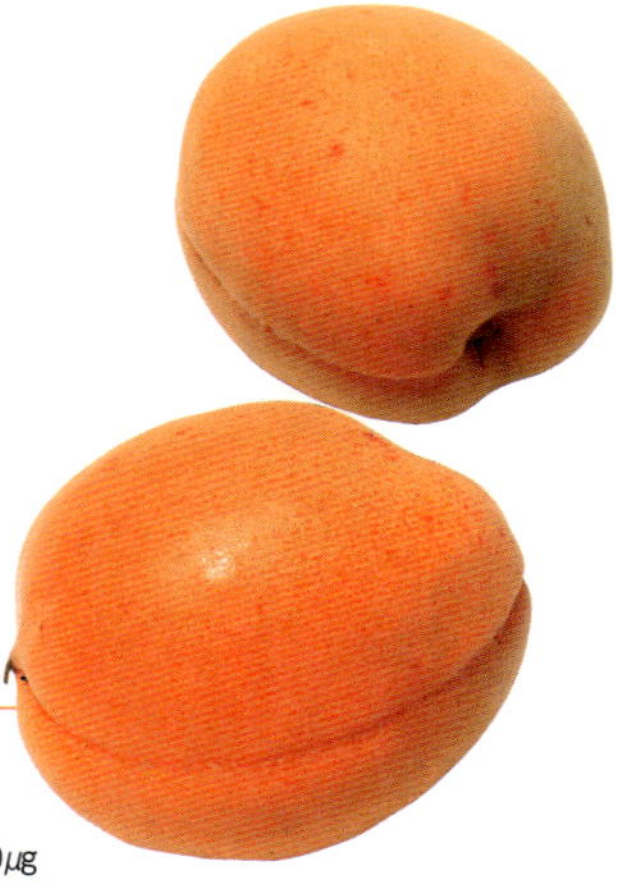

薬膳データ

体質	気滞
五性	温
五味	甘　酸
帰経	肺、心、腎

特徴的な栄養成分
（可食部100g中）

食物繊維：1.6g
カリウム：200mg
ビタミンE：1.7mg
ビタミンA（β-カロテン）：1500μg

旬●6〜7月

選び方●
皮全体に張りがあって、傷がなく、身がキュッと締まっているもの。全体がきれいなだいだい色をしていて、形はふっくら丸みがあり、いい香りがするものがよい。

保存法●
ポリ袋に入れてから冷蔵庫の野菜室で保存する。

のどの粘膜を潤わせ、痰を除き、咳を止めます。肌の粘膜にも作用し、肌トラブルを改善するほか、食物繊維が豊富で腸を潤す働きもあるため、便通をよくします。また、ベータカロテンを多く含み、免疫力を高める効果もあります。ただ、酸性が強く、食べ過ぎると胃壁を痛めるので、量は少量に。杏の種は杏仁（キョウニン）といい、漢方の生薬として有名です。

おすすめの食べ合わせ

便秘解消に

＋りんご

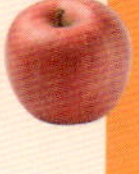

干しあんずとりんごを煮てコンポートに。どちらも食物繊維が豊富なため、便通を整えて便秘を解消する効果が高まります。

倦怠感の解消に

＋オレンジ

生のあんずとオレンジの皮を煮込んでジャムにします。ともに気の巡りをよくする作用があり、甘酸っぱい香りが心身を落ち着かせます。お湯で溶いて飲んでもいいでしょう。

注意ポイント

種は食べないで

種は漢方薬の原料ですが、生のままでは毒があるので食べないように。

びわ

余分な熱を取り、ほてりを解消

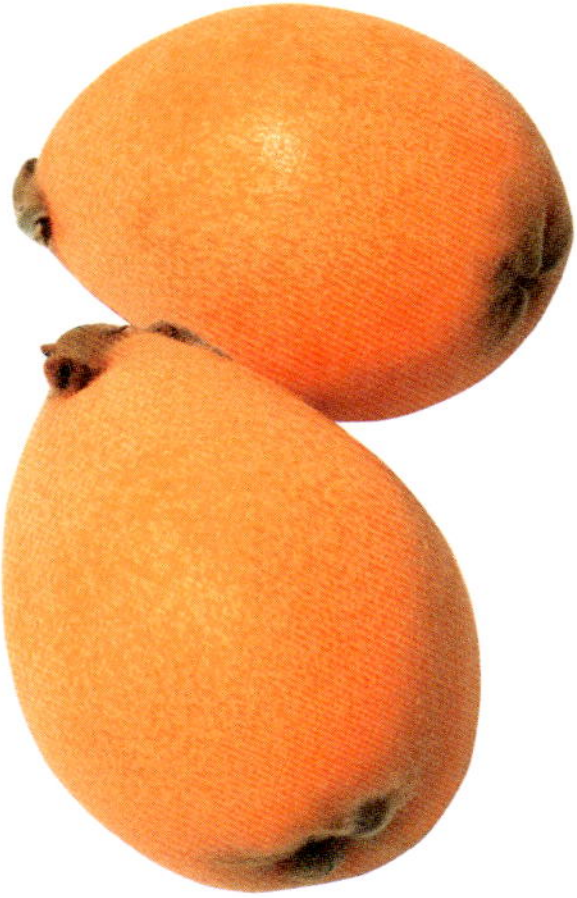

薬膳データ

体質　陰虚　気滞

五性　涼　五味　甘　酸

帰経：脾、肺、肝

特徴的な栄養成分
（可食部100g中）

カリウム：160mg
ビタミンC：5mg
ビタミンA（β-カロテン）：810μg

旬●5〜6月

選び方●
皮がきれいなだいだい色で傷がなく、つややかなもの。白い産毛が全体を均等に覆っていて弾力があり、左右対称に下部がふくらんだものがよい。

保存法●
常温で保存する。食べるときは冷えているほうがおいしいので、食べる少し前に冷蔵庫で冷やしておく。

涼性のため、微熱があったり、ほてりやすい人に適した果物です。熱を取り、のどの渇きを癒す効果があります。乾燥による咳などを止める働きもあります。また、胃の気を降ろす作用があり、しゃっくり、吐き気を止めて食欲不振を改善します。

びわの葉は江戸時代から、咳・痰を鎮め、暑気あたり、疲労を回復する薬として使われてきました。

おすすめの食べ合わせ

免疫力アップに

＋焼酎

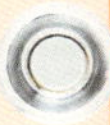

びわの実を種ごと氷砂糖と焼酎に漬けてびわ酒にします。びわの成分が免疫力を高め、焼酎に漬けることで体への吸収がよくなります。

疲労回復に

＋ごま

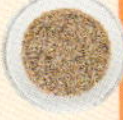

皮をむいたびわの実を一口大に切り、すった白ごまとあえ、酢、しょうゆで味つけ。びわのクエン酸とごまのビタミンB_1が相乗効果で疲れた体を元気にします。

注意ポイント

食べ過ぎに注意

食べ過ぎるとおなかをこわすことが。1日2個程度が目安です。

かき

ガン予防や免疫力アップに

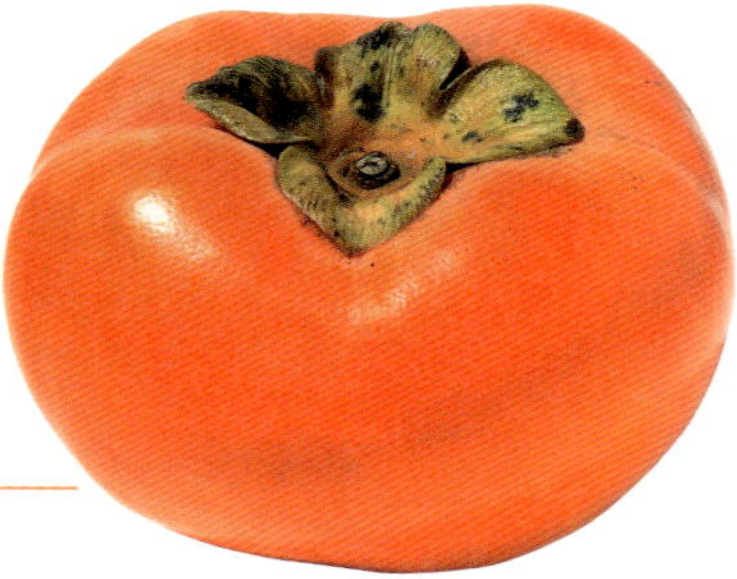

薬膳データ

体質 陰虚 陽熱

五性 寒　五味 甘

帰経：心、肺、大腸

特徴的な栄養成分
（可食部100g中）

カリウム：170mg
ビタミンC：70mg
ビタミンA（β-カロテン）：420μg
食物繊維：1.6g

旬● 9〜11月

選び方●
ヘタがぴんとしているもの。皮はつやつやとして、全体的に濃いだいだい色をしているものがよい。

保存法●
熟したものは早めに食べるのがベスト。保存するときはポリ袋に入れて冷蔵庫の野菜室へ。熟し方が足りない場合は、常温で追熟。

熱を取って、のどを潤すほか、利尿作用もあります。かきの渋みのもと、タンニンには下痢を緩和する作用も。熟したかきはアルコールを分解する酵素を含むので、二日酔いに効果的です。色素成分のベータクリプトキサンチンには発ガン抑制作用があり、豊富に含まれるビタミンCとともに免疫力をアップ。かきのヘタや葉は漢方の生薬の原料に使われています。

おすすめの食べ合わせ

老化防止に

＋レモン

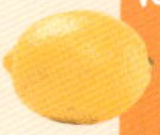

むいたかきにレモン汁をかけて。かきのビタミンCとベータカロテン、レモンのビタミンCとクエン酸が抗酸化作用を発揮し、老化を防ぎます。

風邪予防に

＋しょうが

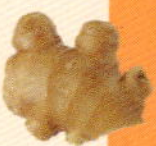

かきのしょうが酢あえに。かきは風邪予防にいいビタミンCやベータカロテンが豊富。かきの体を冷やす作用を温性のしょうがが和らげます。

注意ポイント

かにと一緒に食べない

胃腸が冷え、腹痛や下痢を起こすおそれがあります。また、空腹時や飲酒時もかきを食べるのはNG。

いちじく

粘膜や肌を潤し、乾燥を防ぐ

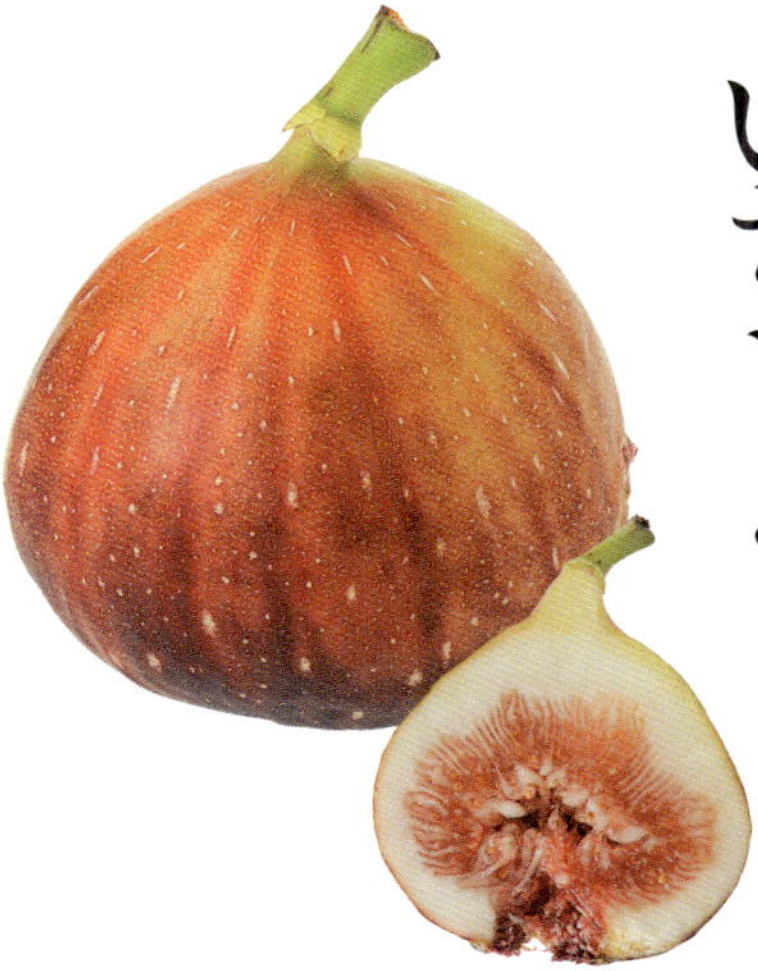

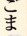

薬膳データ

体質　陰虚　気虚　気滞　瘀血

五性　平　五味　甘

帰経：肺、胃、大腸

特徴的な栄養成分
（可食部100g中）

食物繊維：1.9g
カリウム：170㎎
カルシウム：26㎎

旬●7～10月

選び方●
皮の色が均一で、しなびていないものを選ぶ。果実のてっぺんが割れて、中の実が見えるくらいになったら食べごろ。

保存法●
ポリ袋に入れて冷蔵庫の野菜室で保存。あまり日持ちしないので、購入したらなるべく早めに食べるのが望ましい。

体を潤す性質を持っているので、粘膜や肌が乾燥しやすく、口が渇きやすい人におすすめです。また、食物繊維が豊富で、整腸作用があり、便通をよくします。体の余分な熱を冷まし、のどの腫れ、痛み、声枯れ、空咳にも効果的です。また、成分として含まれるイチジク多糖が免疫力アップに有効といわれています。昔から、痔の特効薬としても有名な食材です。

おすすめの食べ合わせ

熱があるときに

＋なし

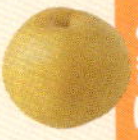

いちじくとなしを赤ワインと氷砂糖で一緒に煮てコンポートに。両方ともこもった熱を取る働きがあり、のどの痛みを和らげる効果もあります。

デトックスに

＋ごま

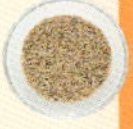

皮を湯むきして蒸したいちじくをごまあえに。いちじくもごまも食物繊維が豊富で、ごまの油脂が加わることで、デトックス効果が高まります。

注意ポイント

カルシウムを一緒にとらない

いちじくに含まれる多量の鉄分が、食材に含まれるカルシウムを排出してしまうことがあるので注意を。

ざくろ

肺の機能を高める

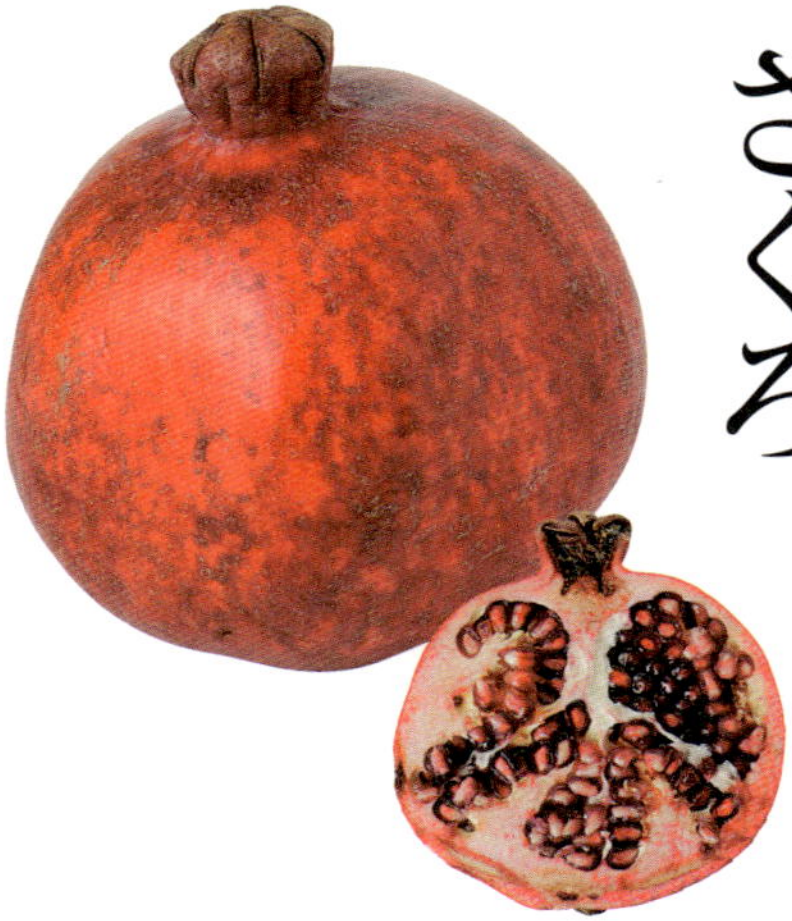

薬膳データ

体質	陰虚
五性	温
五味	甘　酸　渋
帰経：大腸、腎	

特徴的な栄養成分
（可食部100g中）

カリウム：250mg
ビタミンC：10mg
パントテン酸：0.32mg
ナイアシン：0.2mg
ビタミンB_6：0.04mg

旬●9～11月

選び方●
ふっくらとして皮に張りがあるものが良品。持ったときに重みを感じるものがジューシー。国産品は熟すと割れるが、輸入品は熟しても割れない種類が多いので、輸入品は割れていないものを選ぶ。

保存法●
ポリ袋に入れ、冷蔵庫の野菜室で保存。

潤いの性質を持つ果物で、のどの渇きを癒したり、肺の機能を高めて、咳や慢性気管支炎、のどの炎症、かすれ声などを改善します。また、ざくろの渋みは、慢性の下痢や血便、不正出血に効果があるといわれています。抗酸化作用を持つポリフェノールが老化防止に役立つほか、女性ホルモンと同じ構造を持つ物質を含み、更年期障害にも効果的です。

おすすめの食べ合わせ

血栓の予防に

＋たまねぎ ＋オリーブ油

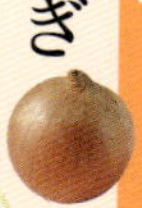

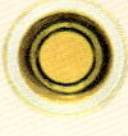

ざくろのしぼり汁、すりおろしたたまねぎ、オリーブ油でドレッシングを作ります。どれも血液をサラサラにする作用があります。

ガン予防に

＋キャベツ

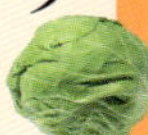

ジュースにして飲みます。両方とも抗ガン作用が期待できる食材です。飲みにくいときはりんごを加えて。

注意ポイント

子どもには控えめに

ざくろに含まれるタンニンは子どもの場合、消化吸収を妨げます。

ストレスからくる気の滞りに

レモン・かぼす・すだち

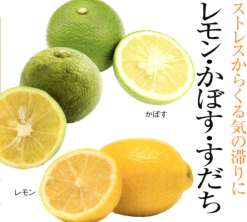

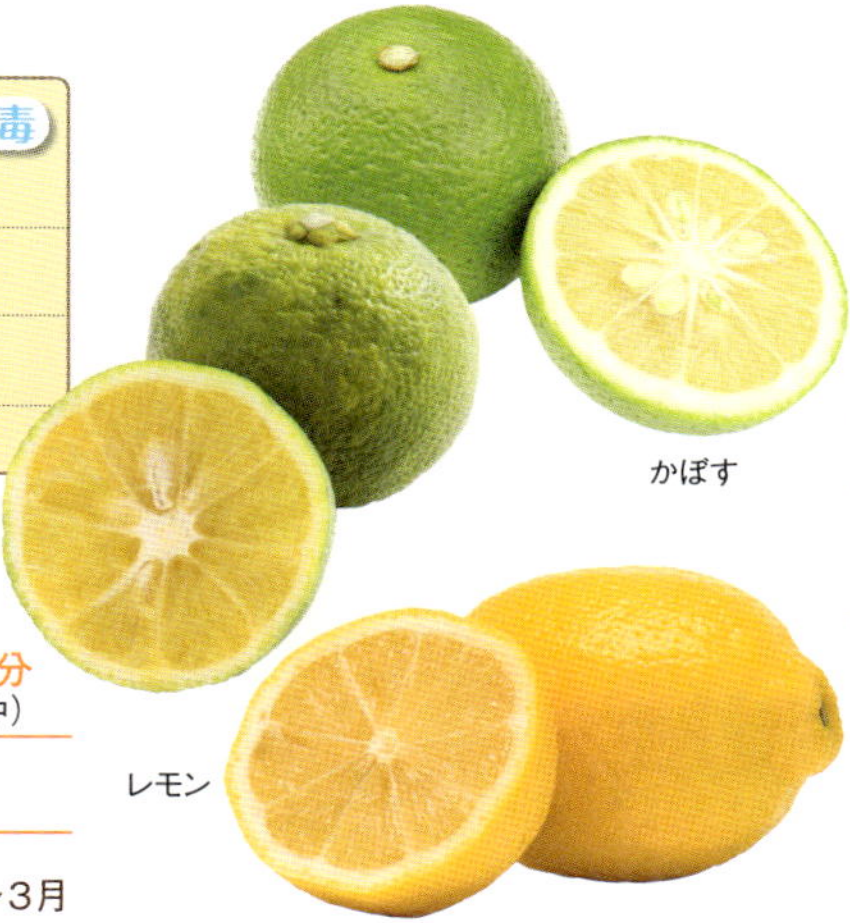

薬膳データ

体質	気滞　水毒　陰虚
五性	平　涼
五味	酸　甘
帰経：肺・胃・脾	

特徴的な栄養成分
（レモン・果汁100g中）

ビタミンＣ：50㎎
カリウム：100㎎

旬●レモン／10〜3月（国産）、通年（輸入）
かぼす・すだち／8〜10月

選び方●
色むらがなく、弾力があって、手に持ったとき重みが感じられるもの。皮を使う場合は国産を選んで。

保存法●
ポリ袋などに入れて冷蔵庫で保存。切ったものはラップにぴったりと包み、冷蔵庫で保存。早めに使うこと。

いずれもミカン科で似た効能を持ちます。さわやかな香りが特徴ですが、この香りには気の巡りを促し、消化吸収機能を高めて消化不良や夏バテ、ストレスを改善する働きが。また痰を切り、脂質代謝をよくする作用があり、咳や痰のときによいほか、肥満や生活習慣病の予防にも効果的です。甘みと酸味があり、水分を補い、体を潤して喉の渇きを鎮める働きがあります。

おすすめの食べ合わせ

夏バテ、疲労回復に

＋すいか

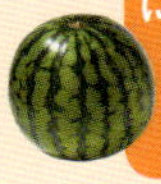

すいかのしぼり汁と合わせてジュースに。体の熱を冷ますすいかとともに取り入れることで、胃腸を整え暑さからくる不調や疲れを改善します。

高血圧の予防に

＋菊花

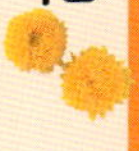

柑橘類の皮や筋には血圧を降下させる作用がある、ヘスペリジンを含有。菊花の熱を取り除く作用とあわせ、高血圧予防におすすめ。

注意ポイント

胃酸過多などの場合は控えめに

酸が胃壁に刺激を与えるため、胃酸過多の人、胃潰瘍の人はとり過ぎないよう注意しましょう。

オレンジ

さわやかな香りが気を巡らせる

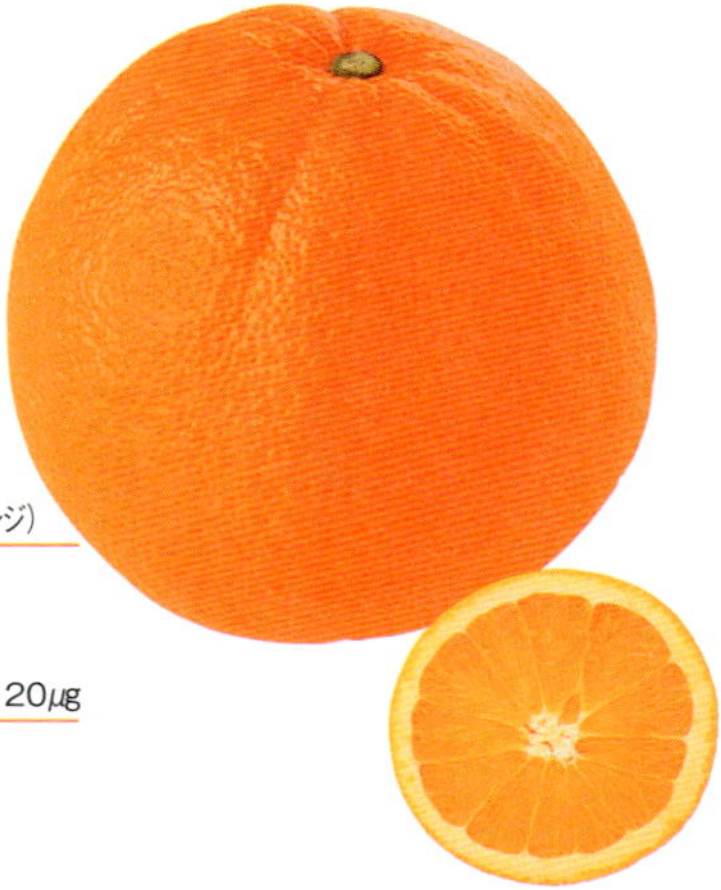

薬膳データ

体質　気滞　瘀血

五性　涼　五味　甘　酸

帰経：胃、肺

特徴的な栄養成分
（可食部100g中・バレンシアオレンジ）

食物繊維：0.8g
カリウム：140㎎
ビタミンC：40㎎
ビタミンA（β-カロテン）：120μg

旬
2〜3月（国産品）

選び方
ヘタが青々として、形が整っていて、皮に張りとつやがあるもの。皮のきめが粗いものは避ける。持ったときずっしりと重みを感じるものが美味。

保存法
保存性が高いので、高温多湿にならない風通しのいい場所で保存。冷やすときは食べる前に冷蔵庫へ。

オレンジはみかんと同じ柑橘類ですが、その性質は涼性で、温性のみかんとは異なります。体にこもっている余分な熱を取るので、発熱時や熱っぽくて血圧が高い人におすすめです。気を巡らせる作用があるため、気が滞って食欲がないときに食べると食欲が出ます。抗酸化作用のあるビタミンCや、脂質代謝をよくするペクチンも豊富に含まれています。

おすすめの食べ合わせ

美肌づくりに ＋鶏肉

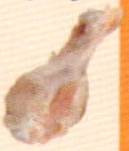

オレンジと鶏手羽肉の白ワイン煮に。オレンジのビタミンCが、鶏手羽肉のコラーゲンの吸収をアップ。

血栓の予防に ＋アーモンド

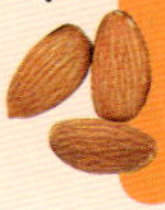

食べやすく切ったオレンジと、刻んだアーモンドをあえます。オレンジのビタミンCとベータカロテン、アーモンドの不飽和脂肪酸は、血液をサラサラにする効果があります。

注意ポイント

輸入品は皮は使わない
ジャムを作るときなど皮を使う場合は、無農薬の国産品を。輸入品は防カビ剤を使用しているので×。

グレープフルーツ

胃の不快感を改善

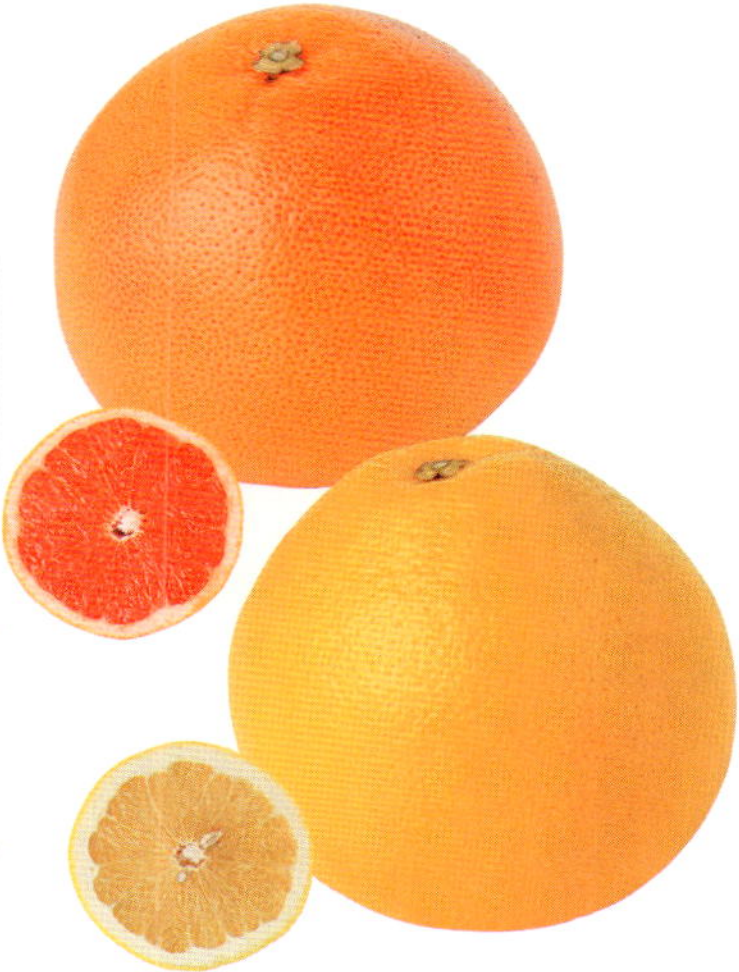

薬膳データ

体質 気滞 瘀血

五性 寒 五味 甘 酸

帰経：肺、肝、脾

特徴的な栄養成分
（可食部100g中・白肉種）

ビタミンC：36mg
カリウム：140mg
葉酸：15μg
カルシウム：15mg
リン：17mg

旬● 4〜5月

選び方●
皮が鮮やかな色で、大きいものほどよく成長していて味がよい。持ったときずっしりと重いものがジューシー。傷やあざがあるものは傷みやすいので避ける。皮のしみは問題なし。

保存法●
高温多湿にならない室内で保存。冷やすときは食べる前に冷蔵庫へ。

さわやかな香りが気を巡らせ、胃の機能を高めます。解毒作用があり、アルコールの分解を促進するので、二日酔いにも効果的。グレープフルーツに含まれるイノシトールという成分は、動脈硬化の予防や肝の代謝機能を高める働きがあるとされます。果肉が白色のものと赤色のものがありますが、赤色のものにはリコピンとベータカロテンが含まれています。

おすすめの食べ合わせ

二日酔いの解消に

＋にんじん

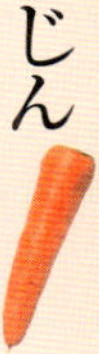

手作りのにんじんジュースに、グレープフルーツの果汁を加えます。にんじんのベータカロテンが、グレープフルーツの解毒作用をアップ。

肥満予防に

＋わかめ

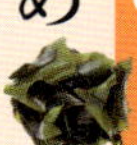

しょうが酢であえ物に。グレープフルーツの香りがストレスを解消して食べ過ぎを防ぎ、わかめの食物繊維が老廃物を排出します。

注意ポイント

体を温める食材を加えて

料理に使うときはしょうがなど体を温めるものを加えると、体を冷やす作用が穏やかになります。

みかん

胃の働きをよくして食欲を増進

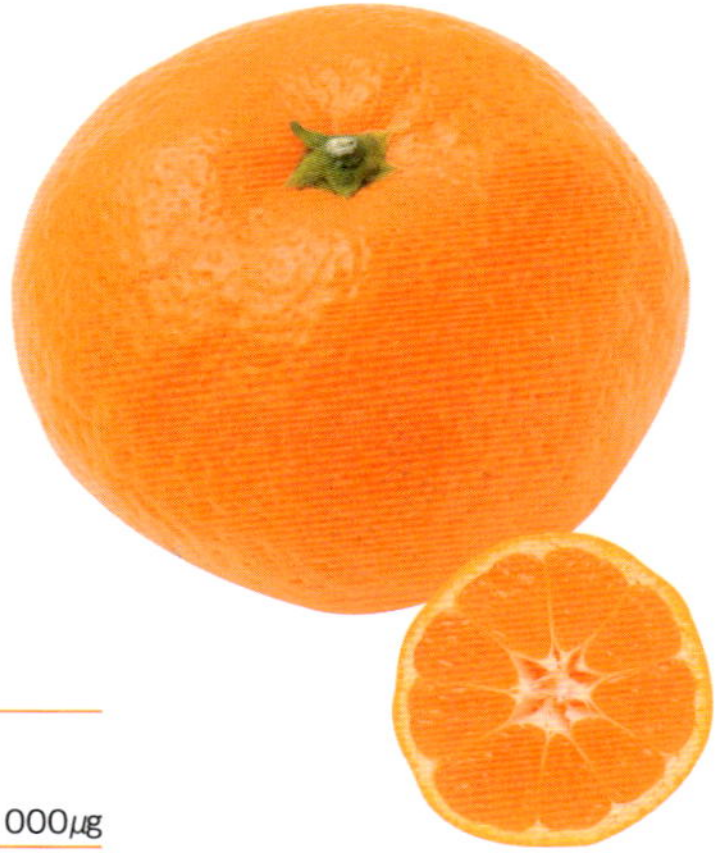

薬膳データ

体質	気滞
五性	温
五味	甘 酸
帰経	肺、胃、脾

特徴的な栄養成分
（可食部100g中）

カリウム150mg
ビタミンC：32mg
ビタミンA（β-カロテン）：1000μg

漢方ではみかんの皮を陳皮（チンピ）という生薬として用います。皮の成分には気の巡りをよくして、胃の働きを活発にし、食欲不振を解消する働きがあります。果汁にはビタミンＣやクエン酸が豊富なため、疲労回復に効果的で、免疫力を高める働きもあり、昔から風邪予防によい果物とされています。さらに、成分のベータクリプトキサンチンには抗ガン作用があるといわれています。この成分は熱に強く、ジャムや缶詰からもとることができます。ただ、日本のみかんは甘みが強く、体をほてらせやすいので、食べ過ぎには

おすすめの食べ合わせ

美肌づくりに

＋ゼラチン

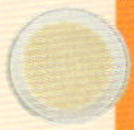

みかんのしぼり汁に粉ゼラチンを加えてゼリーを作ります。みかんのビタミンCがゼラチンに含まれるコラーゲンの吸収を高め、美肌効果が高まります。みかんにはベータカロテンも含まれているので、紫外線など外部刺激に負けない強い肌を作る効果もあります。粘膜も強くするため、風邪予防にもなります。

ガン予防に

＋にんじん

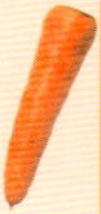

みかんとにんじんをジュースにします。ガン予防に有効といわれる、みかんのベータクリプトキサンチンとにんじんのカロテンをたっぷり摂取できます。

上手な利用方法

皮をガーゼで包んで入浴剤にする

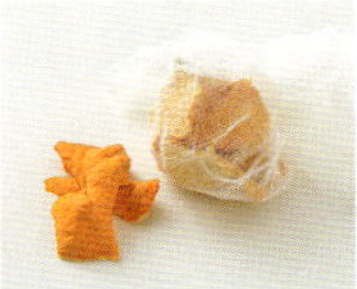

乾燥させた皮（砕いていないもの）をガーゼやふきんに包み、入浴剤にすると体が芯から温まります。一度使った皮は再利用せず捨てましょう。

乾燥した皮は細かく砕いてびんで保存

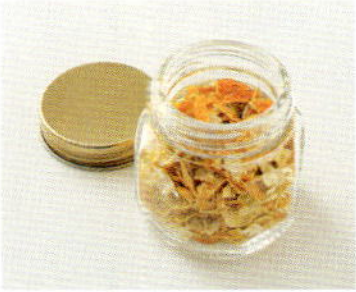

乾燥させた皮は、細かく砕いてびんに入れて保存します。冷えが気になる人は、紅茶に入れて一緒に飲むと、体がポカポカと温まります。

皮を利用するときは残留農薬をよく落として

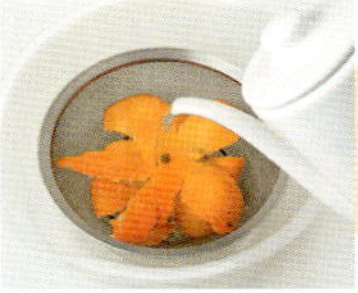

みかんの皮は使用前によく洗い、残留農薬が心配な場合は、湯通ししてください。その後、カラカラに乾くまで天日に干します。

注意を。
陳皮にはまた咳止めや痰を切る作用があり、湿性の痰を伴う咳や喘息などの呼吸系疾患の治療によく使われています。

旬●11〜3月

選び方●
皮がつやつやとしていて鮮やかなオレンジ色をしていて、ヘタは小さく黄緑色のものが新鮮。皮のきめが細かいものが、甘みが強いといわれる。

保存法●
冷暗所で保存。実と実が重ならないようにする。

薬膳豆知識

乾燥した皮をバッグに忍ばせてストレス緩和に

みかんの香りには、気分を落ち着かせる作用があります。乾燥させた皮をハンカチに包んでバッグに入れておき、イライラしたときに香りをかぐといいでしょう。

おなかの張りに

＋だいこん

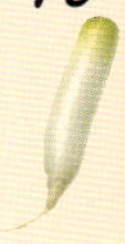

乾燥させたみかんの皮を刻んだものをだいこんおろしに混ぜます。みかんの皮は気を巡らせ、だいこんは気を降ろす作用があるので、おなかにガスがたまって張るときに、ガスを出しやすくします。

注意ポイント

のぼせ気味の人は少量に

のぼせ気味の人や血圧が高い人は、みかんの甘みが体をほてらせてしまうので、量は控えめに。

みかんの袋や筋も取らずにそのまま食べる

みかんの袋や白い筋にはヘスペリジンという毛細血管を強くする働きがある成分が含まれています。取らずにそのまま食べましょう。

咳を伴う風邪に

ゆず・金柑《きんかん》

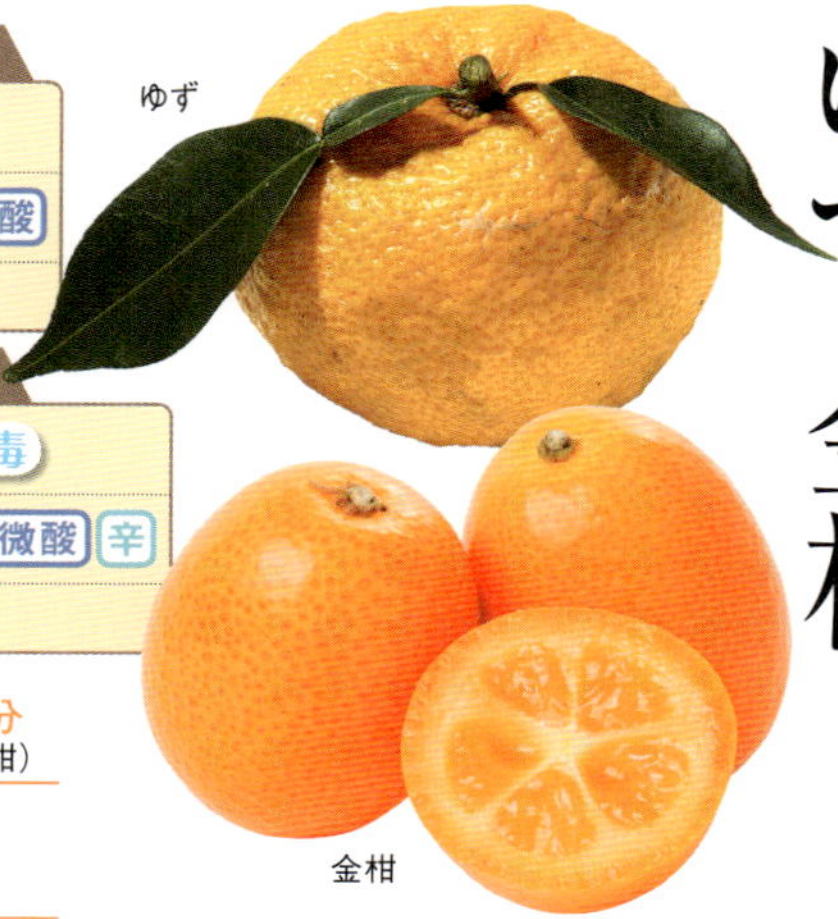

薬膳データ（ゆず）

体質	気滞
五性	寒
五味	甘　酸
帰経	肺、胃

薬膳データ（金柑）

体質	気滞　水毒
五性	温
五味	甘　微酸　辛
帰経	肝、脾、胃

特徴的な栄養成分
（可食部100g中・金柑）

ビタミンC：49mg
ビタミンE：2.6mg
カリウム：180mg

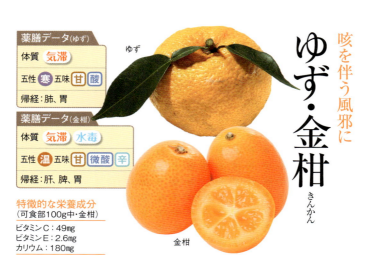

旬●金柑／1～3月
ゆず／11～1月

選び方●
色が鮮やかでつやがあり、重みがあるもの。ヘタが緑色で新鮮なものを。

保存法●
常温でも保存できるが、冷蔵庫に入れる場合はポリ袋などに入れて乾燥を避けること。

気を巡らせるので、気分の悪いときや食欲不振におすすめ。また咳止めの作用があり、金柑を薄切りにしてはちみつに1カ月ほど漬け込んでおき、お湯に溶かして飲むと症状が改善します。いずれも酒の酔いをさます作用もあるのでお酒を飲んだあとや二日酔いのときに、ゆずの果汁や金柑の種を除いてなしとジュースにしたものを飲むとスッキリします。

おすすめの食べ合わせ

二日酔いの解消に

＋りんご

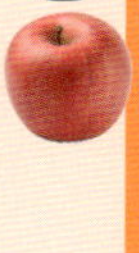

りんごとあわせてジュースやスムージーに。金柑のお酒をさます作用に加え、りんごの酒毒を取る働きで、二日酔いを和らげてくれます。

風邪予防に

＋しょうが

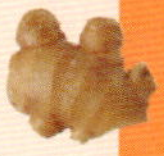

ゆずの皮としょうがでジャムを作ります。お湯で溶いてお茶にしても。ゆずのビタミンCとしょうがの胃腸を温める作用が風邪を遠ざけます。

注意ポイント

寒い日は温かいゆず茶に

ゆずは体を冷やすので、寒い日はゆずジャムを湯で溶いたゆず茶にすると、冷やす作用が弱まります。

くり

老化によるトラブルを改善

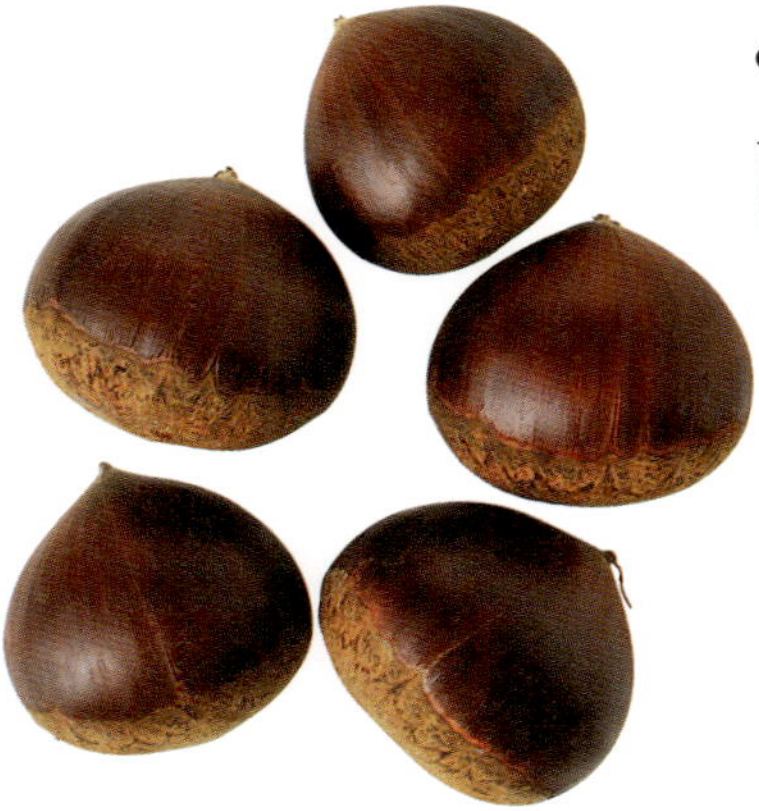

薬膳データ

体質　気虚　血虚　瘀血

五性　温　五味　甘

帰経：脾、胃、腎

特徴的な栄養成分
（可食部100g中）

炭水化物：30.6g
ビタミンC：33㎎
ビタミンB_1：0.21㎎

旬●9〜10月

選び方●
皮の表面に張りとつやがあり、全体が濃い茶色をしているもの。持ったときに重みを感じるもの。

保存法●
1〜2%の塩水に皮ごと10時間程度漬け込んだあと、水けをよくふき取って乾かしておく。その後、空気穴を開けたポリ袋に入れて、冷蔵庫の野菜室で保存する。

脾の働きを助けて、気を増す作用があるくり。栄養の吸収を促し、血の巡りをよくして、体を元気にしてくれる食材です。腎の老化によって起こる、老人性の腰痛や筋肉の衰えにも効果があるといわれ、少しずつ食べることでアンチエイジング効果が期待できます。渋皮に含まれるタンニンは強い抗酸化作用があり、老化防止のほか、抗ガン作用も期待されています。

おすすめの食べ合わせ

体力回復に

＋米

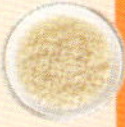

くりごはんにします。くりも米も栄養を全身に巡らせる脾の働きを助ける作用があるので、相乗効果で体力回復効果が高まります。

老化防止に

＋豚肉

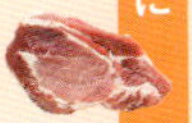

くりと豚肉を、塩と酒で味つけして煮込みます。くりも豚肉も老化と関係の深い腎の働きを助ける食材です。豚肉は赤身肉を使い、骨付き肉だとさらに効果は高くなります。

注意ポイント

大量に食べると消化不良に

消化しにくいため、食べる量は1日10個程度にとどめます。

アーモンド

肝臓の機能をアップ

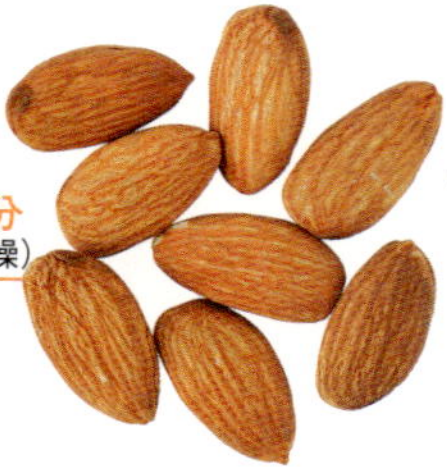

薬膳データ

体質	瘀血 気滞
五性	平 五味 苦 甘
帰経：心、肝、大腸	

旬●通年

選び方●
傷がなく、色が鮮やかなものを選ぶ。

保存法●
密閉容器に入れて冷蔵庫の野菜室へ。時間がたつと酸化して味も香りも落ちるので、たくさんある場合は冷凍保存する。殻つきのもののほうが酸化の速度が抑えられ、保存期間が長くなる。

特徴的な栄養成分
（可食部100g中・乾燥）

食物繊維：10.1g
カリウム：760mg
カルシウム：250mg
ビタミンE：30.0mg
ビタミンB_2：1.06mg
ビタミンB_1：0.20mg

不飽和脂肪酸のオレイン酸、リノール酸のほか、ミネラル分も豊富。とくにビタミンEの一種であるα-トコフェロールが非常に多く、高い抗酸化作用を発揮します。

三大栄養素の代謝に必須のビタミンB_2や、たんぱく質も豊富で、肝臓の働きを高めます。

らっかせい

貧血やめまいに

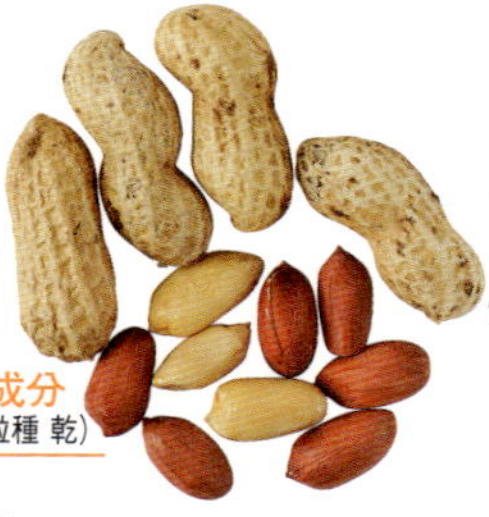

薬膳データ

体質	血虚 陰虚
五性	平 五味 甘
帰経：肺、脾	

旬●8〜9月

選び方●
乾燥しているものは、殻にひびが入ったりしておらず、かび臭いにおいがしないものを選ぶ。

保存法●
生のものは日持ちしないので、保存する場合は冷凍庫へ。乾燥したものは、風通しがよく湿度の低い場所で保存する。

特徴的な栄養成分
（可食部100g中・小粒種 乾）

脂質：46.9g
ビタミンE：10.0mg
ビタミンB_1：0.85mg

薬膳では血を養うといわれ、とくに紅い皮をとることが重要とされます。貧血、めまいに効果があり、皮つきの落花生と豚足の煮物を食べると母乳不足を改善するとされます。また、腸を潤し便秘を解消します。そのため、下痢のときは避けたほうがよいでしょう。

ダイエットにも
かぼちゃの種

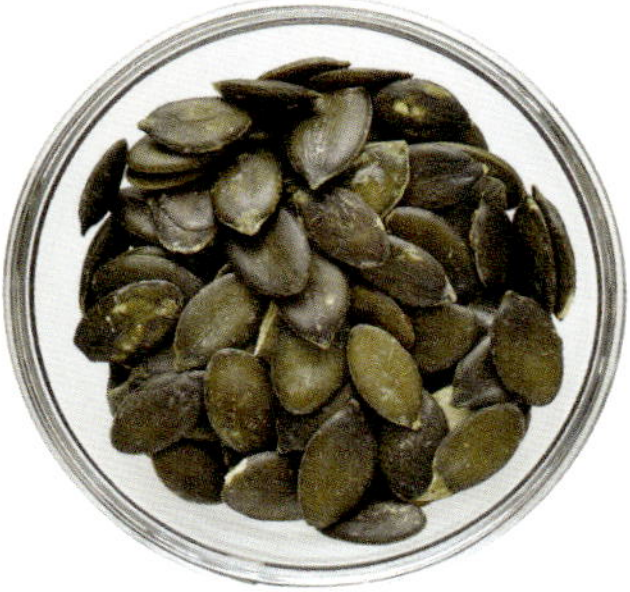

炒って中の仁を食べます。主成分である不飽和脂肪酸などの脂質が便秘を緩和。昔、漢方では主に駆虫薬として用いられましたが、現在ではダイエットのためや脂質代謝異常症予防によいとされます。また、高血圧や前立腺炎などへの効果も知られます。

薬膳データ

体質 気滞

五性 平 五味 甘

帰経：肺、大腸

特徴的な栄養成分
(可食部100g中・いり 味付け)

脂質：48.7g
鉄：6.5g
亜鉛：7.7mg
葉酸：79μg
ナイアシン：13.0mg
ビタミンA（β-カロテン）：31μg

保存法
かぼちゃから取り出し、よく洗って1日程度天日干しにした後、乾煎りする。乾燥後は湿気を避け、密閉容器に入れて冷暗所で保存。

腸の働きを高める
すいかの種

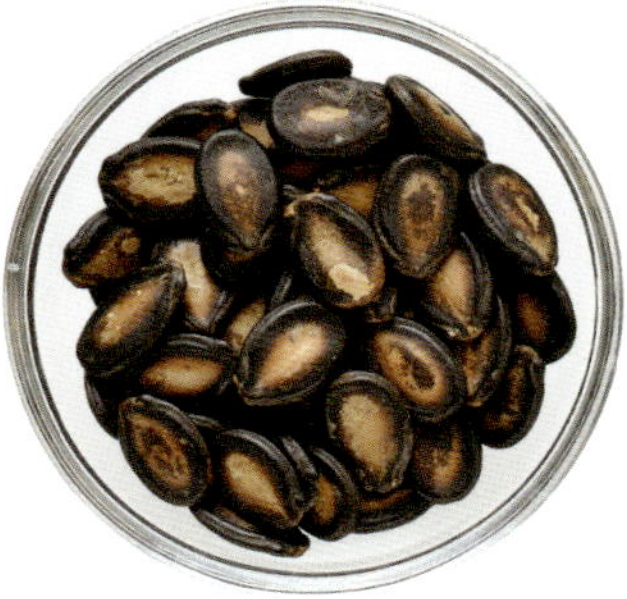

中国ではスパイスと一緒に炒って香りをつけたものがおやつ代わりによく食べられます。日本では、中華食材の店などで購入することができます。かぼちゃの種と同様、外の皮を割りながら、中身を食べます。薬膳では咳や痰、便秘に効果的です。降圧作用もあるとされます。

薬膳データ

体質 陰虚

五性 寒 平 五味 甘

帰経：—

特徴的な栄養成分
(可食部100g中・いり 味付け)

脂質：36.9g
マグネシウム：410mg
ビタミンA（β-カロテン）：9μg
ビタミンB_6：0.71mg
葉酸：120μg

保存法
湿気を避け、密閉容器に入れて冷暗所で保存。

肺の働きをよくする
ぎんなん

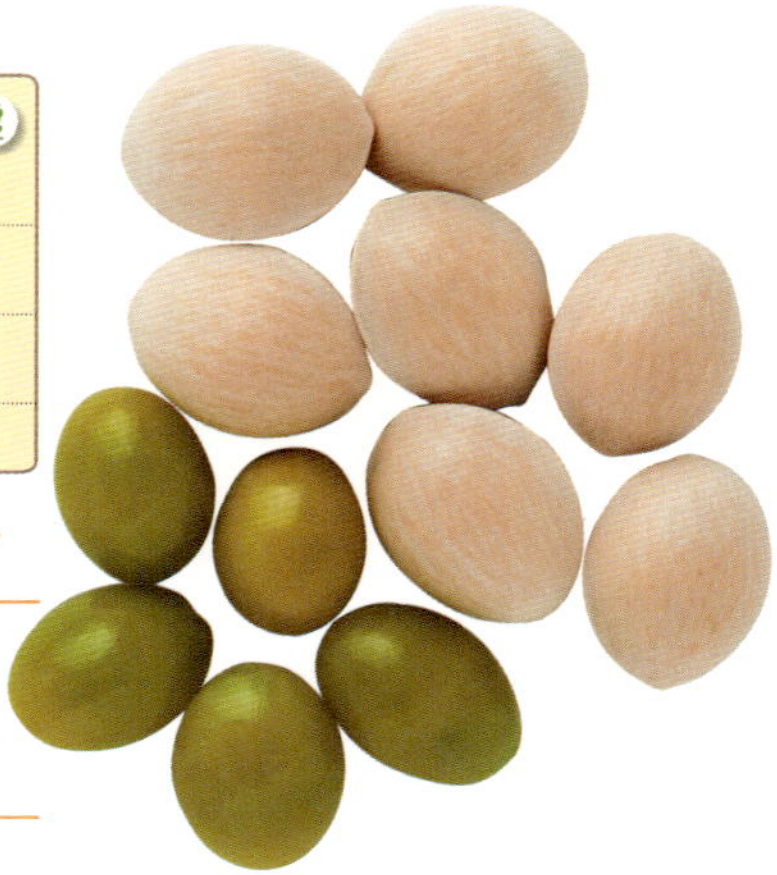

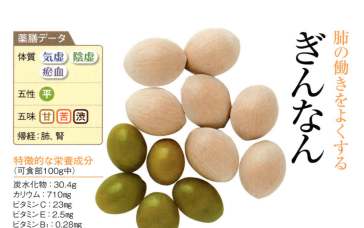

薬膳データ

体質	気虚　陰虚　瘀血
五性	平
五味	甘　苦　渋
帰経：肺、腎	

特徴的な栄養成分
（可食部100g中）

炭水化物：30.4g
カリウム：710mg
ビタミンC：23mg
ビタミンE：2.5mg
ビタミンB_1：0.28mg

ぎんなんはいちょうの実で、肺の働きを助けるといわれています。肺の陰を補う働きがあり、慢性呼吸系疾患の症状、すなわち慢性の咳や痰、ぜんそくを改善する効果が期待できます。抗炎症作用やおりものを抑える作用もあります。近年の研究では、ぎんなんとイチョウの葉に免疫機能を調節する働きがあるとも報告されています。

旬●9〜11月

選び方●
殻は全体的に真っ白でつやつやしていて、粒がそろっているもの。実はみずみずしくて、黒ずんだりしていないものがよい。

保存法●
殻のついたまま紙袋などに入れて冷蔵庫の野菜室で保存。食べる直前に加熱する。

おすすめの食べ合わせ

免疫力アップに

＋干ししいたけ

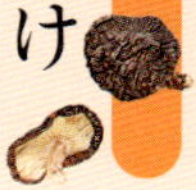

もどした干ししいたけとぎんなんで、炊き込みごはんにします。ぎんなんの免疫力アップ作用に、しいたけの抗ガン作用が加わり、病気に負けない体を作ります。

咳止めに

＋豆腐

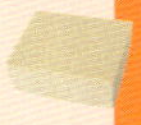

鶏ガラでだしを取ってスープにします。ぎんなんも豆腐も肺の働きを高めて、咳を止める効果があるので、空咳が続くときなどにおすすめ。

注意ポイント

十分加熱して食べる

生では毒性があるため、十分に加熱して食べます。

くるみ

脳の働きを活性化する

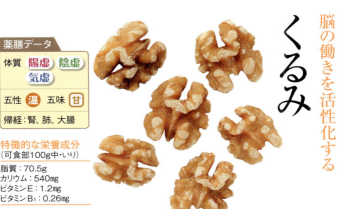

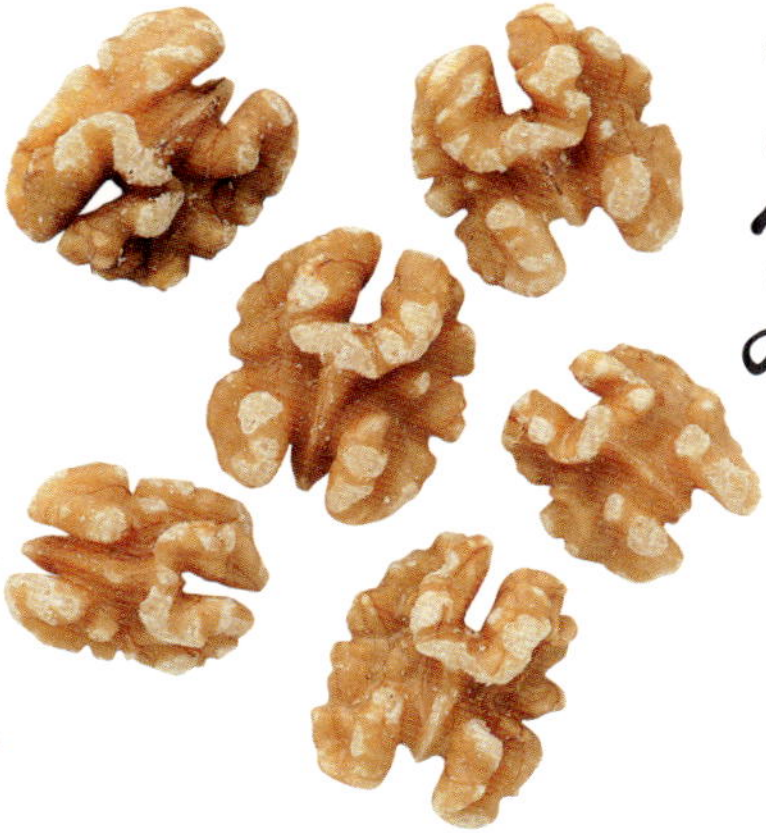

薬膳データ

体質	陽虚 陰虚 気虚
五性	温
五味	甘
帰経	腎、肺、大腸

特徴的な栄養成分
（可食部100g中・いり）

脂質：70.5g
カリウム：540mg
ビタミンE：1.2mg
ビタミンB1：0.26mg

旬 10〜12月

選び方
殻に穴があいているものは、中に虫がいる可能性があるので避ける。重みがあるものがよい。

保存法
酸化を防ぐために、殻つきのものは殻ごと保存する。実は密閉容器に入れて冷蔵庫の野菜室で保存。長期保存するなら冷凍庫へ入れる。

不飽和脂肪酸が豊富なくるみ。薬膳では老化とかかわる腎を補うとして、常食すると脳の老化も予防できるといわれています。肺の機能を高める作用もあり、ぜんそくや冷え症にも効果が期待できます。

油分が腸を潤し、便秘を解消しますが、消化しにくいため、下痢気味の人や胃腸が弱い人は食べる量に注意しましょう。

おすすめの食べ合わせ

老化防止に

＋えび

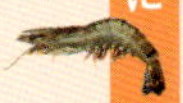

渋皮がついたくるみと一緒に炒め物に。両方とも老化と深い関係のある腎の働きを補う作用があります。

貧血の予防に

＋ほうれんそう

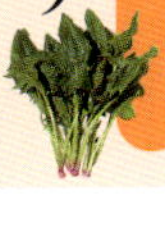

ゆでたほうれんそうに渋皮をとって砕いたくるみをあえます。くるみの不飽和脂肪酸が、肝臓の働きを高め、ほうれんそうが血液の重要な成分である鉄分を補います。

注意ポイント

濃いお茶と一緒に食べない

濃いお茶に含まれる多量のタンニンがくるみの有効成分の吸収を妨げてしまいます。

column 5
薬膳果実酒のすすめ

果物は、アルコールに漬けることで薬効成分が抽出され、体に吸収されやすくなります。

小さな果実はそのまま、大きな果実は刻んで漬ける

果実は洗ったあとペーパータオルなどで水気をしっかりふき取ります。ブルーベリーやいちごなど小さな果実は丸のまま漬けてOK。カリンなど大きな果実は、刻んでから漬けたほうが成分が抽出しやすくなります。できる限り、無農薬か低農薬の果実を使いましょう。アルコールはホワイトリカーが使いやすいでしょう。

漢方食材を加えればより効果の高い果実酒に

漢方食材を一緒に漬ければ、効能が高まります。枸杞の実＋ブルーベリーで目の機能を高める果実酒に、なつめ＋みかんで美肌効果のある果実酒が作れます。また、香りのいい陳皮はどんな果実にも合い、食欲を増進させるので食前酒にピッタリです。

果実のかたさによって漬ける時間を調整して

いちご、ぶどう、ブルーベリーなどやわらかい果実は、約１週間漬ければ飲めるように。うめなど実がかたい果実は１～２カ月漬けます。果実にしわがより、お酒に色が染み出ていたら飲みごろです。

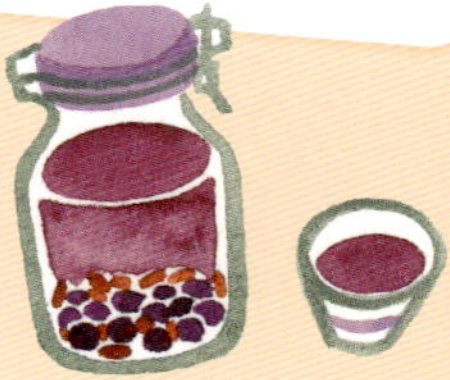

第六章

魚介 & 海藻
ぎょかい かいそう

薬膳における魚介&海藻の役割

薬膳で主に用いられるのは、こいなどの川魚

中国では、内陸に暮らす人が多く、海の魚より川の魚のほうが一般的で、薬膳でも川魚が主に使われてきました。こい、どじょう、ふな、いしもち、たちうおなどが薬膳で使われる代表的な魚です。背が青く、身が赤い魚はアレルギーの元になると考えられ、薬膳ではあまり使いません。

一方、日本では、海の魚がよく食べられていて、とくに青魚は、脳を活性化させるDHAや、血液をサラサラにするEPAを含み、栄養学的に優れた食品とされています。

貝には体の余分な熱を取ったり、体を潤す働きがあります。殻にも薬効があるものが多く、漢方の生薬として使われています。また、えびやかに、いか、たこなどは、コレステロール値を下げる作用があるタウリンが豊富。海藻は腎を補い、老化を予防するミネラルの宝庫です。

さけ

むくみや冷え症を改善

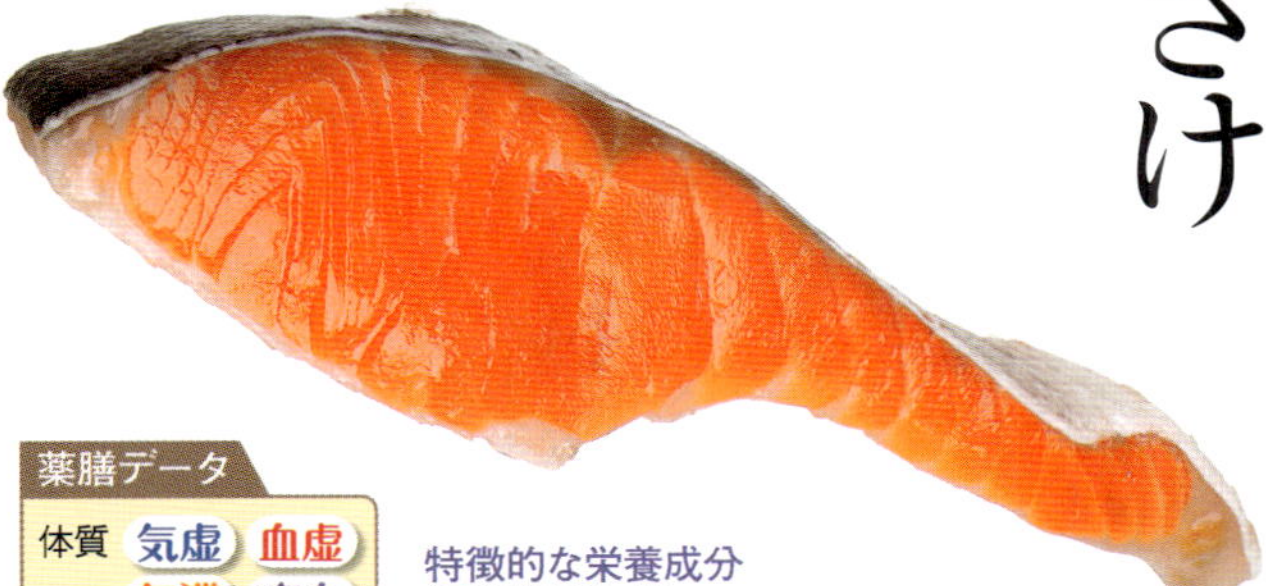

薬膳データ

体質　気虚　血虚　気滞　瘀血

五性　温　五味　甘　鹹

帰経：脾、胃

特徴的な栄養成分
（可食部100g中）

たんぱく質	18.9g
ビタミン B_2	0.21mg
ビタミン B_1	0.15mg
ビタミンD	32.0μg

温性で胃を温めるため、胃腸の働きを高めます。水分の代謝を助けてむくみを改善したり、血の巡りをよくして冷え症を改善する効果もあります。カルシウムの吸収を促すビタミンDが豊富なため、骨ごと食べると骨を丈夫にすることができます。また、さけの卵（いくらやすじこ）は抗酸化作用があるアスタキサンチンが豊富で、紫外線による肌のダメージを抑えます。

旬● 秋
選び方●
ウロコは銀色に光り、皮に張りがあって身が締まっているものが新鮮。切り身の場合は、身が透き通ったサーモンピンクのものを。
保存法●
鮮度が落ちないように冷蔵庫で保存し、消費期限内に使い切る。冷凍も可能。

おすすめの食べ合わせ

血栓の予防に

＋ **たまねぎ**

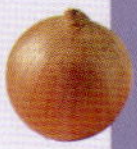

さけのワイン蒸しにたまねぎソースをかけて。血行促進作用がある一皿。

老化防止に

＋ **ブロッコリー**

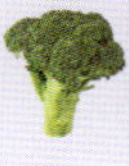

＋ **牛乳**

クリーム煮に。さけもブロッコリーも抗酸化作用があり、老化防止に有効。さらに、さけに含まれるビタミンDが牛乳に含まれるカルシウムの吸収を高め、骨を丈夫にする効果も。

注意ポイント

栄養豊かな皮も食べて

さけの皮にはビタミン B_2 やコラーゲンがたっぷり含まれています。

あじ

脳の働きを高めて老化を予防

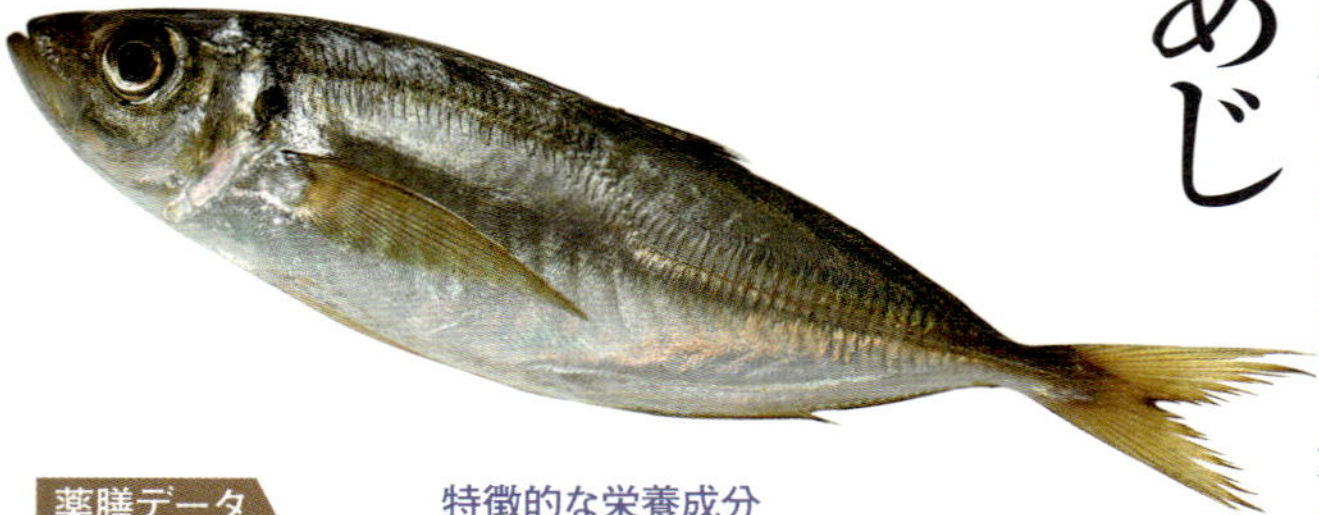

薬膳データ

体質	気虚　血虚
五性	温
五味	甘
帰経	胃、腎、肝、心

特徴的な栄養成分
（可食部100g中）

たんぱく質：16.8g
カリウム：360mg
カルシウム：66mg
ビタミンB_2：0.13mg
ビタミンD：8.9μg

旬●夏
選び方●
目が澄んでいて身に張りがあるもの。背は青みがかった銀色、腹は金色に光るものを選ぶ。
保存法●
青魚は傷みやすいので、なるべく買ったその日のうちに使い切る。冷凍も可能。

胃の冷えを取って胃腸の働きを高めることで、疲労回復や食欲不振に役立ちます。また、脳の機能を活性化するＤＨＡが豊富です。白内障予防効果も期待できます。血液をサラサラにして血管を丈夫にするＥＰＡが豊富なので、高血圧や動脈硬化など生活習慣病予防にも有効です。カルシウムを多く含み、骨粗しょう症の予防やイライラ解消にも役立ちます。

おすすめの食べ合わせ

夏バテ解消に

＋うめ

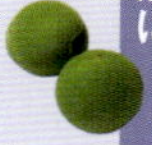

あじをうめ干しと一緒に、しょうゆ味で煮ます。あじが胃の働きを高め、うめが消化吸収を促して、食欲を高めます。さっぱりしていて食べやすく、夏の弱った体に最適。

食欲増進に

＋みょうが

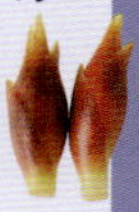

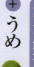

あじのたたきをみょうがであえます。ともに食欲増進効果があり、みょうがの香りがさらに効果を高めます。

注意ポイント

食中毒予防にしょうがを

解毒作用のあるしょうがやねぎ、しそなどと一緒に食べると、食中毒予防になります。

いわし

骨を丈夫にするカルシウムが豊富

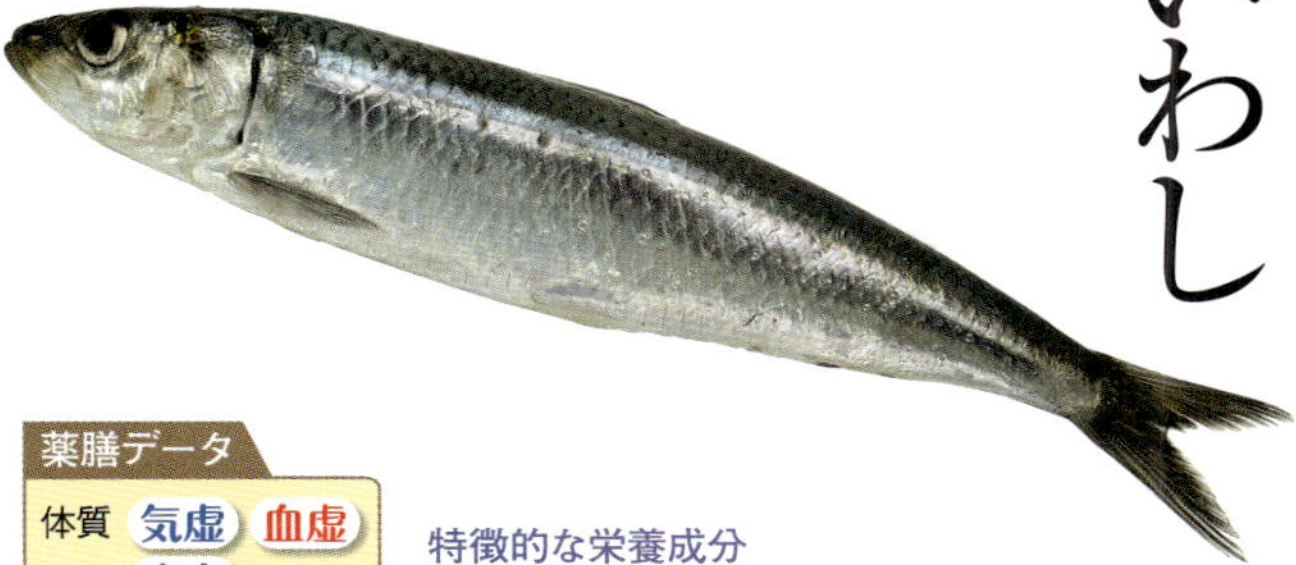

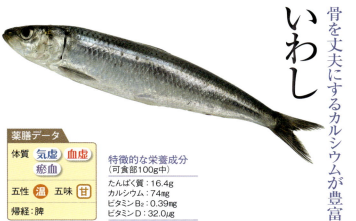

薬膳データ

体質	気虚　血虚　瘀血
五性	温
五味	甘
帰経	脾

特徴的な栄養成分
（可食部100g中）

たんぱく質	16.4g
カルシウム	74mg
ビタミンB_2	0.39mg
ビタミンD	32.0μg

カルシウムが豊富なうえ、カルシウムの吸収を促すビタミンDの量も多いので、骨粗しょう症予防に適しています。つみれや煮物など、骨ごと食べる料理にするとさらに効果が高まります。また、皮膚や粘膜を守るビタミンB_2も豊富なため、口内炎ができているときや、風邪のひき始めにも効果的。脳を活性化させるDHAや血液をサラサラにするEPAも豊富です。

旬●夏〜秋

選び方●
目が澄んでいて、側面の黒点がはっきり見えるものほど新鮮。切り身は、切り口がピンとしているものを。

保存法●
青魚の中でもいわしはとくに傷むのが早いので、冷蔵庫に保存し、買ったその日に使う。冷凍保存OK。

おすすめの食べ合わせ

血栓の予防に

＋ねぎ

いわしの刺身に長ねぎをたっぷりのせて食べます。どちらも滞った血の巡りをよくする作用があり、ドロドロになった血液をきれいにします。

疲労回復に

＋トマト

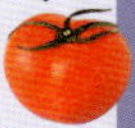

いわしのトマト煮に。トマトのクエン酸が、いわしに含まれる疲労回復効果のあるビタミンB_2の代謝をよくし、すばやく疲労を回復します。

注意ポイント

新鮮なものを早く使う

いわしは傷みやすいので、新鮮なものを早く食べること。鮮度が落ちたものはアレルギーを起こすことも。

さば

血をきれいにし、脳を活性化

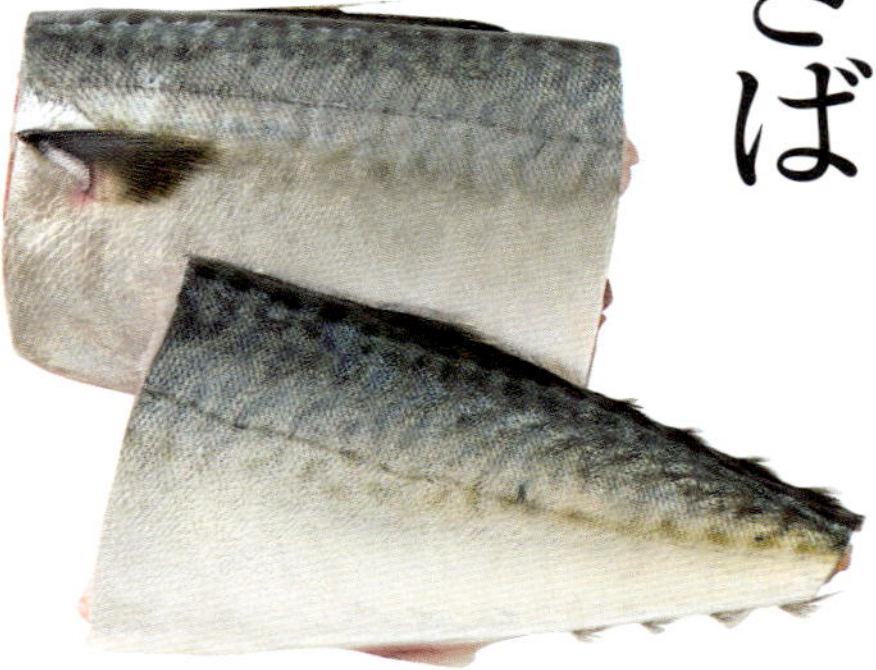

薬膳データ

体質 気虚 血虚 陽虚 気滞

五性 温 五味 甘 鹹

帰経：脾、胃、腎

特徴的な栄養成分
（可食部100g中）

たんぱく質：17.8g
ビタミンE：1.3mg
ビタミンB_2：0.31mg
ビタミンD：5.1μg
ビタミンB_{12}：13.0μg

旬● 秋～冬

選び方●
目が赤く濁っておらず、腹がきれいな虹色に光っているものがよい。切り身はつやがあり、切り口がやわらかくなっていないものを。

保存法●
傷みが早いが、しめさばにすると、冷蔵でもしばらく鮮度を保つことができる。

胃を元気にして、体力をつけ、血の巡りをよくする働きがあります。イライラした気分を解消する作用もあるといわれています。疲れやすい人や少食の人におすすめの食材です。豊富に含まれる不飽和脂肪酸のEPAには抗血栓作用やコレステロール値を下げる働きがあります。また、脳の働きを助けるDHAも豊富で、脳を若返らせる効果も期待できます。

おすすめの食べ合わせ

食欲増進に

＋ウコン

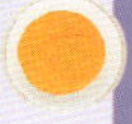

さばをグリルして、ウコンを含むカレー粉で味つけします。さばが胃の働きを高め、消化吸収を促し、カレー粉の辛味が食欲を刺激して、食欲不振を解消してくれます。

気分が落ち込んでいるときに

＋しょうが

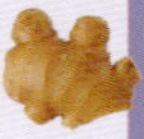

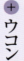

さばにしょうが汁を加えて煮物に。味つけはしょうゆかみそで。どちらも滞っている気を巡らせる働きがあり、憂うつな気分を解消します。

注意ポイント

アレルギーに要注意

鮮度や体質によっては、とくにアレルギーを起こしやすい食材です。

さんま

ビタミンB12と鉄分が貧血を予防

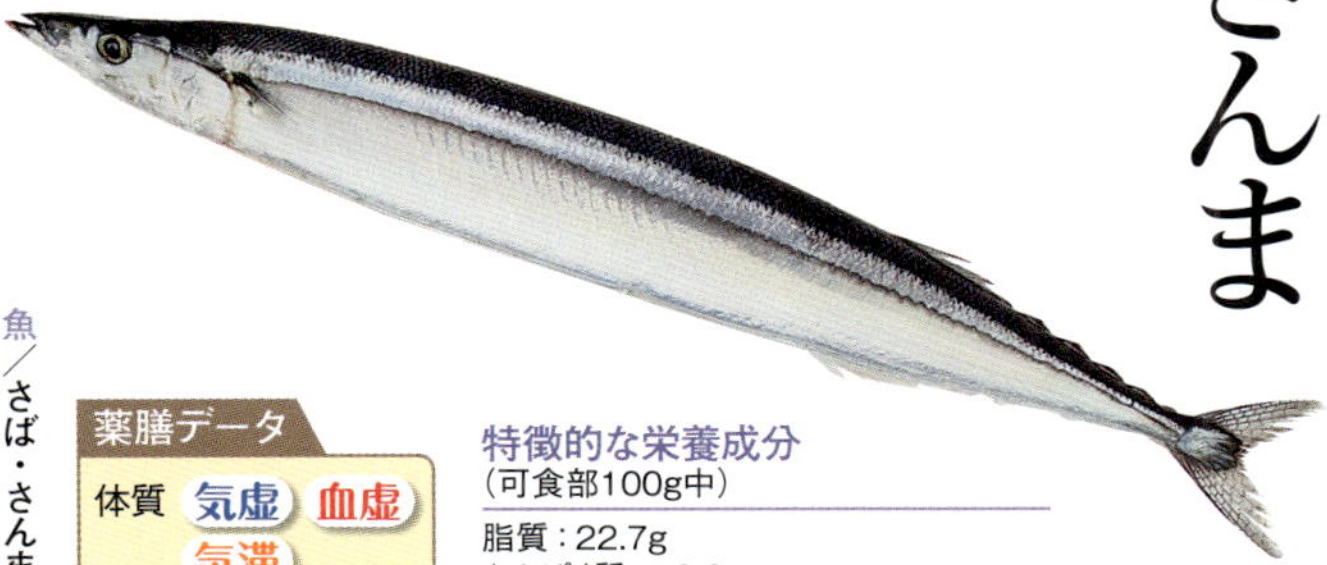

薬膳データ

体質	気虚　血虚　気滞
五性 平　五味 甘	
帰経：脾、胃、肺	

特徴的な栄養成分
(可食部100g中)

脂質：22.7g
たんぱく質：16.3g
鉄：1.4mg
ビタミンD：16.0μg
ビタミンB12：16.0μg
ビタミンA（レチノール活性当量）：16μg

「薬の魚」といわれるほど、さまざまな効能を持つ魚です。不飽和脂肪酸のEPAとDHAが、脂質代謝をよくするほか、脳の働きを活性化するとされます。動脈硬化や生活習慣病が気になる人は積極的に食べましょう。

また、造血作用を促すビタミンB12と鉄分が豊富なので貧血予防によく、美肌に効果的なコラーゲンも豊富に含んでいます。

旬●秋
選び方●
皮が光っていて、身に張りがあるものが新鮮。口の先が黄色みがかり、身の幅が太いもののほうが脂がのっていておいしい。
保存法●
傷みやすいので、買った日に食べる。無理なら調理してから冷蔵庫で保存する。

おすすめの食べ合わせ

血栓の予防に

＋たまねぎ

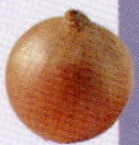

塩を軽くふった刺身用さんまを、すりおろしたたまねぎと酢で一晩しめます。両方とも血液をサラサラにするので、より効果が高まります。

滋養強壮に

＋米

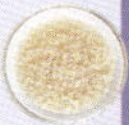

しょうが、こんぶ、しょうゆ、酒と生のさんまを入れ、炊き込みごはんに。ともに胃腸の調子を整え、疲れた体にエネルギーを補給します。

注意ポイント

焼くと大事な成分が落ちる

脂やコラーゲンは焼くと落ちてしまうので、炊き込みごはんなど栄養成分がすべてとれる料理法がベスト。

かつお

体力が落ちたときの栄養補給に

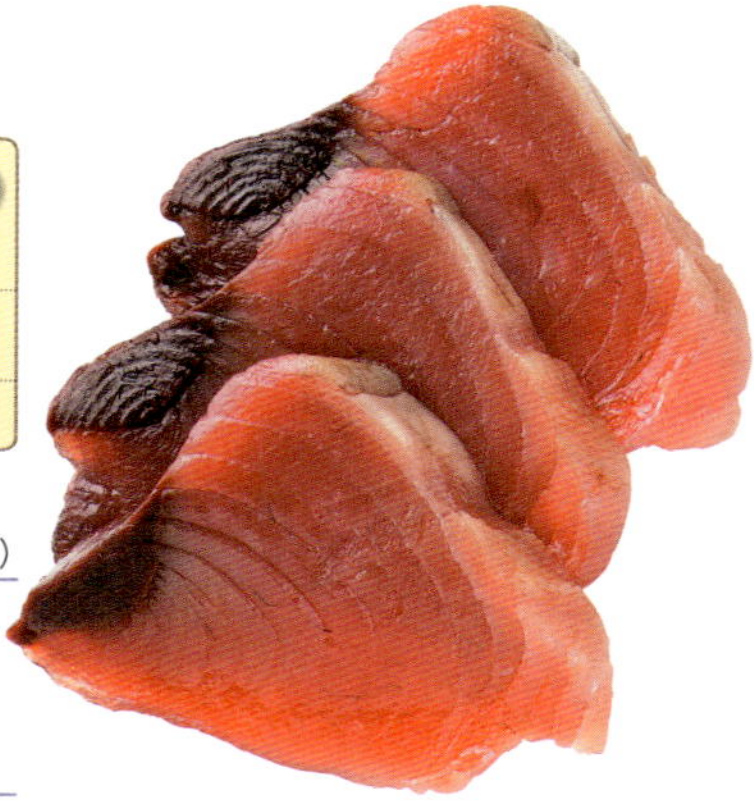

薬膳データ

体質　気虚　血虚　瘀血

五性　平　五味　甘

帰経：腎、脾

特徴的な栄養成分
(可食部100g中・春獲り)

たんぱく質：20.6g
脂質：0.4g
鉄：1.9㎎
ビタミンB_1：0.13㎎
ビタミンB_{12}：8.4μg

旬● 初夏～秋

選び方●
背が鮮やかな青紫色をしていて、身は引き締まり、腹の縞がはっきりしているものが新鮮。刺身は色に深みがあり、みずみずしく、血や水分が染み出ていないものを。

保存法●
鮮度が落ちやすいので冷蔵庫で保存し、買ったその日に食べるようにする。

血と気を補い、消化吸収を助けるので、胃腸が弱っているときの栄養補給に適しています。腎の働きを助けて精力をつけるため、体力が落ちているときにも効果的。貧血や不眠も改善します。血行もよくなるので、動脈硬化や血栓の予防にもいいでしょう。初夏に北上するのが「上りがつお」、秋に南下するのが「戻りがつお」で、後者のほうがDHAやEPAが豊富です。

おすすめの食べ合わせ

疲労回復に

＋にんにく

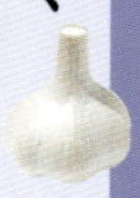

かつおのたたきにたっぷりのおろしにんにくを添えて。かつおもにんにくも、精力をつける食材。相乗効果で疲れた体を元気にします。

食欲増進に

＋トマト

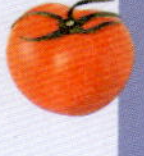

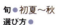

かつおにトマトをのせてオーブン焼きに。かつおが胃腸を温めて胃腸の働きを助け、トマトの酸味が食欲を高めます。

注意ポイント

体力低下時は刺身は控えて

加熱したほうが消化がよくなるので、体力が落ちているときは、刺身ではなく加熱した料理を。

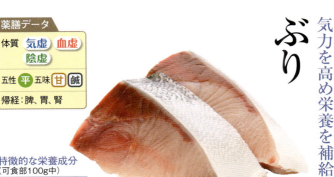

ぶり

気力を高め栄養を補給

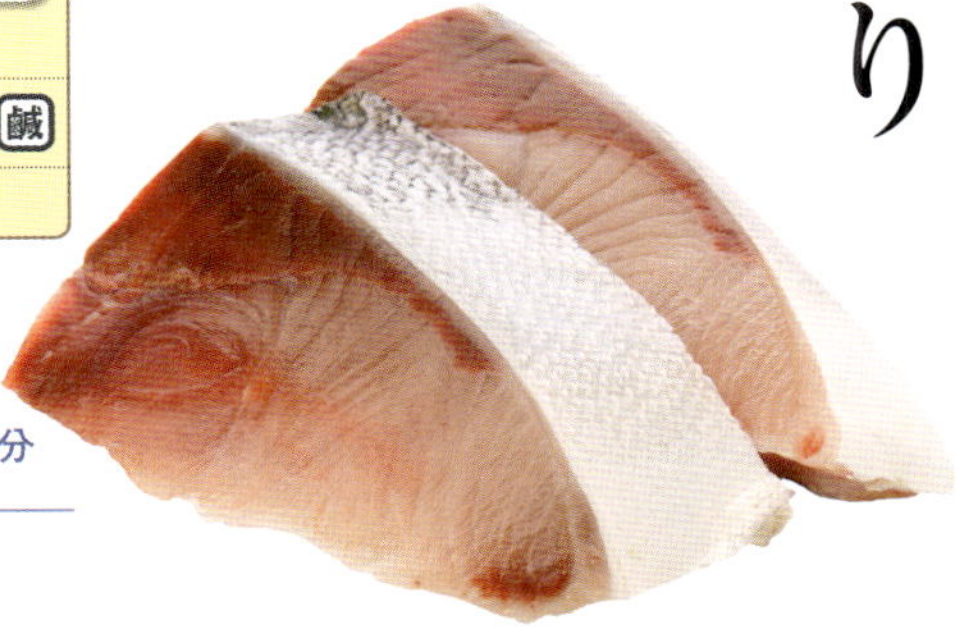

薬膳データ

体質　気虚　血虚　陰虚

五性　平　五味　甘　鹹

帰経：脾、胃、腎

特徴的な栄養成分
（可食部100g中）

たんぱく質：18.6g
脂質：13.1g
ビタミンE：2.0mg
ビタミンB12：3.8μg
ナイアシン：14.0mg

旬　冬

選び方
身に透明感があり、血合いの色が鮮やかなもの。血がにじみ出ていないものを選ぶこと。

保存法
冷蔵庫で保存し、消費期限内に使い切る。しょうゆ・砂糖・みそなどに漬け込めば多少持ちがよくなる。

気血や陰を補い、滋養強壮に優れるので貧血や虚弱体質を改善。子供、高齢者、妊婦にもおすすめできる食材です。代謝を高めるほか解毒の作用があり、むくみの解消にも働きます。栄養学的には脂質が豊富で、とくに冬に出回る寒ぶりは脂がのって美味です。ＥＰＡ、ＤＨＡも豊富で、ビタミンB1、B2の働きで三大栄養素の代謝を促進。体力・気力をアップします。

おすすめの食べ合わせ

生活習慣病の予防に

＋みずな 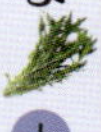 ＋柑橘類 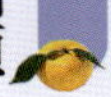

ぶりに不足しているのがカルシウムとビタミンC。みずなと合わせてサラダにしたり、ゆず入り塩麹漬け焼きにすると、生活習慣病の予防に。

虚弱体質の人に

＋だいこん 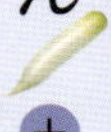 ＋陳皮 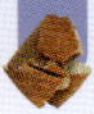

気・血低下を改善するぶり。脂質が多いので、消化を助けるだいこん、陳皮を加えたぶりだいこんに。しょうが、ねぎの千切りを加えてもOK。

注意ポイント

刺身より煮物・焼き物に

脂肪が多いため、冷え症の人や胃腸が弱い人は加熱して食べたほうが消化吸収しやすくなります。

たい

消化がよく、滋味が豊か

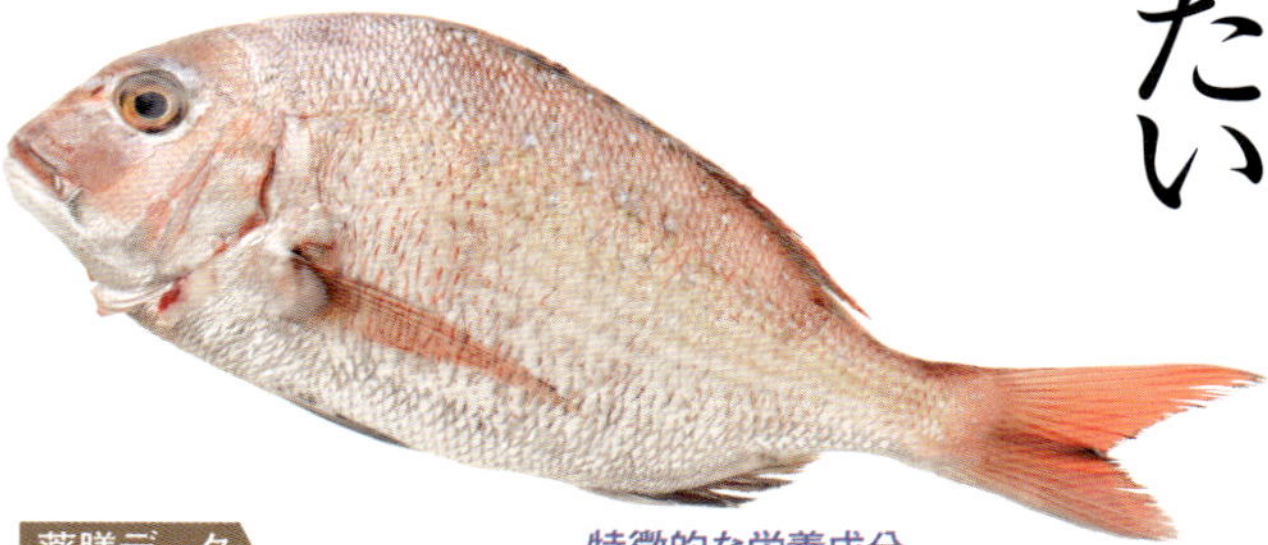

薬膳データ

体質　気虚　血虚　陰虚

五性　平　微温　五味　甘　鹹

帰経：脾、胃、腎

特徴的な栄養成分
（可食部100g中・天然）

たんぱく質：17.8g
ナイアシン9.8mg
ビタミンB_6：0.31mg
ビタミンB_{12}：1.2μg
ビタミンD：5.0μg

旬●冬から春

選び方●
目が澄んでいて、体色が鮮やかなもの。切り身の場合は血合いの赤色が鮮やかで、白身が透き通って張りのあるものを。

保存法●
冷蔵庫で保存し、賞味期限内に食べ切る。酒をふって昆布締めにすると多少持ちがよくなる。

滋養強壮に優れ、成長、発育、生殖機能と関わる腎を養う食材で、病後、産後や高齢者に向きます。

アンチエイジング効果が期待できるほか、栄養が豊富で母乳の出をよくする働きも。消化がよいので、胃腸が弱い人も安心して食べられます。

アミノ酸の一種タウリンも豊富で、肝機能を活性させて疲労回復、視力の回復などに働きます。

おすすめの食べ合わせ

産後の体力アップ・母乳の出に

＋柑橘類  ＋わかめ 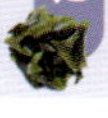

柑橘類やわかめなどと合わせることで、産後の体力回復や母乳の出をよくする効果がアップ。

滋養強壮に

＋ムール貝

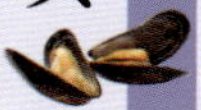

たいと同様に補腎効果のあるムール貝とともに調理すると、相乗効果が。イタリア料理のアクアパッツァもおすすめです。

注意ポイント

加熱して食べること

食べ合わせの禁忌や合わない体質などはとくにありませんが、寄生虫を防ぐために、生食用以外はできるだけ加熱して食べるとよいでしょう。

たら

栄養豊富で低カロリー

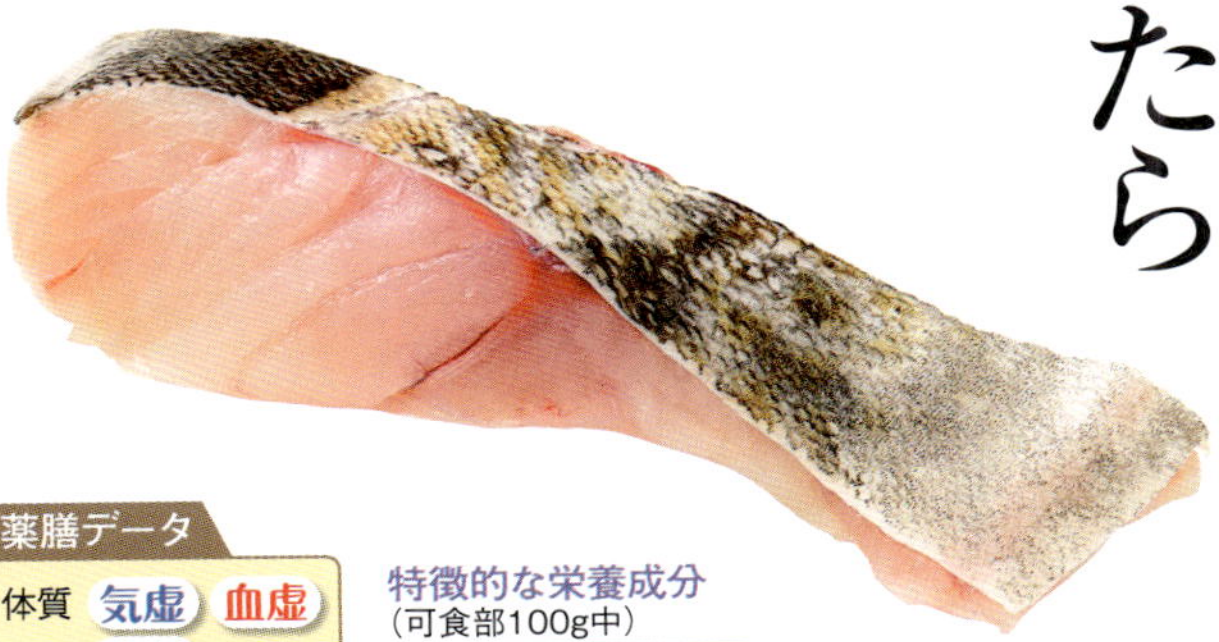

薬膳データ

体質　気虚　血虚　瘀血

五性　平　五味　鹹

帰経：肝、腎、脾

特徴的な栄養成分
（可食部100g中）

たんぱく質：14.2g
カリウム：350mg
カルシウム：32mg
ビタミンB12：1.3μg
ビタミンD：1.0μg

気と血を補い、息切れ、疲れ、めまい、動悸などを改善します。肝の働きをよくするタウリンやグルタチオンが豊富なため、お酒のおつまみや二日酔いのときに食べるといいでしょう。良質なたんぱく質が豊富で低カロリーなので、ダイエットメニューにもおすすめです。ビタミンDの含有量が多く、ほかの食品のカルシウムの吸収を促してくれます。

旬● 冬

選び方●
身がふっくらとしているものが良品。切り身は薄くピンク色がかって透明感があり、パックの中に血や水がたまっていないものを選ぶ。

保存法●
冷蔵庫で保存し、消費期限内に使うようにする。冷凍保存もできる。

おすすめの食べ合わせ

高血圧の予防に

＋ こんぶ

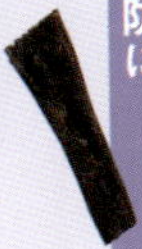

たらと切りこんぶの汁物に。こんぶは具として食べます。どちらもカリウムが豊富で、血圧を下げるのに効果的です。こんぶの旨味で、塩分控えめでもおいしく食べられます。

ストレスの緩和に

＋ 牛乳

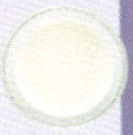

たらのミルク煮に。牛乳のカルシウムにはイライラした気持ちを落ち着かせる働きがあり、たらのビタミンDがカルシウムの吸収を促します。

注意ポイント

鮮度が落ちると特有の臭みが

鮮度が落ちると特有の臭みが生じるので、新鮮なうちに調理を。

いしもち

代謝や消化機能の低下に

薬膳データ

体質　気虚　血虚　陰虚

五性　平　五味　甘　鹹

帰経：腎、脾、胃

特徴的な栄養成分
（可食部100g中）

ビタミンD：2.9μg
ビタミンB_2：0.28mg
ナイアシン：6.2mg
ビタミンB_{12}：2.5μg

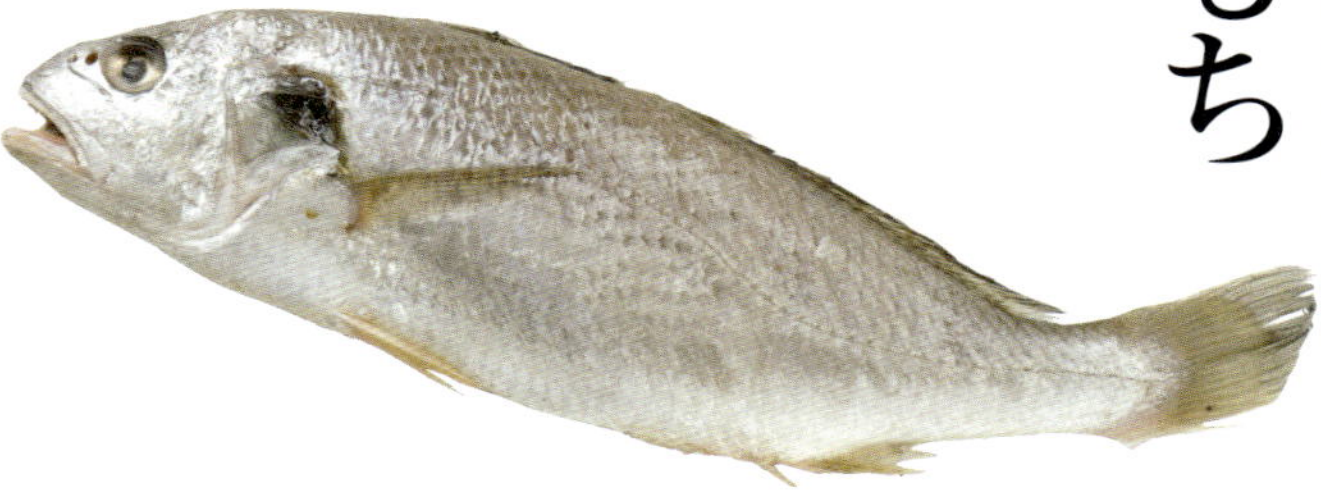

グチ、シログチとも呼ばれ、日本では中華食材店などで入手できます。白身の淡白な味で、焼き魚にも。

薬膳では成長発育、生殖に関わる腎の働きを高める食材とされ、アンチエイジングの働きも期待できます。また、腎の働きの低下などからくる腰や膝のだるさ、頻尿に。脾の弱りによる食欲不振や胃のもたれ、むくみを起こしている場合などにもよいでしょう。

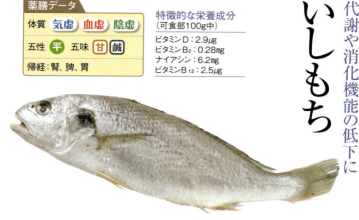

旬● 通年

選び方●
目に透明感があり、白目の部分が白いものを選ぶ。エラの内側が鮮やかな赤色のものを。

保存法●
傷みやすいので、下処理したものを冷蔵庫で保存し、賞味期限内に食べる。

おすすめの食べ合わせ

滋養強壮に

＋干ししいたけ　＋干しえび

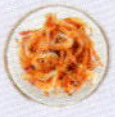

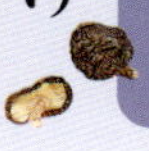

骨ごとぶつ切りにしてスープに。精力を高め気を補う効果がアップします。骨粗しょう症予防にも。

胃腸の弱い人に

＋ねぎ　＋しょうが

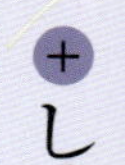

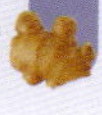

酒と蒸し、黒酢としょうゆを合わせたたれでいただきます。気を巡らせ、胃腸の消化吸収がよくなります。

注意ポイント

アレルギー体質の人は注意

まれにアレルギーが出ることが。またそばと一緒に食べると消化不良になる可能性があります。

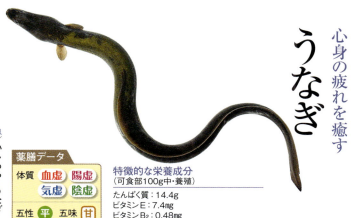

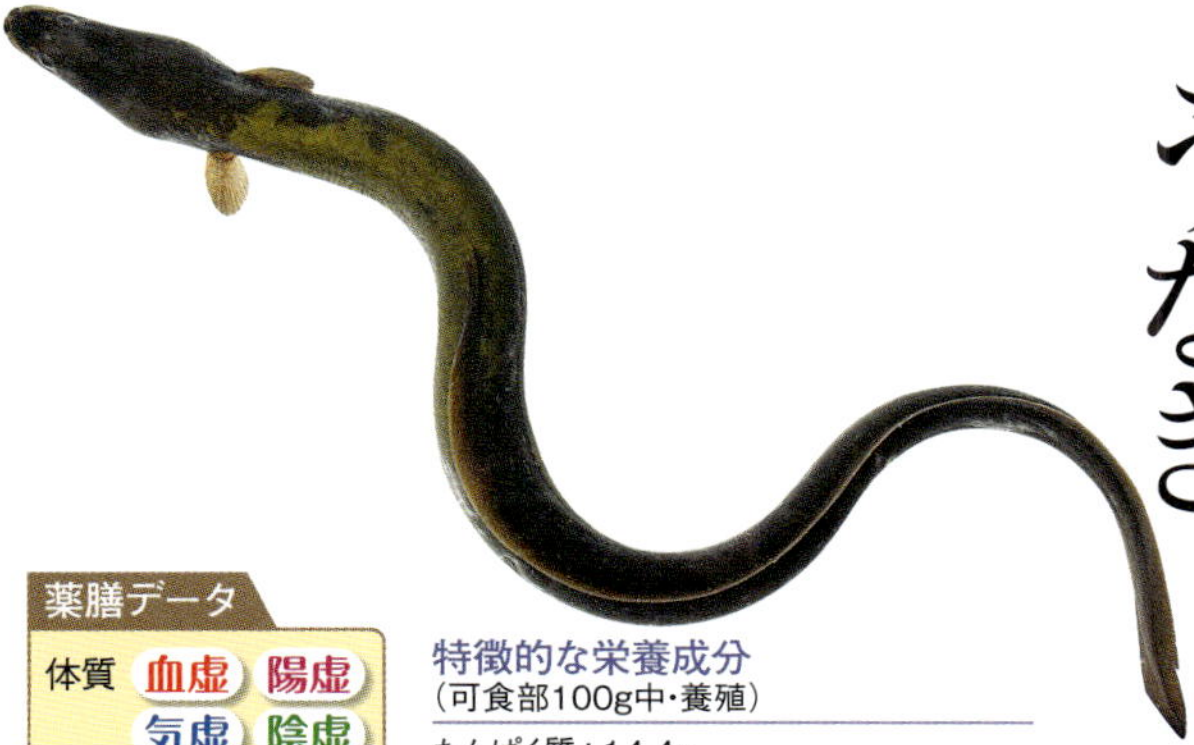

うなぎ

心身の疲れを癒す

薬膳データ

体質　血虚　陽虚　気虚　陰虚

五性　平　五味　甘

帰経：肝、脾、腎

特徴的な栄養成分
（可食部100g中・養殖）

たんぱく質：14.4g
ビタミンE：7.4mg
ビタミンB_2：0.48mg
ビタミンA（レチノール活性当量）：2400μg
ビタミンD：18.0μg

平安時代から滋養強壮食品として食べられてきた栄養豊富な魚です。肝と腎の働きを助け、気と血を養うため、疲労回復や老化防止、精神の疲れ、めまい、手足のしびれに効果的です。湿度の高い時期の体のだるさ、関節痛、手足のむくみも改善します。また、風邪予防や視力改善に効果のあるビタミンAや動脈硬化の予防に役立つDHA、EPAも豊富です。

旬●秋
選び方●
太っていて、背が青みがかかったものを。蒲焼きは身がプリプリとしているものがおいしい。
保存法●
生は冷蔵庫で保存、1〜2日で食べ切る。蒲焼きは冷蔵庫で保存し、冷凍保存も可能。

おすすめの食べ合わせ

滋養強壮に
＋米

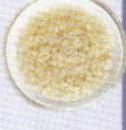

うな丼にします。ともに気を養うので、一緒に食べることでエネルギーを補充でき、元気をつけることができます。

老化防止に
＋卵

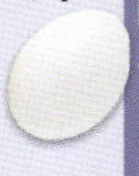

うまき（うなぎを中に巻いた玉子焼き）に。うなぎが腎を補い、卵が血の巡りをよくすることで、足腰が弱くなるのを予防します。

注意ポイント
山椒をふりかけて食べる
うなぎを食べるときは、うなぎの脂肪の酸化を抑制し、消化を促す作用を持つ、山椒をふりかけましょう。

はまぐり

毒素を出して、むくみを緩和

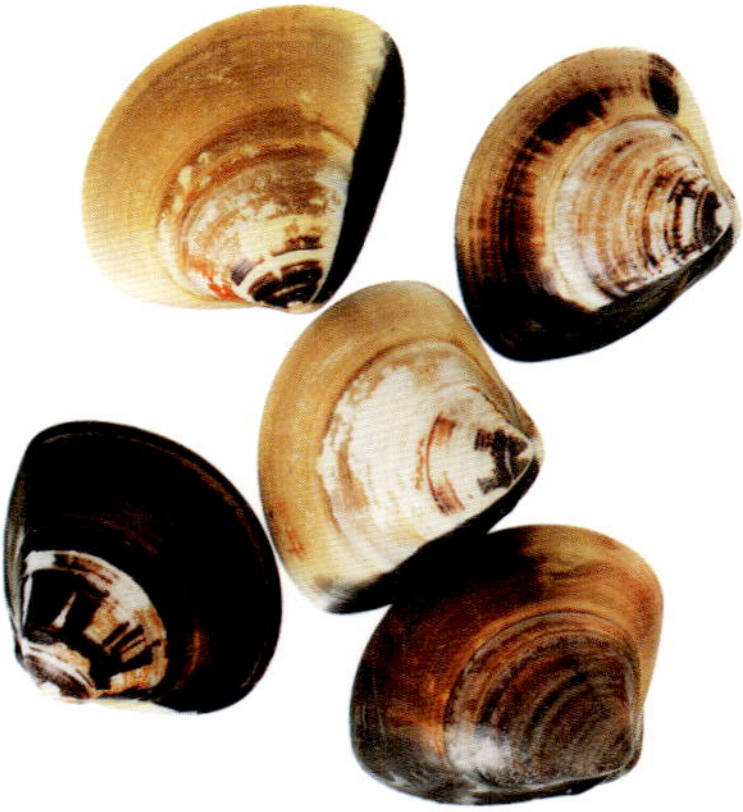

薬膳データ

体質　陰虚　水毒　瘀血

五性　寒　五味　甘　鹹

帰経：胃、肝臓

特徴的な栄養成分
（可食部100g中）

カリウム：160mg
カルシウム：130mg
鉄：2.1mg
ビタミンB2：0.16mg
ビタミンB12：28.0μg
葉酸：20μg

旬●秋〜春

選び方●
口がしっかり閉じ、殻につやがあるもの。ほどほどの大きさで、重みがあるものを。

保存法●
殻つきは塩水に浸け、むき身は水気を切って酒をふってから冷蔵庫へ。傷みやすいので、なるべく買ったその日に食べる。

体にたまった毒素を排出するため、むくみ、のぼせなどを緩和します。体の熱を冷まして潤わせることで、のどの渇きを癒し、咳などの症状を改善。また、貧血予防に効果的な鉄分と、赤血球の生成に役立つビタミンB12や葉酸を多く含みます。肝機能を高めるため、二日酔いや糖尿病予防にも効果的。貝殻は海蛤殻（カイゴウカク）という漢方の生薬になります。

おすすめの食べ合わせ

貧血の予防に

＋万能ねぎ

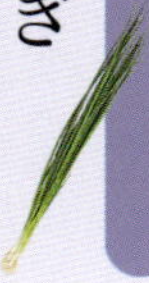

はまぐりのワイン蒸しの上に、万能ねぎを散らして。はまぐりの造血作用と、万能ねぎの血液サラサラ効果で、きれいな血を増やします。

老化防止に

＋なのはな

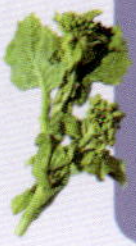

はまぐりとなのはなを使ってスープパスタに。はまぐりに含まれる亜鉛となのはなに含まれるベータカロテンが免疫力を高めて、老化防止効果を発揮します。

注意ポイント

よく煮込み消化しやすくする

消化しにくいため、胃腸が弱い人はよく煮込んで食べましょう。

あさり

痰や咳、ほてりを鎮める

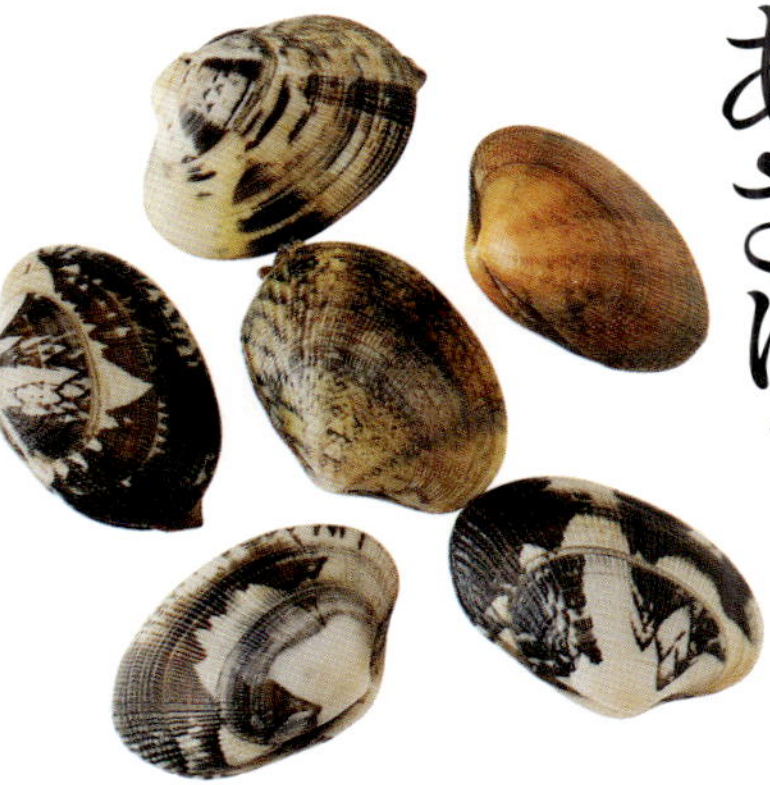

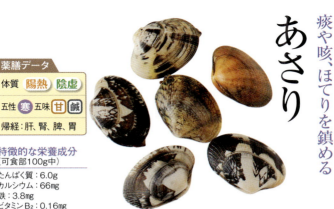

薬膳データ

体質	陽熱　陰虚
五性	寒
五味	甘　鹹
帰経	肝、腎、脾、胃

特徴的な栄養成分

（可食部100g中）

たんぱく質：6.0g
カルシウム：66mg
鉄：3.8mg
ビタミンB_2：0.16mg
ビタミンB_{12}：52.0μg

旬● 春、秋

選び方●
殻がしっかり閉じていて、表面にぬめりがあり、模様がはっきり出ているもの。むき身の場合は、身が締まっていてみずみずしいもの。

保存法●
海水と同じくらいの濃度の塩水に浸けて冷蔵庫で保存。砂抜き後、殻ごと冷凍保存することも可能。

体の余分な熱を取り、ねばりけのある痰を伴う咳や、ほてりを鎮めます。疲労回復や、胃酸を中和して胃の痛みと胸やけを和らげる効果もあります。血を補い、精神を安定させるため、イライラ解消にも効果的。殻にはナトリウムやカリウムなどのミネラルが豊富なので、殻ごと料理するのがおすすめ。殻は蛤利粉（ゴウリフン）という漢方の生薬として使われます。

おすすめの食べ合わせ

疲労回復に

＋みそ

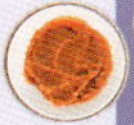

あさりのみそ汁に。あさりに含まれるタウリンが肝臓の機能を高め、みそのビタミンB群が疲れを取り、疲労回復効果が期待できます。

気分が落ち込んでいるときに

＋こまつな

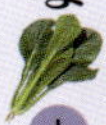

＋しめじ

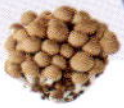

炒め物にします。あさりもこまつなもカルシウムが多く、イライラを解消します。さらに、ビタミンDを含むしめじを加えると、カルシウムの吸収がよくなります。

注意ポイント

夏はとくにしっかり加熱を

暑い季節は食中毒を起こしやすいため、新鮮なものをよく加熱して。

しじみ

肝機能を高め、二日酔いを解消

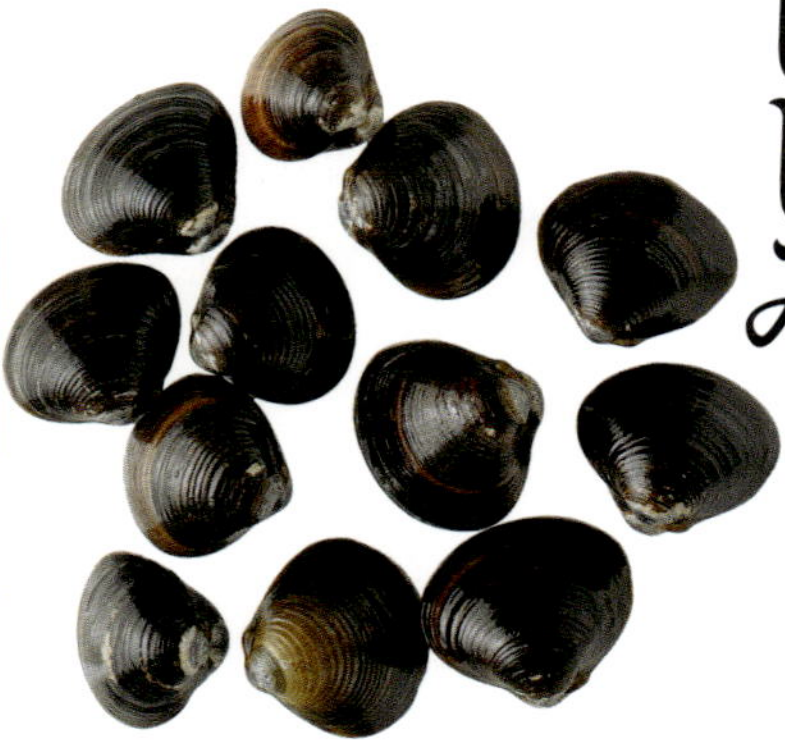

薬膳データ

体質　水毒　血虚

五性　寒　五味　甘　鹹

帰経：肝

特徴的な栄養成分
（可食部100g中）

カルシウム：240mg
鉄：8.3mg
銅：0.41mg
ビタミンB_2：0.44mg
ビタミンB_{12}：68.0μg

旬●夏、冬

選び方●
口がしっかり閉じていて、殻の色が濃く、殻が分厚くないものを選ぶ。

保存法●
ポリ袋に入れて密閉し、冷蔵庫へ。砂抜き後、殻ごと冷凍保存できる。

体にたまった余分な熱を冷まし、解毒する作用があり、尿が出にくいなどの症状を改善してくれます。肝機能を高める効果もあります。アルコールを分解する作用も高いため、お酒を飲み過ぎたときや、二日酔いになったときに食べると、吐き気などのつらい症状が治まりやすくなります。血を補う働きもあり、鉄分も豊富なので、貧血の人にもおすすめです。

おすすめの食べ合わせ

肝機能アップに

＋しょうが

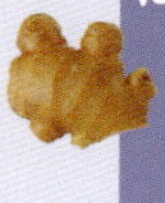

しじみをしょうがじょうゆと酒に漬けて蒸します。温性のしょうがを加えることで、体を冷やさずに肝臓の働きを高めることができます。

咳止めに

＋みずな

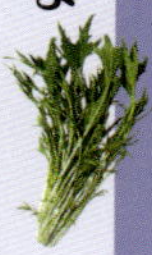

スープに。しじみが体内にたまった余分な熱を取り、みずなが体を潤し、乾燥を癒して、咳を止める効果が期待できます。

注意ポイント

砂抜きの塩はあさりより少量

しじみの砂抜きには1％程度の塩水を使います。ちなみに、あさり・はまぐりの場合は塩分濃度は3％程度。

ムール貝

滋養に富み虚弱体質を改善

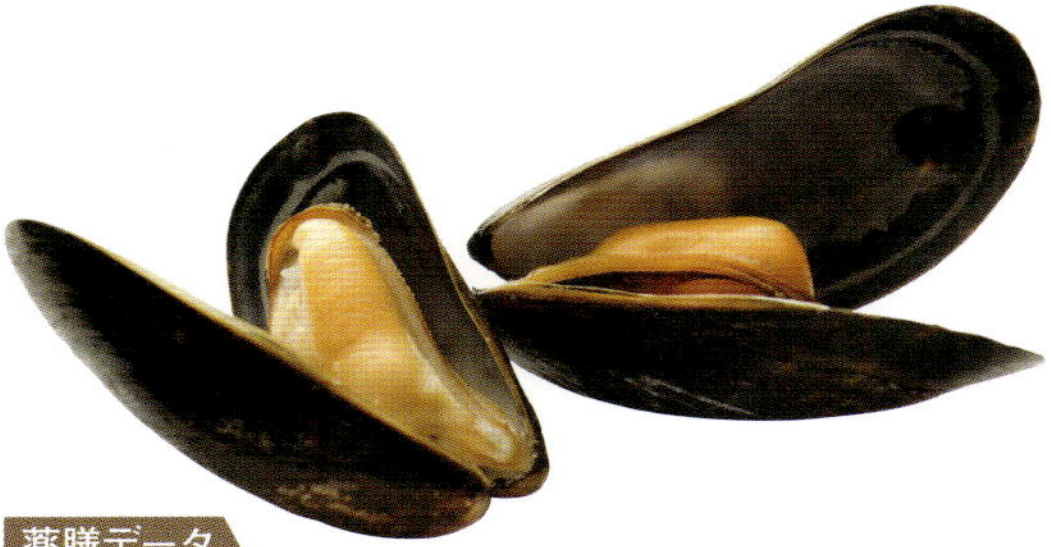

薬膳データ

体質	血虚　水毒
五性	温　五味　鹹
帰経：肝、腎	

特徴的な栄養成分
（可食部100g中）

鉄：3.5mg
ビタミンB_2：0.37mg
ビタミンB_{12}：10.0μg
葉酸：42μg

旬●夏〜秋

選び方●
殻がしっかり閉じているか、開いているときは触るとすぐ閉じるもの。小ぶりなものが調理しやすく、味もよい。

保存法●
容器に貝が浸るぐらい水を入れ、密閉せずに冷蔵庫で保存。表示されている期限内に食べ切る。蒸し煮にしたものは殻を外して煮汁ごと冷凍可能。

滋養強壮に優れ、昔から薬や薬膳の食材として重宝されています。生命のパワーと言われる腎の精を補い、精力をつけます。病後産後の虚弱体質、貧血、ED、不妊症、加齢に伴うめまい、夜尿症、骨粗しょう症などを改善。また、止血作用もあり、不正出血や血便にも働きかけます。ミネラルやビタミンB_{12}、葉酸、不飽和脂肪酸が豊富で、高血圧、動脈硬化予防にも。

おすすめの食べ合わせ

アンチエイジングに

＋ほたて貝  ＋えび 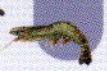

＋たまねぎ 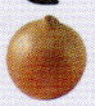

白ワインで蒸し、卵と生クリームを注いでオーブン焼きに。いずれも補腎が高く、陰陽のバランスがよいので、アンチエイジングに効果的です。

滋養強壮に

＋にんにく 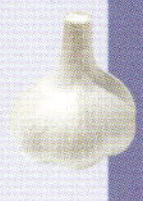

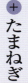

バター、白ワインを加えて炒めて。体を温めるにんにくの効果で、ムール貝の補腎の働きがアップします。

注意ポイント

のぼせやすい人には不向き

体を温める性質が強いので、暑がりや、のぼせやすい体質は控えめに。

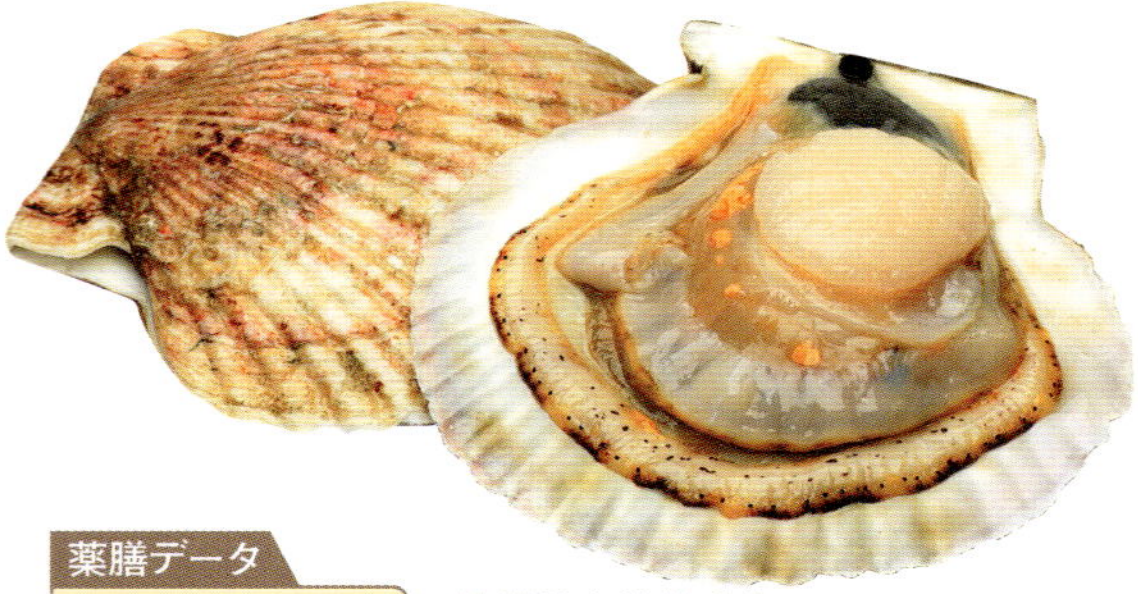

ほたて貝《ほたてがい》

滋養強壮・老化防止に

薬膳データ

体質　陰虚　血虚　気虚　気滞

五性　平　五味　甘　鹹

帰経：肝、脾、胃、腎

特徴的な栄養成分
（可食部100g中・生）

たんぱく質：10.0g
鉄：2.2mg
ビタミンE：0.9mg
ビタミンB_2：0.29mg
ビタミンB_{12}：11.0μg

脾と胃の働きを助けて、各臓器の機能を高めるため、滋養強壮や老化防止、めまいやのぼせの改善、視力回復などに有効です。のどの渇きを癒す効果もあります。胃の働きを高めて消化吸収をよくするので、食欲不振や消化不良のときも食べやすい食材です。また、肝の働きも助け、イライラやストレスを解消します。

タウリンの含有量は、魚介類の中でトップクラスです。タウリンは悪玉コレステロールを減らして善玉コレステロールを増やす効果があるので、動脈硬化が気になる人におすすめです。

いろいろな症状に有効な

おすすめの食べ合わせ

貧血の予防に

＋チンゲンサイ

＋黒きくらげ

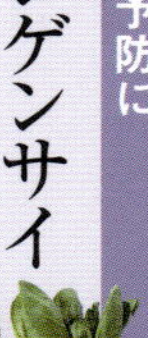

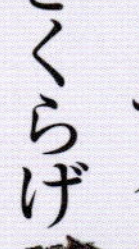

干し貝柱を使ってスープに。もどし汁もスープに使います。もどしてから1時間くらいコトコト煮て、ほたて貝の効能をスープに抽出してください。ほたて貝の鉄分が血を補い、チンゲンサイと黒きくらげが滞っている血の巡りをよくします。

ストレスの緩和に

＋たまねぎ

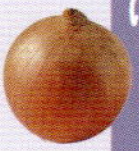

刺身用ほたて貝と薄切りたまねぎを、オリーブ油と塩・こしょうでさっと炒めます。ともに気を巡らせる働きがあり、ストレスで弱った心と体を元気にします。

うえ、低カロリーなので、積極的に活用したい食材。干し貝柱は生よりさらに効果を期待できるので、ストックしておくといいでしょう。

上手な利用方法

干し貝柱を常にストック

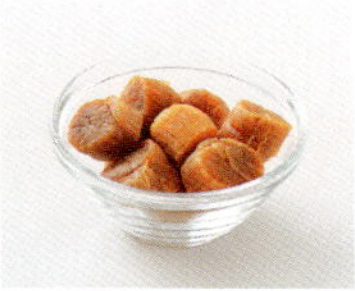

干し貝柱なら手軽に使え、長期間の保存もできます。フードプロセッサーで粉状にしておけば、スープなどにそのまま入れて使えます。

缶詰を使うときは汁も活用

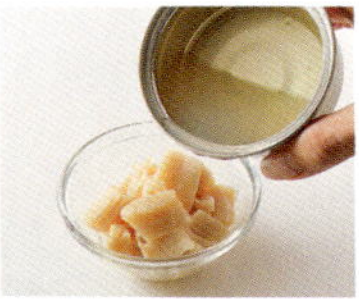

缶詰も栄養価は変わらないので、便利に使えます。缶詰の汁には栄養がたっぷり染み出ていますから、捨てずにスープなどに活用を。

酒をふりかけると臭みが消える

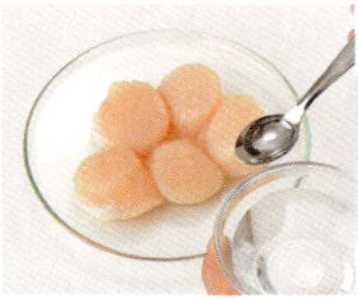

冷凍品のほうが安くて保存もしやすいですが、においが気になることがあります。洗ったあと酒をかけておくと、においが気にならなくなります。

旬●冬〜夏

選び方●
口がわずかに開いていて、触ると反応して閉じるものは新鮮。むき身はふっくらとしてつやと弾力があり、透明感があるものを選ぶ。

保存法●
むき身は酒をふってから密閉容器に入れ、冷蔵庫で保存する。

薬膳豆知識

肝の働きを助け、低カロリーなので夜食やおつまみに

低カロリーのほたて貝は、夜遅くに何か食べたいときにおすすめの食材です。また、タウリンが豊富で肝の働きを助けるため、お酒のおつまみにも最適。

生活習慣病の予防に

＋セロリ

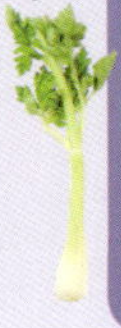

刺身用ほたて貝とセロリを薄切りにし、レモン汁、塩・こしょう、オリーブ油のドレッシングでサラダにします。ほたて貝のコレステロール値を改善する作用と、セロリの余分な糖分、脂質を排出する作用が動脈硬化や糖尿病などを予防します。

注意ポイント

毒のある腸は食べないように

内臓、とくに腸は毒を持っている可能性があるので、殻つきは貝柱とひも以外の部分は食べないほうが安心。

腎機能が弱っているときは控えめに

腎機能が弱っているときにたくさん食べると腎に負担をかけてしまうので、控えめにします。

かき

ストレスに負けない心身をつくる

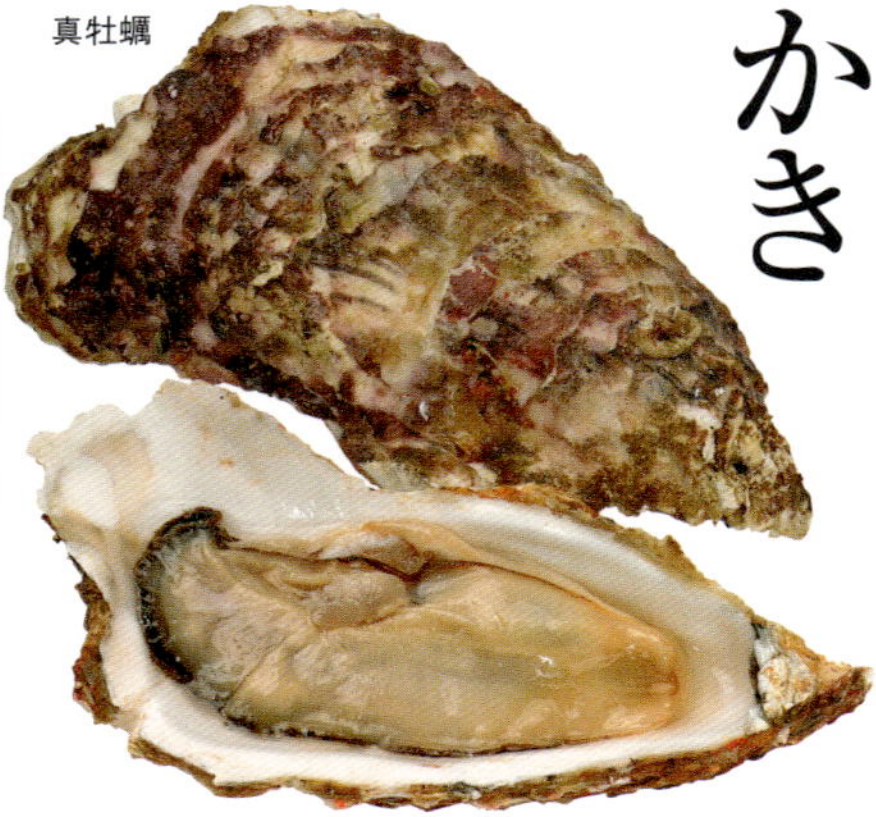

真牡蠣

薬膳データ

体質	陰虚 血虚 気虚 瘀血 気滞
五性	身 平 殻 微寒
五味	甘 鹹
帰経	肝、腎

特徴的な栄養成分
（可食部100g中）

カルシウム：84mg
マグネシウム：65mg
亜鉛：14.0mg
鉄：2.1mg

体を潤して血を補い、精神を落ち着かせる作用があります。そのため、イライラや不安感、憂うつを解消する効果に優れ、ストレスを跳ね返す強い心身をつくる作用があります。

「海のミルク」と呼ばれるほど栄養価が高く、亜鉛、マグネシウム、銅などのミネラル分も豊富で、慢性的な疲労や不眠などを緩和します。鉄分の含有量も多いので、貧血の解消にもおすすめ。肝機能を高める働きがあり、解毒を促すので、美肌効果もあります。タウリンも多く含み、高血圧の予防にも有効です。

殻を焼いたものは牡蠣

おすすめの食べ合わせ

貧血の予防に

＋しゅんぎく

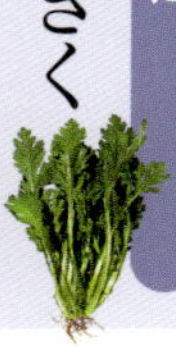

小麦粉をつけたかきとしゅんぎくをごま油で炒めます。かきは鉄分が豊富で造血作用があり、しゅんぎくは血をきれいにする作用があります。とくに血虚の人に向いています。

ストレスの緩和に

＋牛乳

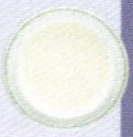

＋干ししいたけ

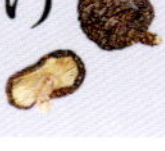

もどした干ししいたけ（もどし汁も使用）とかきをミルク煮にします。牛乳とかきはカルシウムが多く、干ししいたけのビタミンDがカルシウムの吸収を高め、いらだつ気持ちを鎮めます。スープも残さず飲みましょう。

上手な利用方法

フライの下準備をしてから冷凍する

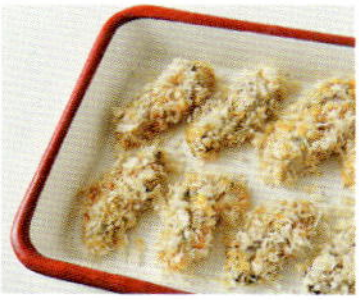

冷凍するときは、表面を冷気から守るため、パン粉をつけてかきフライの下準備をしてから。凍ったまま揚げると、エキスが油に溶け出しません。

生で食べるときはお酢で洗って殺菌

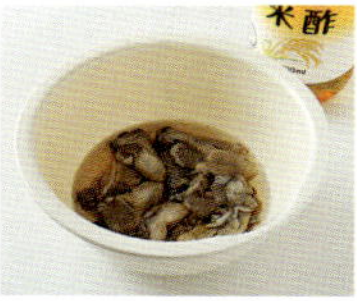

かきの生食は食中毒の心配があるので、濃いめの塩水でもみ洗いして汚れをしっかり落としたあと、酢で洗って殺菌すると安心です。

殻は細かく砕き、お茶として飲む

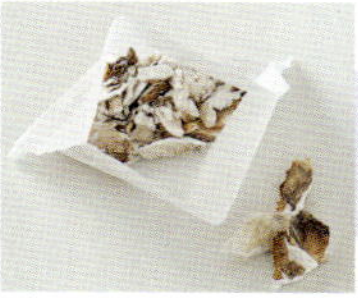

かきの殻を細かく砕きます。殻15ｇをお茶パックに入れ、水600㎖で15分程度煮て、１日数回に分けて飲むと、骨粗しょう症予防に効果的。

（ボレイ）と呼ばれる漢方薬の材料となり、免疫力アップ、精神の安定、高血圧の予防・治療、多汗症の改善など、多くの効能があります。

旬●秋～冬

選び方●

殻はしっかり閉じているものを選ぶ。身はふっくらと太っていてつやがあり、周囲のひだが黒く鮮やかなものが新鮮。

保存法●

冷蔵庫で保存するが、傷みやすいので買ったその日に食べ切るのが基本。

薬膳豆知識

夏が旬の岩牡蠣は食中毒を起こしにくい

真牡蠣など一般的なかきの旬は秋～冬ですが、岩牡蠣は夏が旬です。岩牡蠣も真牡蠣と同様に栄養豊富。ほかの種類のかきと比べ、食中毒を起こしにくいのも特徴。

血栓の予防に

＋酢＋ねぎ

生がきに、みじん切りのねぎと酢をかけて食べます。かきの肝機能を高めて血をきれいにする働きと、ねぎの血液をサラサラにする働きが組み合わさり、相乗効果で血栓を予防します。

注意ポイント

かきが痔を誘発することが

痔を一度患ったことがある人は、かきを食べると痔を誘発しやすいといわれているので、様子を見ながら食べましょう。

高血圧・動悸・不眠症の人は殻も利用できる

殻には鎮静・安定・降圧作用があります。殻を軽く焼いて砕いたものをお茶にしてもいいでしょう。

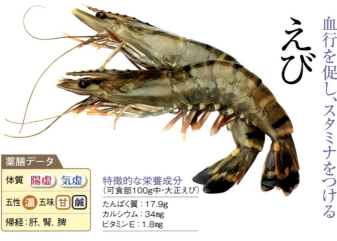

えび

血行を促し、スタミナをつける

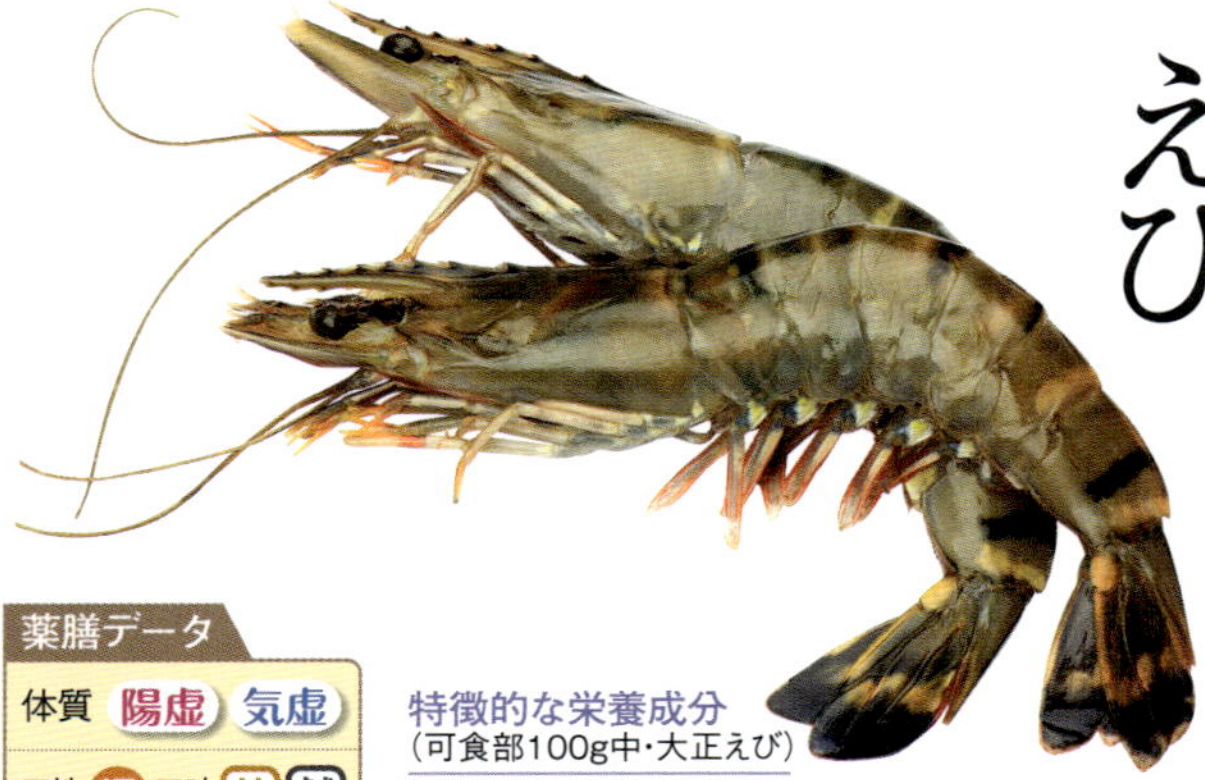

薬膳データ

体質　陽虚　気虚

五性　温　五味　甘　鹹

帰経：肝、腎、脾

特徴的な栄養成分
(可食部100g中・大正えび)

たんぱく質：17.9g
カルシウム：34mg
ビタミンE：1.8mg

えびには性機能や脳機能・骨の丈夫さとかかわる、腎の働きを高める作用があります。性機能の低下、骨粗しょう症・認知症などの予防に。また、成長期の子供にもおすすめです。

体を温める作用もあり、寒い季節に適する食材です。冷えのある人や虚弱の人にも向いています。

えびの赤い色素はアスタキサンチンで、強い抗酸化作用があり、悪玉コレステロールが血管につくのを防いだり、視力低下を防ぐ効果があります。

えびの殻に含まれるキチンは、肩こり、不眠、便秘を改善し、生活習慣病や老

おすすめの食べ合わせ

骨粗しょう症の予防に

＋キャベツ

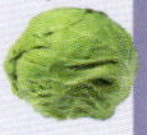

＋干ししいたけ

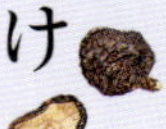

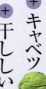

干しえびを使ったスープに。殻ごと食べられる干しえびとキャベツはカルシウム豊富。干ししいたけのビタミンDがカルシウムの吸収をアップ。

コレステロールが気になる人に

＋れんこん

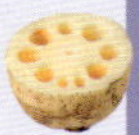

＋オクラ

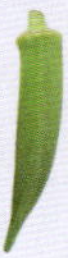

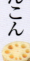

オリーブ油で軽くソテー。れんこんにはタウリンを含むえびのような魚介類と一緒に食べると、タウリンの吸収を促し、コレステロール値を下げる作用があります。オクラにもコレステロール抑制の作用があります。

上手な利用方法

冷凍するときは殻つきのままで

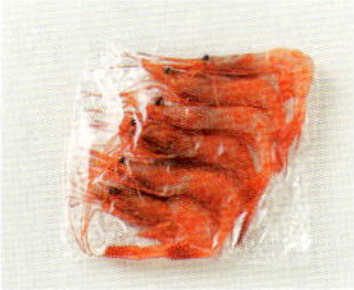

冷凍するときは、身の冷凍焼けを防ぐため殻つきのままで。洗って軽く水けをふき取ったあと、酒をふりかけて冷凍すると、臭みを抑えられます。

ヘルシーで手軽な干しえびのふりかけ

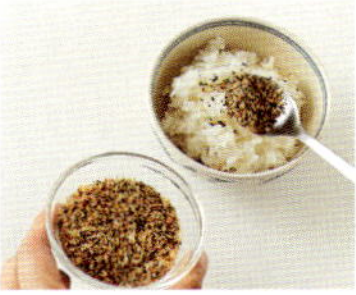

干しえび、干しわかめ、ごまを一緒にミキサーにかけ、ふりかけに。旨味たっぷりなので、塩を加えなくてもおいしく食べられ、減塩にも効果的。

カルシウム豊富な干しえびを利用

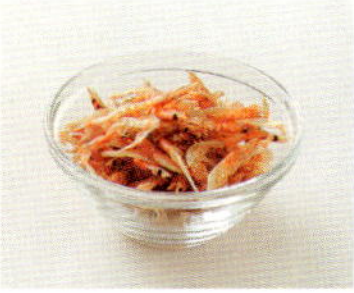

干しえびはえびの薬効を手軽にとれる上、殻ごと食べられるおすすめの食材です。チャーハンや炒め物などに積極的に活用しましょう。

化の予防にも効果があるといわれます。殻にはタウリンやカルシウムも豊富。殻ごと煮るスープなど、殻の栄養成分も取れる調理法がおすすめです。

旬●秋～冬

選び方●
ひげがピンとしていて、足が折れていないもの。生きている場合は、元気に動いているものがよい。

保存法●
冷蔵庫に入れ、買ったその日中に食べる。冷凍保存はゆでてからでもOK。

薬膳豆知識

効能は海のえびのほうが川のえびより高い

えびには海えびと川えびがありますが、薬膳では海えびのほうが効能があるとされています。川えびよりも海えびのほうがコレステロールが低いのも特徴です。

EDの改善に ＋しょうが

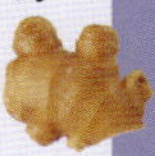

スープに。しょうがが胃を温めることで、えびの腎の働きを助ける効能が高まり、精力がつきます。

注意ポイント

ビタミンCの多いものと食べるなら必ず加熱を

柑橘類の果汁など、ビタミンCが豊富なものとえびを合わせると毒性が出るといわれています。えびを加熱調理すれば、その心配はなくなります。

おいしく安全に食べるために背わたは必ず取り除く

背わたはえびの腸で、老廃物や砂が入っていることがあります。食感や味もよくなるので、背わたは必ず取ってから、食べましょう。

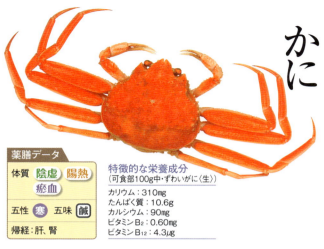

かに

熱を取り去り、うっ血を改善

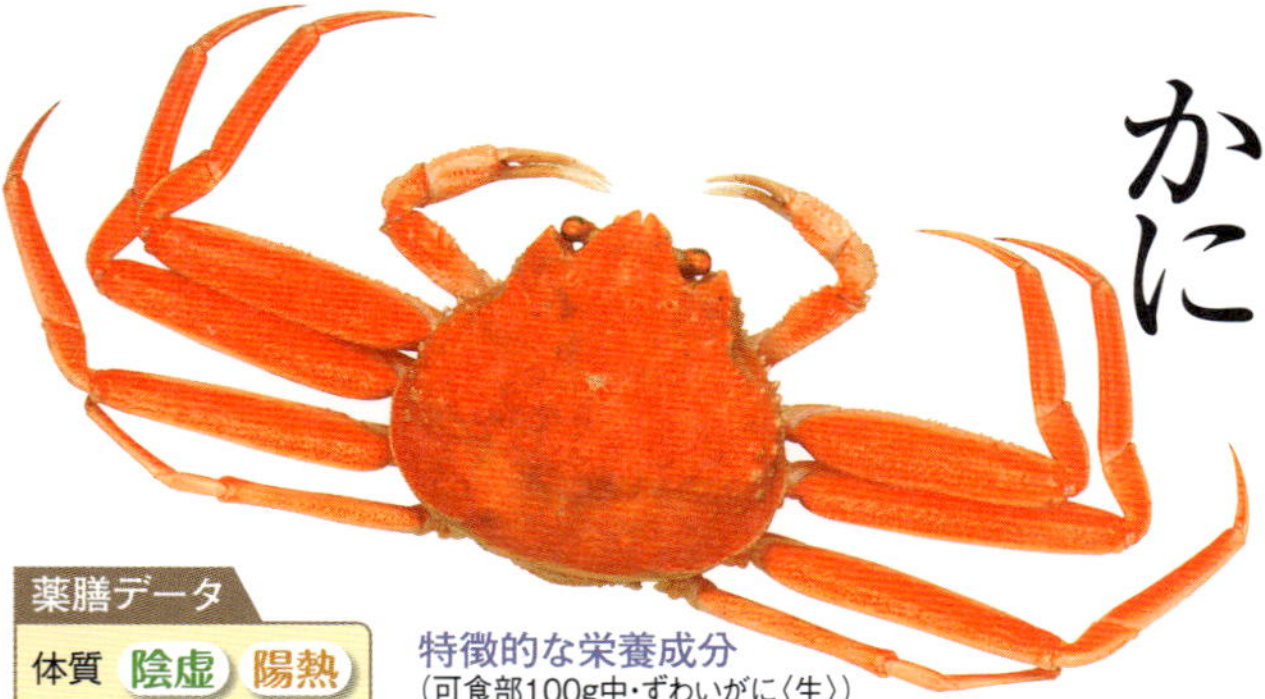

薬膳データ

体質　陰虚　陽熱　瘀血

五性　寒　五味　鹹

帰経：肝、腎

特徴的な栄養成分
（可食部100g中・ずわいがに〈生〉）

カリウム：310mg
たんぱく質：10.6g
カルシウム：90mg
ビタミンB_2：0.60mg
ビタミンB_{12}：4.3μg

体にこもった熱を取り、血の巡りをよくしてうっ血を改善します。

成分に含まれるタウリンはコレステロールの抑制、血圧低下、うっ血性心不全の予防などの効果があります。また、殻に含まれるキチンは整腸作用と免疫力を高める効果があり、ガン予防にもよいといわれています。鍋料理など、殻の成分もとれる料理にするといいでしょう。

旬●冬

選び方●
関節の裏側の膜が透き通っていて、いやなにおいがしないもの。持ったときにずっしり重みを感じるもの。

保存法●
冷蔵庫で保存し、買ったその日のうちに食べ切る。傷みやすいため、保存するときはゆでてから冷凍。

おすすめの食べ合わせ

肝機能アップに
＋ブロッコリー
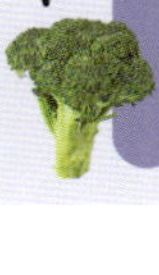
ゆでブロッコリーにかにのあんをかけて食べます。かにのタウリンとブロッコリーのベータカロテンが肝臓の働きを助けて、相乗効果で作用が高まります。

便秘解消に
＋はくさい
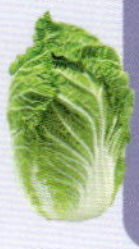
生のはくさいとゆでたかにのサラダ。かには腸の熱を取り、はくさいは整腸作用を発揮して、便通を促します。

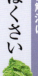

注意ポイント
かき、なしと一緒に食べない
かき（柿）、なしなど体を冷やす果物と一緒に食べると、体が冷え過ぎて下痢を起こすといわれています。

いか

タウリンを豊富に含む

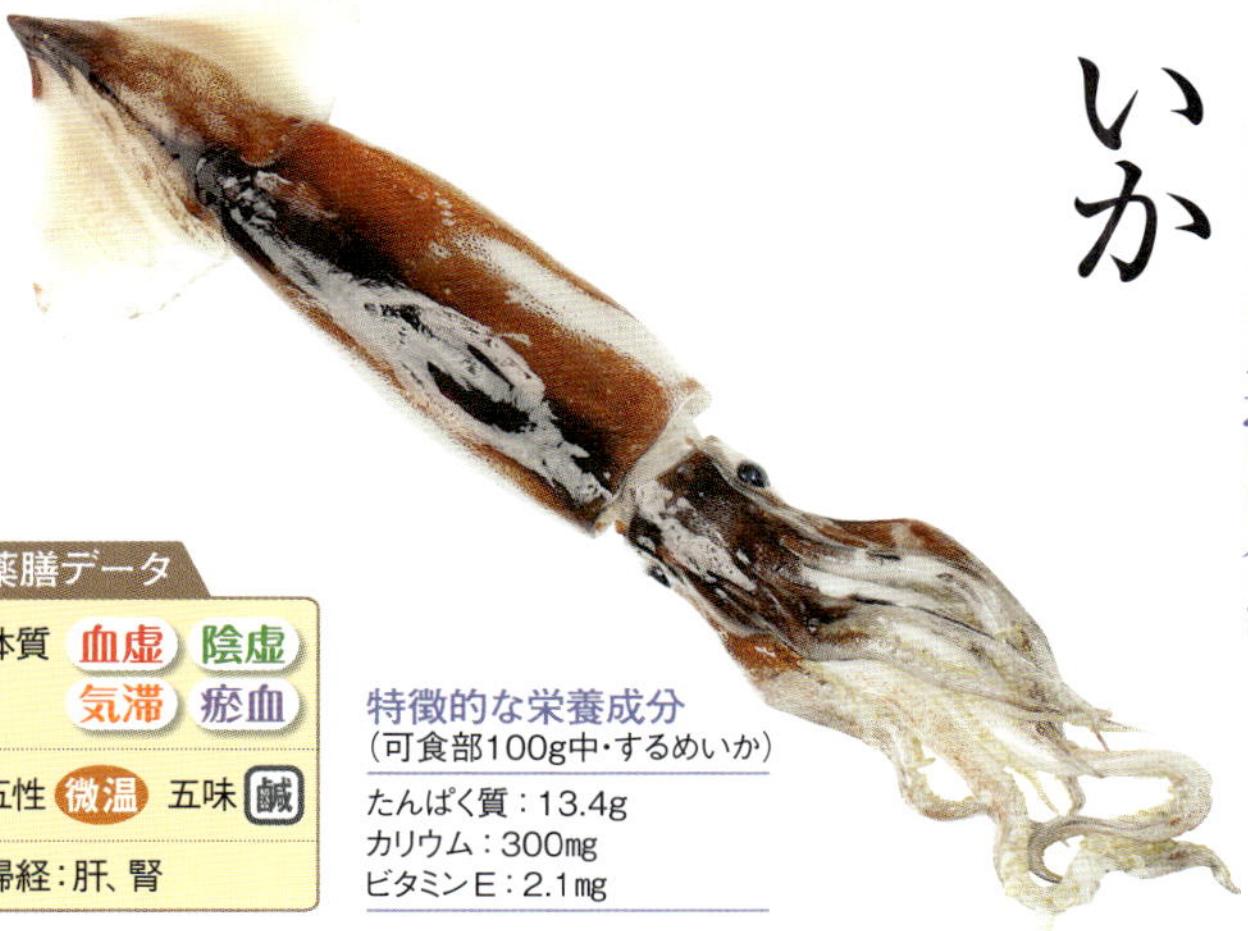

薬膳データ

体質　血虚　陰虚　気滞　瘀血

五性　微温　五味　鹹

帰経：肝、腎

特徴的な栄養成分
(可食部100g中・するめいか)

たんぱく質：13.4g
カリウム：300mg
ビタミンE：2.1mg

旬● 夏〜冬

選び方●
身の透明度が高く、張りがあるものほど鮮度がよい。目が澄んでいて、若干飛び出しているものを選ぶ。

保存法●
内臓を取り除くなどの下処理後、ラップに包んでから密閉袋に入れて冷蔵庫へ。冷凍保存も可能。

血を養い、肝の働きを助けて、貧血や、月経過多などの改善が期待できます。また、動脈硬化の予防にも効果的。脂質代謝をよくし、血中コレステロールの増加を防ぐタウリンの含有量が多いのも特徴です。

いかの甲は烏賊骨（ウゾクコツ）という漢方薬で、収れん作用があり、おりものの異常や早漏の改善のほか、胃腸病の治療薬に使われます。

おすすめの食べ合わせ

血栓の予防に

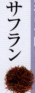

＋サフラン

ブイヤベースに。いかにもサフランにも血液サラサラ効果があり、一緒に薬効がとれ、効果的です。いかのほかはお好みの魚介類を入れて。

疲労回復に

＋アスパラガス

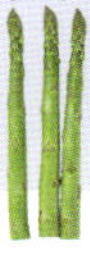

炒め物に。いかが不足している血を補い、アスパラガスが新陳代謝を活発にして、疲労物質を排出することで元気が出ます。

注意ポイント

タウリンは熱に弱い

いかのタウリンは熱に弱いので、タウリンの効能を取り入れたいときは、生食か、さっと火を通す程度に。

たこ

めまいや生理不順を改善

薬膳データ

体質　気虚　血虚　陰虚　陽虚

五性　温　五味　甘　鹹

帰経：肝、脾、腎、心、肺

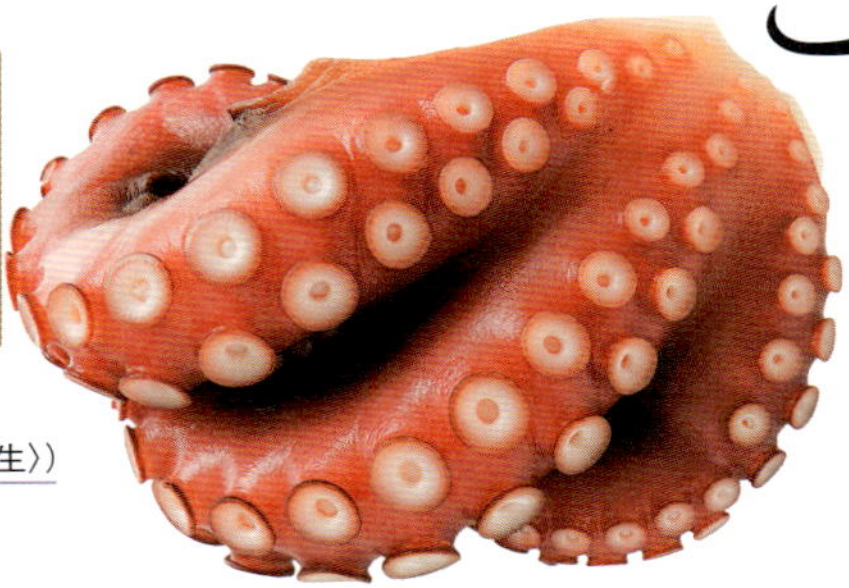

特徴的な栄養成分
（可食部100g中・まだこ〈生〉）

たんぱく質：11.7g
ビタミンE：1.9mg
亜鉛：1.6mg
ビタミンB_2：0.09mg

旬● 夏

選び方●
表面にぬめりがなく、吸盤の吸いつく力が強いものほど新鮮。ゆでたこは色が鮮やかで、弾力があるものがよい。

保存法●
冷蔵庫に入れ、生たこはなるべく早く食べる。ゆでだこは消費期限内に食べる。

不足している気や血を補う作用があるため、虚弱体質の人の頭痛、めまい、生理不順に効果的です。疲労回復にもおすすめ。また、旨味成分でもあるタウリンが豊富で、血中コレステロール値の低下や動脈硬化の予防、血圧の安定、肝機能アップなどの効果があります。皮膚や髪に張りとつやを与えるビタミンB_2や、味覚障害を予防する亜鉛も含まれています。

おすすめの食べ合わせ

貧血の予防に

＋ひじき

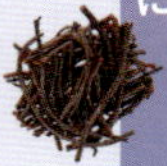

血を補うたこと鉄分の多いひじきを組み合わせて、サラダにします。和風ドレッシングでも、フレンチドレッシングでもおいしい。貧血の予防におすすめの一皿。

美肌づくりに

＋パプリカ

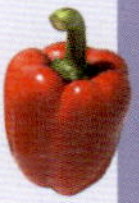

一緒にマリネにします。たこには皮膚の新陳代謝を高める作用があり、パプリカは美肌効果のあるビタミンCとベータカロテンが豊富です。

注意ポイント

アレルギー体質の人は控えめに

アレルギー体質の人は、食べ過ぎるとかゆみが出ることがあるので注意。

くらげ

熱を取り、痰や咳を鎮める

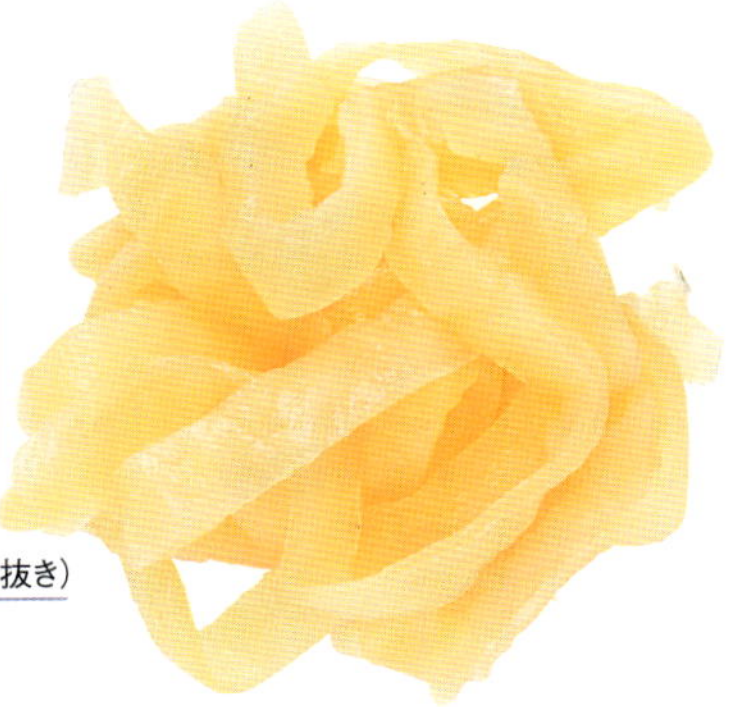

薬膳データ

体質　気滞　陽熱　水毒　陰虚

五性　寒　五味　辛　鹹

帰経：肝、腎

特徴的な栄養成分
（可食部100g中・塩蔵、塩抜き）

たんぱく質：5.2g
リン：26㎎
マグネシウム：4㎎
カルシウム：2㎎

旬●通年

選び方●
身が肉厚で、薄いあめ色をしているもの。

保存法●
塩蔵ものは、開封前は直射日光の当たらない場所で保管し、消費期限内に使う。開封後は冷蔵庫に保存し、早めに使い切る。

薬膳でよく使う食材です。熱を取り、ねばりけのある痰や咳を鎮めます。血の巡りが悪いことが原因の高血圧に有効で、血管を拡張し循環をよくするため、狭心症にも効果があるとされます。大腸を潤す作用もあり、便通や消化不良を改善します。水分代謝もよくするため、二日酔いやむくみにもおすすめ。くらげの皮はおりものの異常や、関節痛の改善に効果的です。

おすすめの食べ合わせ

高血圧の予防に

＋わかめ

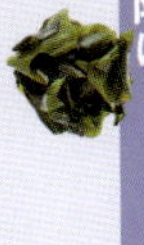

わかめと一緒にあえ物に。くらげには血圧を下げる作用があり、わかめの食物繊維が余分なナトリウムを排出するため、より効果が高まります。

便秘解消に

＋きゅうり

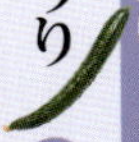

＋ごま油

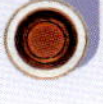

ごま油を使ったあえ物に。ともに熱を取って腸を潤す作用があるため、こもった熱が原因の便秘を改善します。ごま油を加えることで、さらに便通がよくなります。

注意ポイント

酸っぱい果物と合わせない

酸味の強い果物と一緒に食べると、消化不良を起こしやすくなります。

のり

生活習慣病の予防に効果的

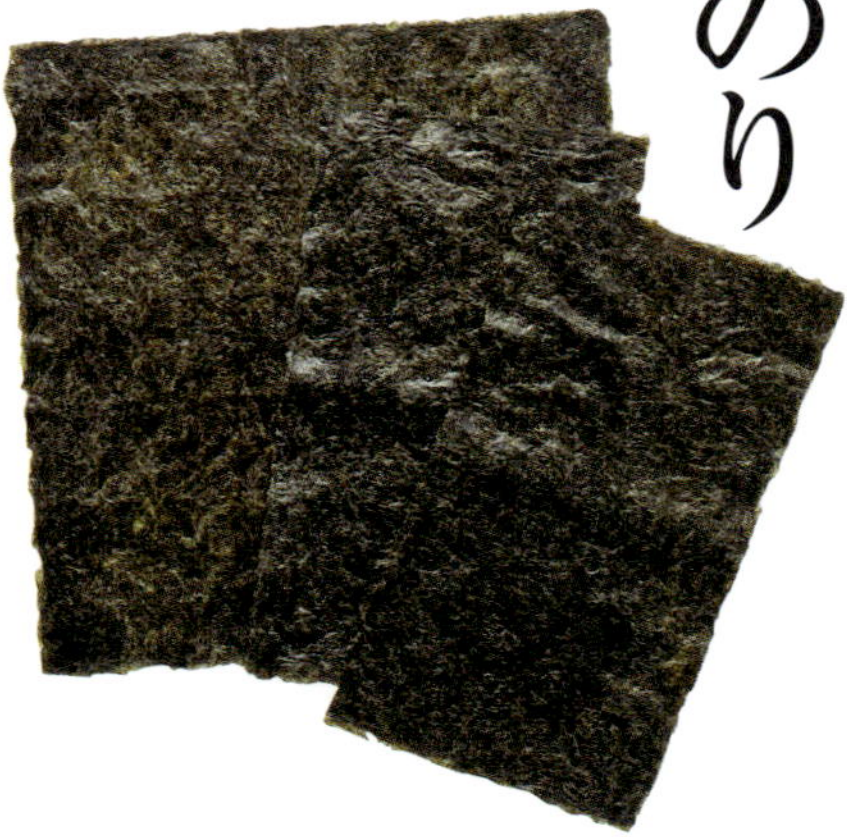

薬膳データ

体質　気滞　瘀血

五性　寒　五味　甘　鹹

帰経：肺、脾

特徴的な栄養成分
（可食部100g中・ほしのり）

カルシウム：140mg
ビタミンC：160mg
ビタミンA
（β-カロテン）：43000μg
鉄：11.0mg
カリウム：3100mg
ビタミンB1：1.21mg

旬● 冬

選び方●
つやがあり、やや青みがかった黒紫色のものが良品。形がきれいな四角形で厚さにむらがなく、穴が開いていないもの。

保存法●
開封後は缶や密閉できる袋に乾燥剤と一緒に入れ、直射日光の当たらない低温の場所に置き、早めに食べ切る。

豊富なベータカロテンの抗酸化作用により、動脈硬化、生活習慣病の予防に役立ちます。腫瘍などの改善にも有効で、咳や痰も鎮めます。また、のりに含まれる多糖類は高脂血症や動脈硬化を予防し、心筋の収縮力を高める効果があります。神経細胞間で情報を伝達するのに欠かせない物質・コリンも含まれていて、記憶力を向上させるといわれています。

おすすめの食べ合わせ

むくみの解消に

＋とうがん

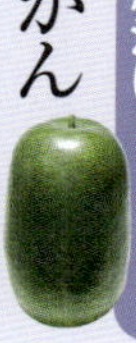

スープに。どちらも利尿効果が高いので、体内の余分な水分や毒素を排出して、むくみを取ります。

貧血の予防に

＋たたみいわし

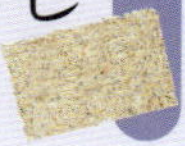

だしじょうゆであえ物にします。のりもたたみいわしも鉄分が豊富。簡単に作れるので、貧血気味のときは、さっと作って副菜に。

注意ポイント

かきなどと一緒に食べない

タンニンを多く含む果物（かきやざくろ、ぶどうなど）と一緒に食べると、胃腸障害、消化不良などを起こしやすくなります。

こんぶ

ヨウ素の含有量が最も多い

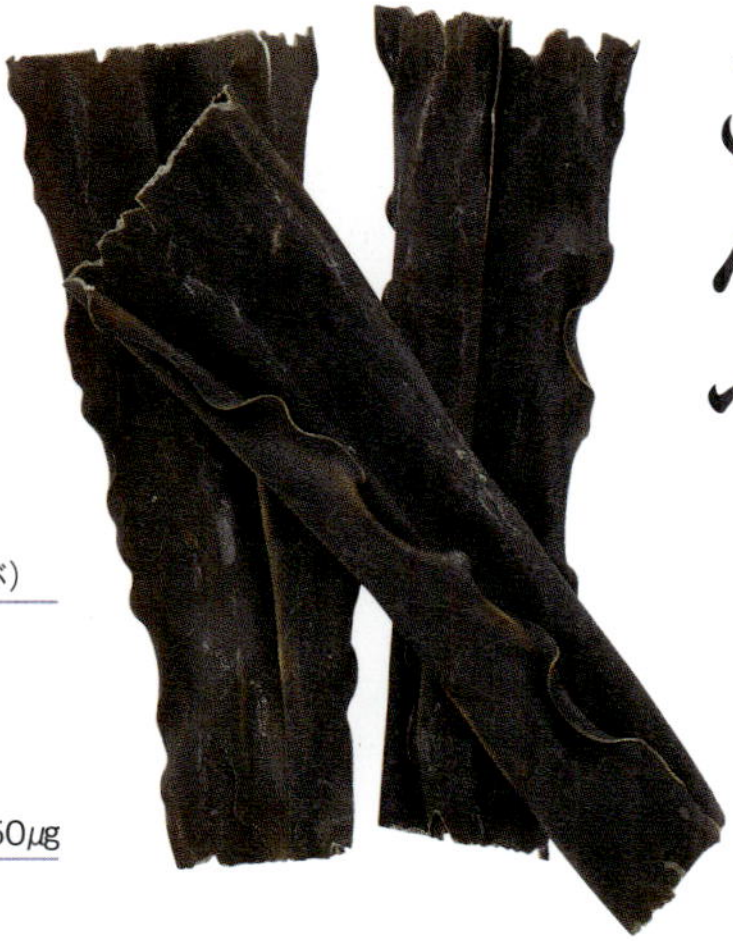

薬膳データ

体質　水毒　陽熱　陰虚

五性　寒　五味　鹹

帰経：肝、胃、腎

特徴的な栄養成分
（可食部100g中・りしりこんぶ）

カリウム：5300mg
食物繊維：31.4g
カルシウム：760mg
ビタミンB1：0.80mg
ビタミンB2：0.35mg
ビタミンA（β-カロテン）：850μg

旬●7〜9月

選び方●
平らで幅が広く、肉厚で、こすり合わせたときにカサカサと音がするものが良品。表面に、旨味成分の白い粉がついているものを選ぶ。

保存法●
虫が入らないように、しっかり密閉できる容器に入れ、高温多湿にならない場所で保存する。

しこりを小さくする働きがあるといわれています。熱を冷まし、余分な水分を排出する働きもあるので、便秘、むくみのほか、高血圧、動脈硬化、脳卒中などに働きかけます。また脂質代謝を調整する作用も。食物の中で最もヨウ素の含有量が多く、甲状腺機能低下症の改善や、ガン予防の効果が期待されています。ただしとり過ぎの影響も報告されているため、ほどほどに。

おすすめの食べ合わせ

高血圧の予防に

＋酢

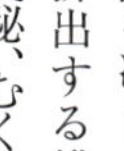

酢じょうゆで煮ます。こんぶが余分なナトリウムなどを排出し、酢が血液をサラサラにすることで、血圧上昇を予防。こんぶの旨味で、塩分控えめでもおいしく食べられます。

便秘解消に

＋さといも

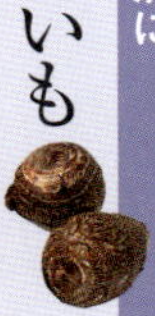

煮物に。どちらも食物繊維が豊富なため、一緒に食べることで便通を整える効果が高まります。

注意ポイント

タンニンが多い果物とは×

のりと同様、タンニンを多く含む果物と一緒に食べないように。胸のむかつきや下痢を引き起こすことが。

わかめ

免疫機能を活性化させる

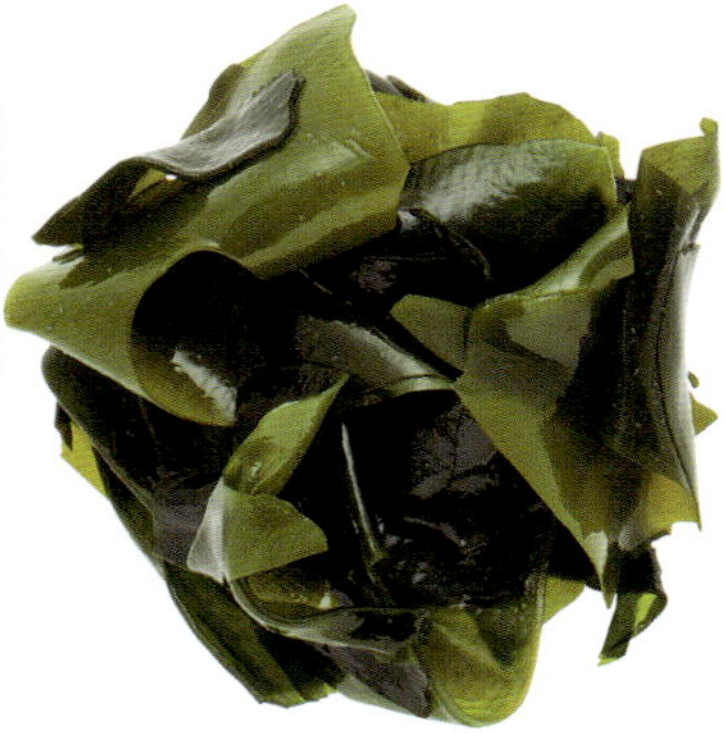

薬膳データ

体質　陽熱　気滞　瘀血

五性　寒　五味　鹹

帰経：肝、胃、腎

特徴的な栄養成分
（可食部100g中・生）

カリウム：730mg
カルシウム：100mg
ビタミンC：15mg
食物繊維：3.6g

旬●2〜6月

選び方●
生わかめは濃い緑色でつやがあり、肉厚で弾力のあるものを。乾燥わかめは、つややかな黒褐色のものを。

保存法●
生わかめは冷蔵しても傷みやすいので早めに食べる。塩蔵わかめはポリ袋に入れて冷蔵。乾燥わかめは乾燥剤と一緒に密閉袋に入れて冷暗所に保存。

体にこもった熱と余分な水を排出し、気を巡らせることで便通や尿の出を促したり、甲状腺の機能低下を改善するといわれています。男性の性機能や女性のおりものを正常に保つ効果もあります。また、わかめなど、海藻類のぬめり成分であるフコイダンには抗ガンや抗菌の作用が、アルギン酸には血中コレステロールの上昇を抑える働きがあります。

おすすめの食べ合わせ

高血圧の予防に ＋ねぎ

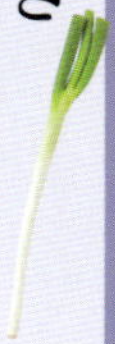

長ねぎと一緒にさっと炒めます。わかめが余分な熱を取り去り、ねぎが血液をサラサラにすることで、血圧を安定させる効果が高まります。

食べ過ぎに ＋セロリ

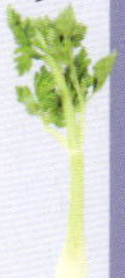

わかめとセロリのスープに。ともに食物繊維が豊富なため、便通を整えます。わかめには胃壁を守る効果もあるので、胃が弱っているときにも食べられます。

注意ポイント

長時間煮込まないようにする

長時間加熱するとビタミン類がこわれてしまうので、加熱時間は短めに。

ひじき

貧血や乾燥肌を改善

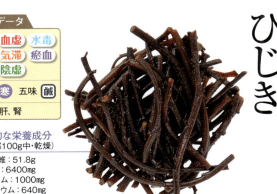

薬膳データ

体質　血虚　水毒　気滞　瘀血　陰虚

五性　寒　五味　鹹

帰経：肝、腎

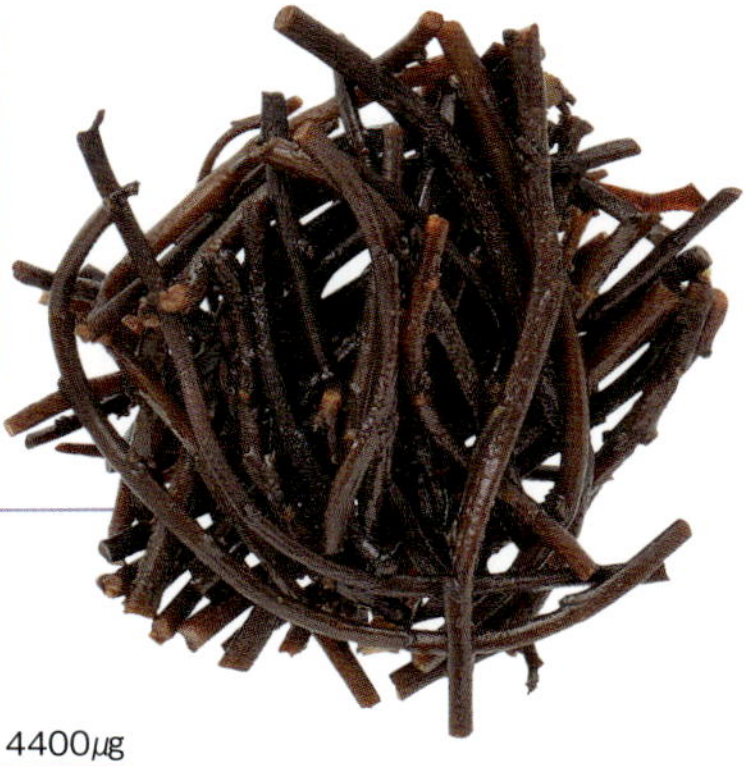

特徴的な栄養成分
（可食部100g中・乾燥）

食物繊維：51.8g
カリウム：6400mg
カルシウム：1000mg
マグネシウム：640mg
鉄：6.2mg
ビタミンA（β-カロテン）：4400μg

旬　通年

選び方
乾燥ひじきはよく乾燥していて、大きさがそろっているもの。生ひじきはみずみずしくてつやがあり、ふっくらとして黒味が強いもの。

保存法
乾燥ひじきは直射日光の当たらない冷暗所で保存。生ひじきは冷蔵庫に保存し、消費期限内に食べる。

血を補い、貧血、抜け毛、乾燥肌を予防します。血行をよくして水分代謝を高めるため、しこり、痛み、しびれ、むくみなどの症状を緩和させる効果もあります。マグネシウムなどのミネラルを豊富に含み、とくにカルシウムの含有量が多いので、骨粗しょう症予防におすすめです。食物繊維も豊富なため、便通を促し、老廃物を体外に出す働きもあります。

おすすめの食べ合わせ

骨粗しょう症の予防に

＋にんじん　＋干ししいたけ

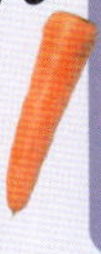

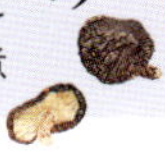

干ししいたけのもどし汁を使って煮物に。ひじきもにんじんもカルシウムが豊富で、干ししいたけのビタミンDがカルシウムの吸収を促進。

血栓の予防に

＋たまねぎ

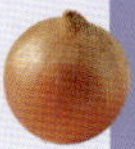

サラダに。ひじきもたまねぎも血液をサラサラにする効果があります。

注意ポイント

酢を少し加えて調理を

調理するときに酢を少し加えると、ひじきに含まれるカルシウムが体内に吸収されやすくなります。

column 6

魚介鍋で アンチエイジング

魚介はアンチエイジングに役立つ成分を豊富に含みます。栄養分を効率よくとれる鍋で食卓に取り入れましょう。

血・気と腎の陽を補い 冷え体質のアンチエイジングに

たらはビタミンD、Eやタウリンなどが豊富で、老化予防の効果が高い魚。白子は陽の気を補い、酒粕とともに冷え体質のアンチエイジングにおすすめです。下処理後、こんぶだしで煮てから、酒粕を溶き入れ、みそか塩で調味。ねぎの小口切りを添えます。

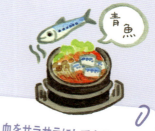

血をサラサラにして血管を若く 青魚のコチュジャン鍋

さば、さんま、いわしなどの青魚はDHA、EPAといった血管の若さを保つ成分が豊富。下処理後、日本酒を大さじ2杯ふりかけ、ぶつ切りに。野菜とともにこんぶだしで煮て、コチュジャン、みそで味つけをします。血と気を補い、血行も改善。

腎を補い、のぼせ体質の アンチエイジングに

かきは下処理後、酒をふります。こんぶだしを煮立て、だいこんおろしを汁ごと1カップほど加えて、かきを投入。火が通ったらポン酢しょうゆなどでいただきましょう。かきは腎気を補い、大根は消化をアップ。ムール貝を加えても。

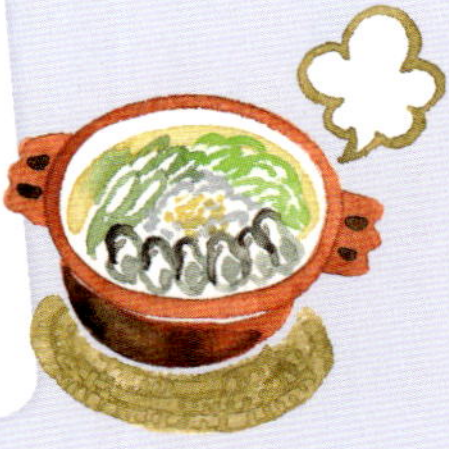

第七章

肉・卵 & 乳製品
にく たまご にゅうせいひん

薬膳における肉・卵&乳製品の役割

元気を与えてくれる肉と卵、潤いをくれる乳製品

　薬膳では肉類は五臓を補うとされ、精をつけるものと考えられています。体に力とエネルギーを与えてくれますが、食べ過ぎは胃腸に負担をかけ逆に健康を損なうとされ、野菜と一緒にほどほどの量を食べることが基本です。

　また、薬膳には「似《に》類《るい》補《ほ》類《るい》」という言葉があります。これは似ている臓器を食べて、その臓器を補うという考え方。例えば、胃の調子が悪いときは、動物の胃を食べることで胃腸の働きを高め、肝臓の調子が悪いときは、動物のレバーを食べることで肝臓の働きを助けると考えるのです。

　卵は薬膳でも大切な栄養食品。普通の鶏の卵のほか、烏骨鶏やうずら、アヒルの卵もよく使われます。

　また、乳製品は、薬膳では、肌や粘膜に潤いを与える食材とされていて、美容や老化防止に欠かせません。

牛肉《ぎゅうにく》

体力を回復させ、足腰も丈夫に

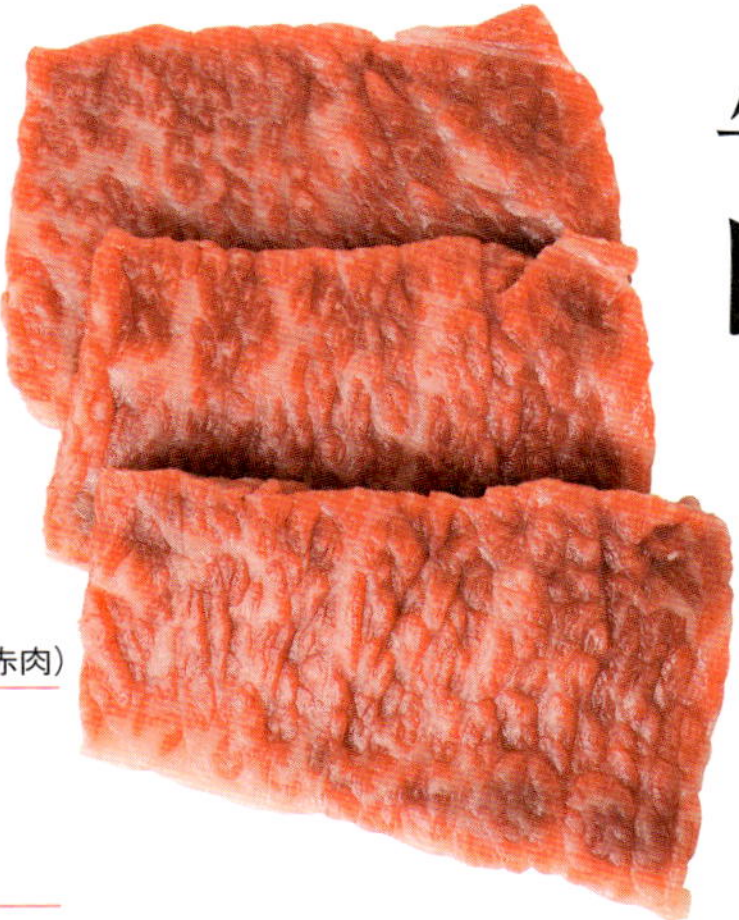

薬膳データ

体質	気虚　血虚　陽虚
五性	平
五味	甘
帰経	脾、胃

特徴的な栄養成分
（可食部100g中・和牛もも赤肉）

脂質：9.7g
たんぱく質：17.9g
鉄：2.8mg
ビタミンB2：0.22mg
ビタミンB1：0.10mg

たんぱく質やミネラルが豊富なため、体の機能を多面的に高め、体力を回復して抵抗力を上げます。胃の働きを高めて、機能を正常にしたり、筋力をつけて足腰を丈夫にする効果もあります。消化吸収しやすい鉄分が豚肉より豊富で、貧血予防にも有効です。牛の胆結石は牛黄（ゴオウ）という漢方の生薬で、心臓病や、脳卒中による意識障害の改善に用いられます。

選び方
赤身は鮮やかな赤色で、脂肪はクリーム色か白色のもの。鮮度が落ちると、色が淡くなっていく。身のきめが細かく、締まっているものを。

保存法
冷蔵庫で保存し、消費期限内に使い切る。冷凍保存も可能。

おすすめの食べ合わせ

胃の調子が悪いときに

＋やまのいも

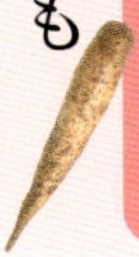

スープに。ともに胃の働きを補い、弱っている胃を正常な状態に戻します。脂肪の少ない赤身肉を使い、スープだけを飲んでもOK。

体力回復に

＋ねぎ

スープを作り、脂肪分をこして、エキスが凝縮したスープだけを飲みます。ねぎも牛肉も体を温め、牛肉の豊富な栄養が体力を回復させます。

注意ポイント

生食はできるだけしない

牛肉は生食もできますが、食中毒や消化不良の心配もあるので、できれば火を通して食べましょう。

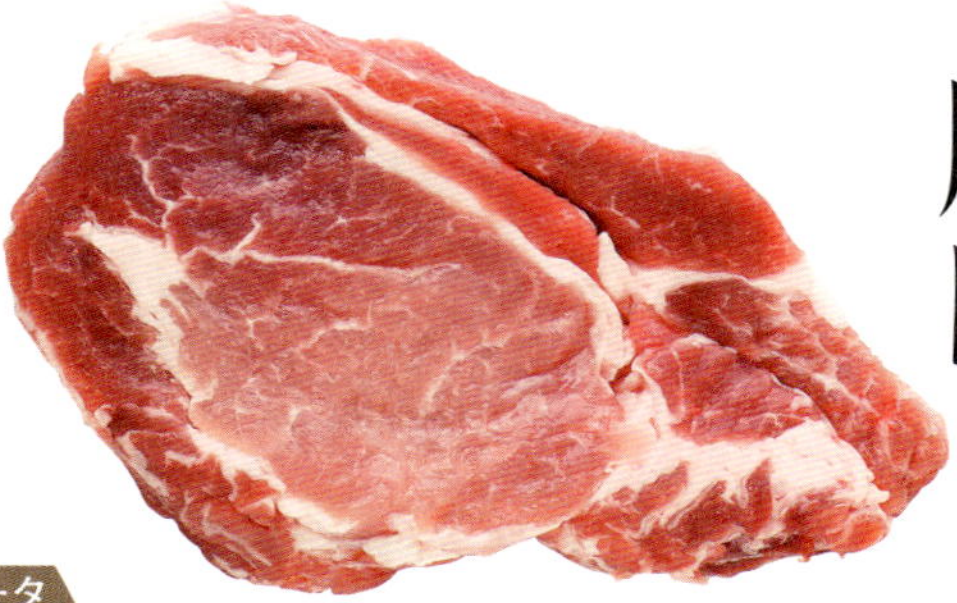

豚肉《ぶたにく》

部位ごとにさまざまな効能がある

薬膳データ

体質　陰虚　気虚　血虚

五性　平　五味　甘　鹹

帰経：脾、胃、腎

特徴的な栄養成分
（可食部100g中・大型かた脂身つき）

たんぱく質：18.5g
脂質：14.0g
鉄：0.5mg
ビタミンB1：0.66mg
ビタミンB2：0.23mg

腎を養って精力を高めるため、病後の体力回復や虚弱体質の改善などに適しています。また、体を潤す作用があり、空咳、肌の乾燥、のどの渇き、水分不足による便秘、母乳の分泌不足などを改善します。

豚肉はカロリーが高いと思われがちですが、ひれ肉やもも肉などの赤身は、鶏肉より脂肪が少なくヘルシーです。また、豚肉は牛肉の数倍もビタミンB1を含み、ビタミンB1は疲労を回復したり、脳神経の働きを正常に保つ働きがあります。薬膳では豚は肉よりも内臓の効能が高いとされ、レバー、腎臓、胃、腸など

おすすめの食べ合わせ

不眠の改善に

＋やまのいも

＋枸杞の実

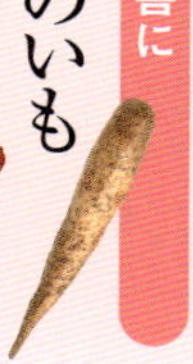

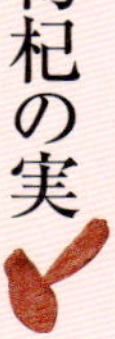

赤身肉を使って炒め物に。やまのいもが気を補い、豚肉が血を増やし、枸杞の実が腎と肝を養うことで、安眠を促します。

便秘解消に

＋りんご

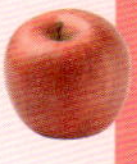

豚もも肉とりんごをソテーしたあと蒸し煮にします。豚肉の体を潤す作用が腸の乾燥を防ぎ、りんごが余分な熱を取ることで、腸に熱がこもって起こる便秘を解消。たまねぎやセロリを加えると、食物繊維が豚肉の余分な脂肪を排出しつつ、旨味もアップします。

上手な利用方法

スープや煮物にして骨の栄養もとる

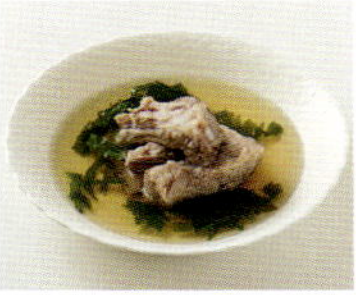

豚骨にはカルシウムが豊富です。骨そのものを食べるのは無理なので、骨つき肉はスープや煮物にして、骨の成分までとれるようにします。

豚足は下処理が済んだものを購入

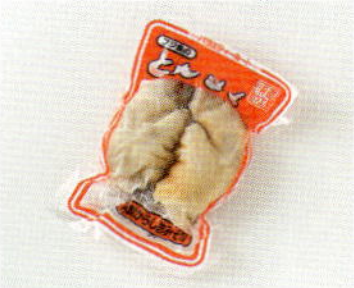

豚足の下処理は大変なので、下処理済みのものを使うと手軽。スープや煮物、餃子、チャーハンの具にしてもおいしく食べられます。

脂肪分が落ちるようひと手間加えます

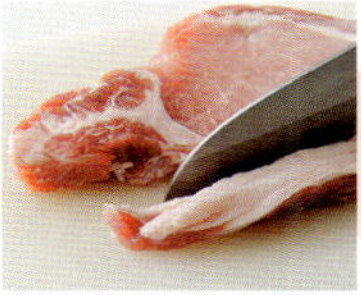

脂肪分の多い肩肉やロース肉は、下ゆでしたり、脂身を切り取ってから調理。焼きながら、しみ出た油をキッチンペーパーでふき取るのも効果的。

がよく食べられますが、痛風や脂質異常症の人には不向きです。鉄分豊富なレバーは貧血改善によく、また、豚足は産後の母乳不足の改善や乾燥肌・しわに効果的です。

選び方
肉は淡いピンク色で、脂肪はきれいな白色。身のきめが細かくつやがあり、なめらかなものがよい。

保存法
冷蔵庫へ入れ、消費期限内に使い切る。冷凍保存も可能。

薬膳豆知識

「豚足＝母乳の出をよくする」と認知されています

中国では、豚足は母乳の出をよくする食材として広く知られていて、日常的に食べられています。とくにメスの豚の前足が母乳の出をよくするといわれています。

美肌づくりに

＋パプリカ

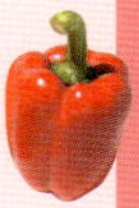

豚足をじっくり煮込んだスープに。パプリカのビタミンCによって、豚足に含まれる豊富なコラーゲンを吸収しやすくなります。赤いパプリカが最もビタミンCの含有量が高いので、なるべく赤いものを使って。

注意ポイント

加熱し過ぎないことが大事

ビタミンB_1は加熱し過ぎると壊れるため、火を通す時間には注意を。ただし、豚肉には寄生虫がいるおそれがあるので、ほどよい焼き加減に。

母乳の出を促す豚足スープの味つけは控えめに

母乳の出をよくするといわれる豚足のスープですが、塩を入れ過ぎると逆効果になるので注意を。

鶏肉《とりにく》

美肌効果の高いコラーゲンが豊富

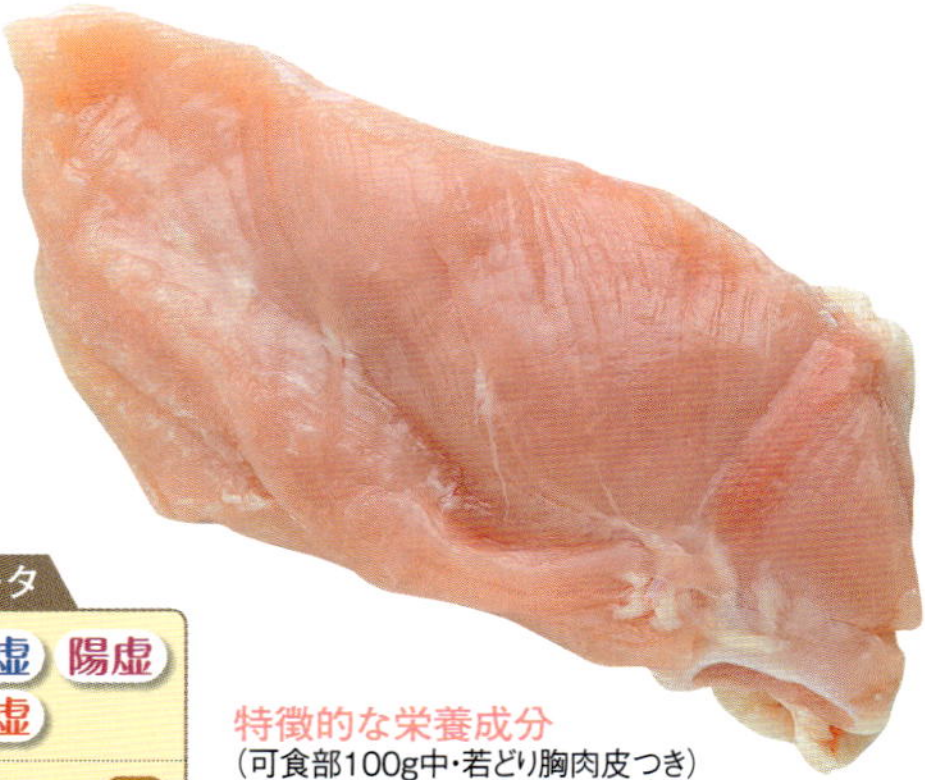

薬膳データ

体質	気虚　陽虚　血虚
五性	微温
五味	甘
帰経	脾、胃

特徴的な栄養成分
（可食部100g中・若どり胸肉皮つき）

たんぱく質：17.3g
脂質：5.5g
ビタミンB2：0.10mg

脾と胃の働きを助け、胃腸を温めることで、食欲不振や下痢を改善します。血と気を補って、疲労回復や母乳の出をよくする効果もあります。生殖機能を高める働きもあるといわれています。消化吸収もしやすいため、産後や病後、虚弱体質の改善に用いられます。

とくに皮はコラーゲンが豊富で、コラーゲンは髪や肌を潤わせ、骨の老化を防ぐとともに、目の機能を高めます。また、鶏肉のたんぱく質に含まれるメチオニンには、脂肪肝を予防する働きがあります。血を養うレバーは貧血予防や肝機能アップによく、砂肝（鶏の

おすすめの食べ合わせ

疲労回復に

＋もち米 ＋高麗人参

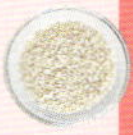

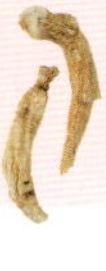

丸鶏にもち米と高麗人参を詰め、1時間程度煮込み、韓国料理のサムゲタンを作ります。すべて気を養って疲労を回復する効果があります。胃腸が弱っている人は、効能がたっぷり出たスープを飲むだけでもOK。

胃痛の緩和に

＋米

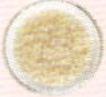

＋しょうが

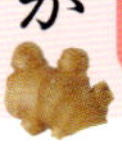

骨つきもも肉を使って鶏がゆに。どちらも胃腸を温めて調子を整える作用があります。骨のカルシウムにはリラックス効果があり、ストレスによる胃痛も和らげます。骨つきだとだしが出て、味もよくなります。

胃袋）は胃腸の調子を整え、胃弱や消化不良、腹部膨満感を解消します。砂囊《さのう》の内膜は鶏内金（ケイナイキン）という漢方の生薬で、消化促進に使われています。

上手な利用方法

ささ身肉や胸肉はゆでて冷凍保存

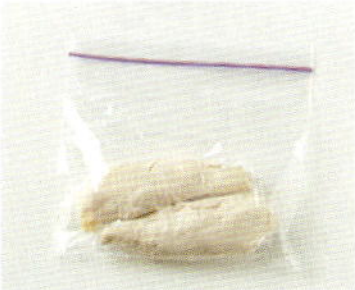

ささ身肉や胸肉を保存するときは、生のままではなく、ゆでて冷凍を。ゆでたあと、ゆで汁に浸けて冷ますと、ふっくらおいしく仕上がります。

手羽肉は余分な脂を取って調理する

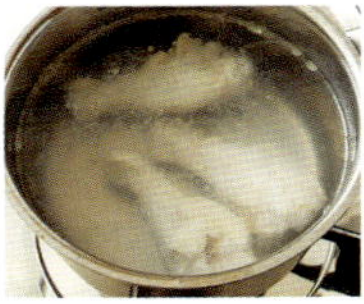

手羽肉はコラーゲンが豊富ですが、脂肪分も多いので、下ゆでしたり、焼きながら出てきた脂をふき取るなどして、余分な脂を取りましょう。

丸鶏はおなかの中をよく洗ってきれいに

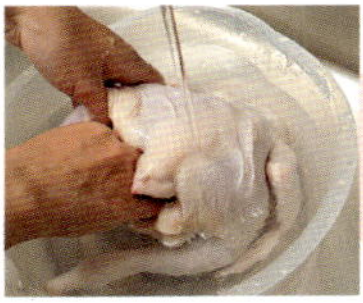

丸鶏を使うときは、おなかの中をかきだすようにして、流水でよく洗います。おなかの中に内臓などが残っていると臭みが出ます。

選び方
身が全体的にふっくらとしていてつやがあるもの。皮はクリーム色で、身は透明感があるものがよい。

保存法
肉類の中でもとくに傷みやすいため、冷蔵庫に入れ、消費期限内に食べ切る。冷凍保存可能。

薬膳豆知識

中国では鶏肉は丸鶏のままよく使う

日本では部位別に分けて料理することが多いですが、中国では鶏肉の栄養素をすべて利用できるよう、丸鶏をスープや煮込み料理などに利用することも多いです。

美肌づくりに

＋トマト

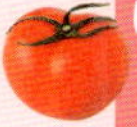

手羽肉とトマトのスープに。手羽肉のコラーゲンと、トマトのベータカロテン、リコピンが肌に潤いを与えます。とうがらしなどの辛味を加えると血行がよくなり、効果がアップ。

注意ポイント

ブロイラーではなく地鶏を

同じ鶏肉でもブロイラー（大量飼育された雑種鶏）は性質が異なり、体を冷やすという説があります。冷え症の人は、地鶏のほうが○。

コラーゲンはビタミンCと一緒にとると効果を発揮

コラーゲンはビタミンCと一緒にとることで、効果を発揮するため、ブロッコリーなどビタミンCが豊富な野菜と一緒に食べるのがおすすめ。

鴨肉《かもにく》（合鴨）

微熱やほてり、むくみを改善

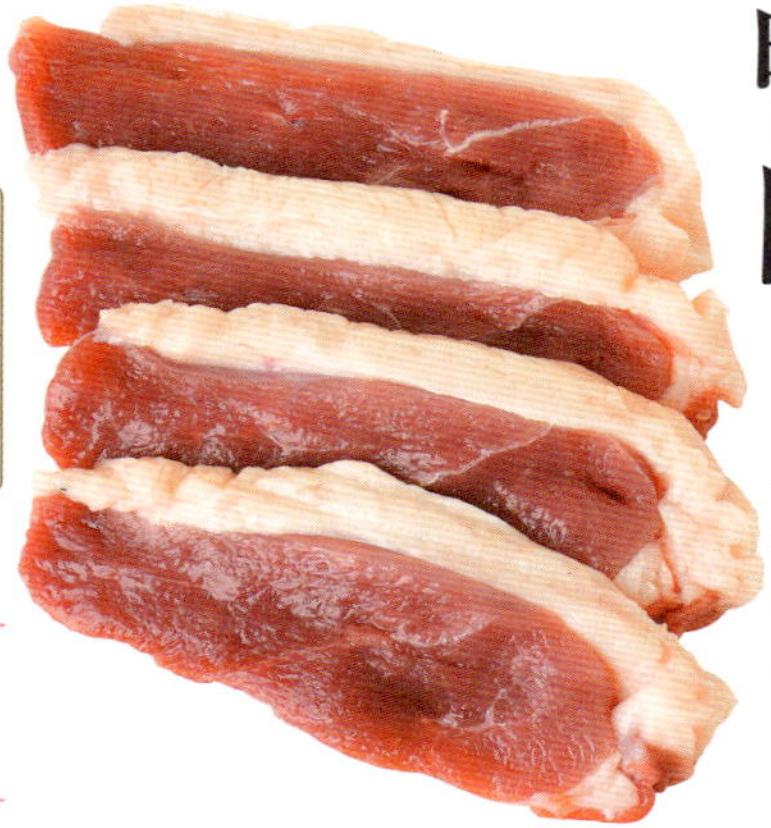

薬膳データ

体質　気虚　気滞　水毒　陽熱

五性　涼　五味　甘　鹹

帰経：脾、胃、肺、腎

特徴的な栄養成分
（可食部100g中）

たんぱく質：12.4g
脂質：28.2g
ビタミンB2：0.35mg
ビタミンB1：0.24mg

日本で一般的にいう鴨肉とは合鴨のことです。気を補い、余分な熱を取り去るため、微熱やほてりを解消します。腎の働きを補って利尿効果を高め、むくみも改善。また、脳や神経、心臓などの働きを正常に保ち、免疫力を高めるビタミンB1も豊富です。ちなみに中国でいう「鴨」はアヒルのことで、アヒルの頭は鴨頭丸（オウトウガン）という漢方薬に使われます。

選び方
皮に張りとつやがあり、赤身は明るく鮮やかなもの。持ったときに重みを感じ、毛抜き処理がていねいにされているものを選ぶ。

保存法
冷蔵庫に入れ、消費期限内に食べ切る。冷凍するときは、冷気に肉が触れないように、ぴっちりとラップで包む。

おすすめの食べ合わせ

ほてりの解消に

＋洋なし

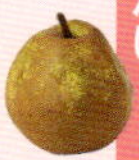

鴨肉を焼いたあと、洋なしを加えて赤ワイン煮にします。鴨肉が体の余分な熱を取り、洋なしが体を潤し、ほてりを落ち着かせます。

更年期障害の改善に

＋みずな

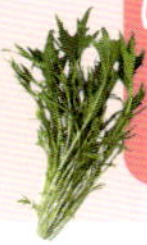

和風だしのスープに焼いた鴨肉とみずなを入れます。ともに余分な熱を取り、更年期ののぼせやイライラを緩和。そばを加えてもおいしい。

注意ポイント

余分な脂を焼きながら取る

皮に脂が多いので、皮に切れ目を入れ、皮から焼いて余分な脂を出し、キッチンペーパーで吸い取ります。

羊肉《ひつじにく》

体を温める優れた効果がある

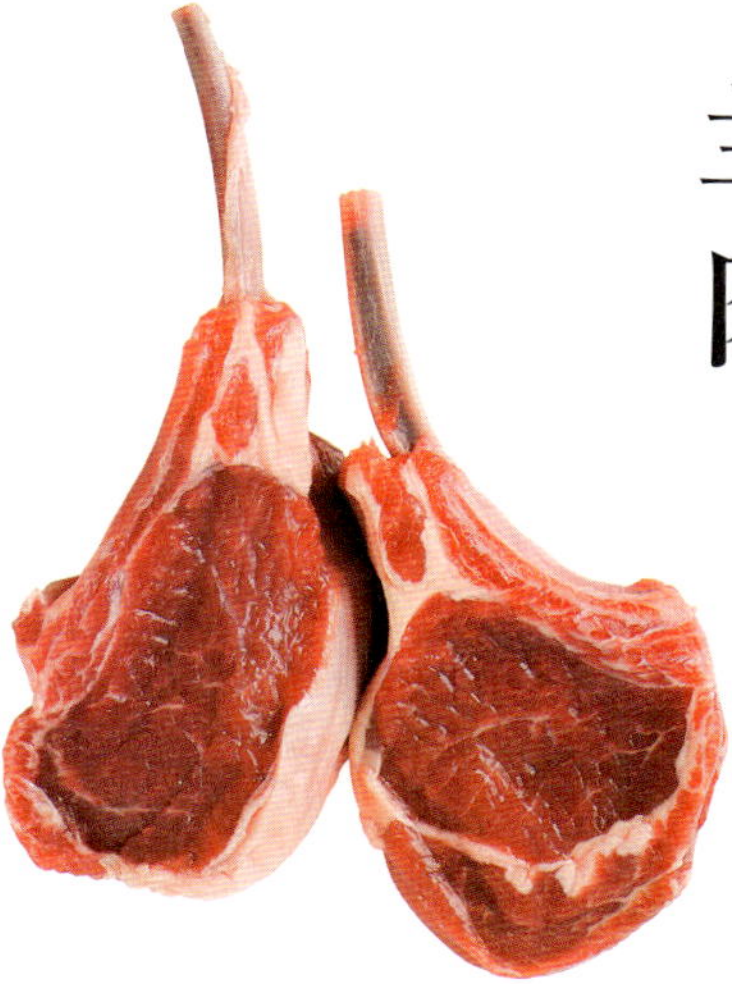

薬膳データ

体質　血虚　気虚　陽虚

五性　熱　温　五味　甘

帰経：脾、胃、腎

特徴的な栄養成分
（可食部100g中・ラム・ロース脂身つき）

たんぱく質：13.6g
脂質：23.2g
鉄：1.2mg
ビタミンB_2：0.16mg
ビタミンB_1：0.12mg

選び方
ラムは淡いピンク色、マトンは鮮やかな赤色、脂身はきれいな白色のものがよい。身はきめ細かく締まりがあり、つややかなものを選ぶ。

保存法
冷蔵庫に入れ、消費期限内に使い切る。冷凍保存も可能。

生後1年未満の若い羊肉がラムで、1年以上成長した羊肉がマトンです。体を温める性質が非常に優れ、冷えて弱っている胃を温めて胃腸の働きを高め、食欲不振や冷え症を改善します。母乳の分泌を促す効果も。気を補うことで不安定な精神を落ち着かせ、動悸を鎮めます。高齢者や虚弱体質の人の足腰の痛みや腰の冷えの解消、体力回復にも役立つ食材です。

おすすめの食べ合わせ

冷え症の改善に

＋しょうが

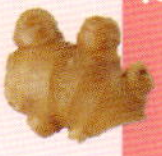

スープに。ともに体を温めて血行をよくします。生薬の当帰（トウキ）を加え、煮出してから羊肉を加えると、さらに効能が高まります。

胃痛の緩和に

＋にんにく

＋クミン

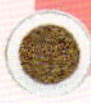

みじん切りにした羊肉とにんにくに、クミンなどのスパイスを加えて水餃子に。すべて体を温めるため、胃の冷えを取り、痛みを緩和します。

注意ポイント

温め過ぎ予防にはミントを

高血圧の人は、体に熱がこもりがちなのでミントなど体を冷やす食材と組み合わせて、温め過ぎを防ぎます。

鹿肉《しかにく》

体を温め、精力をつける

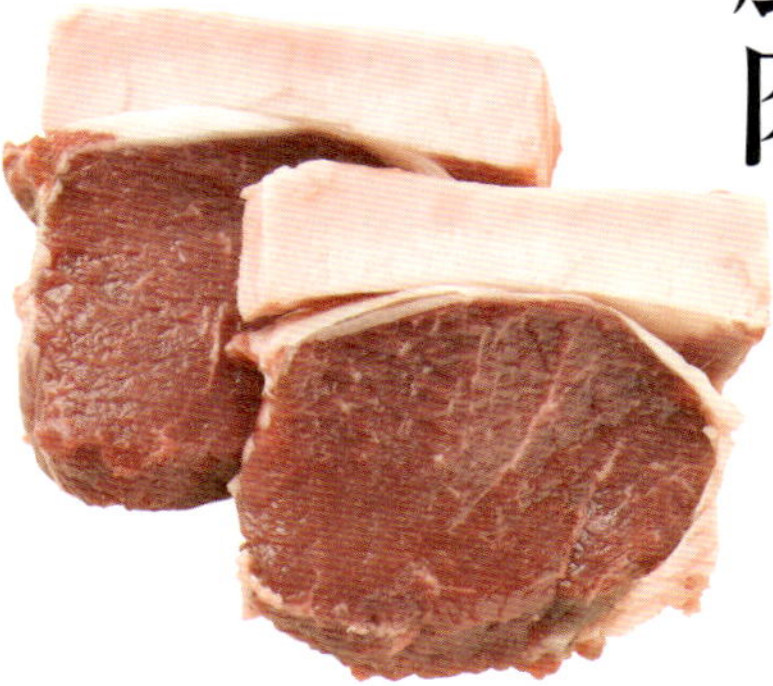

薬膳データ

体質　陽虚　陰虚　血虚

五性　温　五味　甘　鹹

帰経：肝、腎

特徴的な栄養成分
（可食部100g中・あかしか）

たんぱく質：18.9g
鉄：3.1mg
亜鉛：3.1mg
ビタミンB_2：0.35mg
ナイアシン：8.0mg

選び方
脂身がなるべく少なく、身の色が鮮やかなものを。表面の黒ずみやスジが多いものは避ける。

保存法
冷蔵庫で保存し、消費期限内に食べ切る。冷凍保存も可。

ジビエ（獣肉）の代表格。薬膳では陽気を補い、腎の精を補うとされ、冬に食すのがよいとされています。

加齢による冷え、耳鳴り、疲労を改善してくれるほか、足腰を丈夫にする働きも。血を養う作用があるので、虚弱体質の不妊や産後の体力低下などにも効果が期待できます。心身の両面に働きかけ、パワーを補うことから、若返りにつながるのです。

おすすめの食べ合わせ

冷え症・不妊体質改善に

＋シナモン　＋紅花　＋当帰

温める効果の高い食材を合わせたスープは、血を養いながら巡らせます。

アンチエイジングに

＋赤ワイン　＋きのこ類

赤ワインには鹿肉のクセを消し、陽気を巡らせる効果が。脾胃を補うきのこを一緒に食べると、気血陰陽を補い、美肌・アンチエイジングにも。

注意ポイント

のぼせ体質などは注意を

暑がり、のぼせ体質、陰虚体質、胃熱のある人は控えめにしましょう。冬にとるのがおすすめ。

うずらの卵

鶏卵より高たんぱく質が豊富

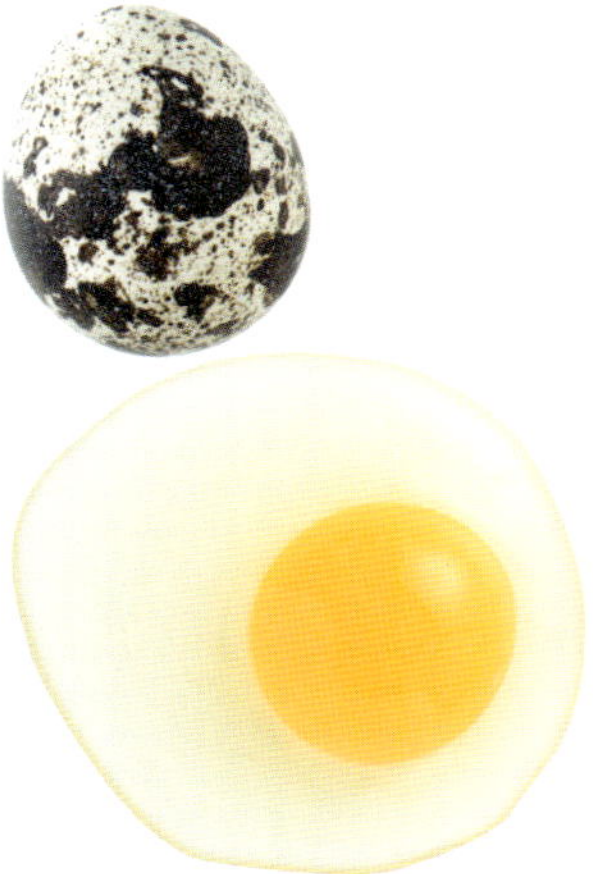

薬膳データ

体質　気虚　血虚　陰虚

五性　平　五味　甘

帰経：脾、肝、腎

特徴的な栄養成分
（可食部100g中）

鉄：3.1mg
ビタミンD：2.5μg
ビタミンB_2：0.72mg
ビタミンB_{12}：4.7μg
葉酸：91μg

選び方
製造年月日の新しいものを選ぶ。

保存法
冷蔵庫で保存し、消費期限内に食べ切る。

鶏卵に比べたんぱく質含有量が高いうずらの卵。薬膳では補益類に分類され、気や血を補い、内臓機能を高めて筋力・骨の強さを保ちます。また、貧血や栄養不良、不眠、虚弱体質を改善し、視力低下も防ぎます。

毎日2〜3個食べることで、老化防止や美容の効果も。骨や関節などを丈夫にするほか、めまい、倦怠感、記憶力低下といった精神的な不調、虚弱体質の不眠にも作用します。

おすすめの食べ合わせ

アンチエイジングに

＋枸杞の実  ＋なつめ  ＋金柑 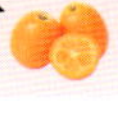

スープに。うずらの卵や枸杞の実、なつめは肝・腎・脾を補う効果があり、金柑は気を巡らせその効果を高めます。

不眠症や貧血に

＋竜眼肉 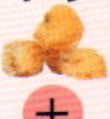 ＋なつめ 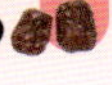

いずれも心を安らかにし、血を補う効果のある食材。一緒にとることで相乗効果が得られます。

注意ポイント

体調を崩したときには慎重に

胃腸の風邪をひいたとき、咳・痰が多いときには少量にとどめて。

卵《たまご》

豊富な栄養をバランスよく含む

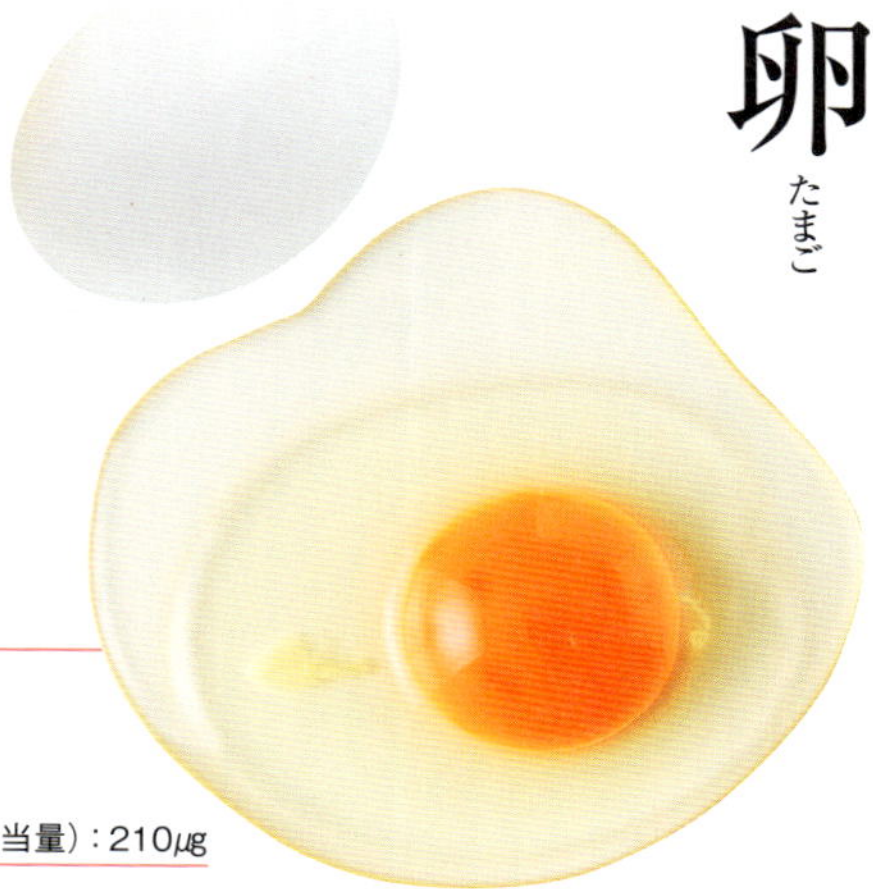

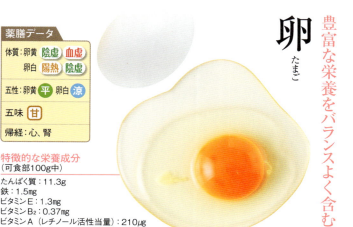

薬膳データ

体質：卵黄 陰虚 血虚
　　　卵白 陽熱 陰虚

五性：卵黄 平 卵白 涼

五味 甘

帰経：心、腎

特徴的な栄養成分
（可食部100g中）

たんぱく質：11.3g
鉄：1.5mg
ビタミンE：1.3mg
ビタミンB_2：0.37mg
ビタミンA（レチノール活性当量）：210μg

卵黄は平性、卵白は涼性で、それぞれ性質が異なります。ビタミンCと食物繊維以外の栄養成分が含まれた、ほぼ完全栄養食品です。

体を潤して空咳や口の中の渇きを癒します。血を養い、不眠、めまい、精神不安定などの症状を改善する効果もあります。

卵には必須アミノ酸8種が含まれていて、その中のひとつメチオニンは抗うつ、抗アレルギー効果があります。また、卵の鉄分は体に吸収されやすく、貧血予防に効果的です。

卵の黄身は高コレステロールですが、黄身に含まれるレシチンはコレステ

おすすめの食べ合わせ

自律神経失調症の改善に

＋枸杞の実 ＋なつめ

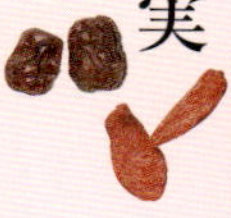

枸杞の実となつめを煎じた煮汁に、卵、牛乳、はちみつを加えて蒸してプリンに。枸杞の実となつめが脾と胃の働きを助け、卵が心と腎の働きを助けることで、弱くなっている気を補い、心身ともに健康になれます。薬膳では定番の料理です。

ストレスの緩和に

＋トマト

炒め物に。卵が腎の働きを助け、トマトが体にこもった余分な熱を取ることで、頭に昇った気を巡らせます。イライラを和らげ、のどの渇きにも効果があります。

上手な利用方法

余った白身は冷凍保存すると便利

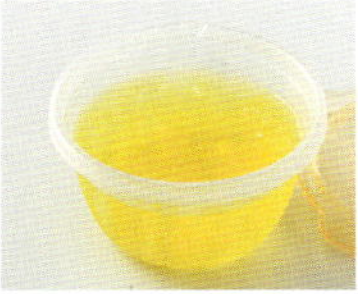

黄身だけ使って余った白身は、冷凍できます。密閉容器に入れて保存し、使うときに自然解凍すればＯＫ。スープやメレンゲに活用しましょう。

新鮮な卵で手作りマヨネーズを

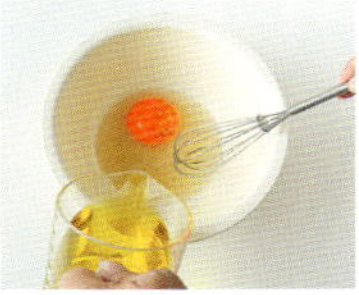

卵黄１個、オリーブ油１カップ、酢大さじ１弱、塩小さじ１弱で自家製マヨネーズを。塩を混ぜた卵黄に油を少しずつ落とし、最後に酢でのばして。

買うときは鮮度のいいものを選んで

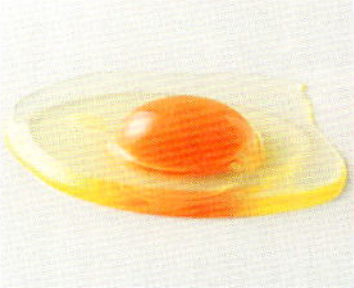

商品の回転が早い店で買い、必ず日付を確認。割ったとき、卵黄が盛り上がるものは新鮮です。１週間程度で食べ切れる量を買いましょう。

ロールを溶かす作用があり、動脈硬化を予防するといわれています。コレステロールを気にして卵を避ける人もいるようですが、１日１〜２個なら食べていいでしょう。

選び方
殻の表面がざらざらして、持ったときに重みを感じ、光にかざすと透けるように見えるものが新鮮。製造年月日の新しいものを。

保存法
とがったほうを下に向けて冷蔵庫で保存。

薬膳豆知識

腎を養う阿膠と一緒に食べると肌がつやつやに

ロバの皮を煮詰めて作る生薬の阿膠（アキョウ）を煮出し、卵黄を加えると、美肌効果が非常に高い薬膳に。阿膠は「金の延べ棒」といわれるほど高価な薬です。

体力回復に

＋やまのいも

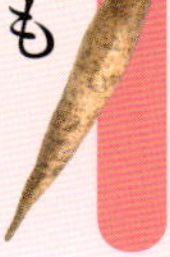

スープに。やまのいもは精力がつき、加熱することで卵の消化がよくなり、卵の豊富な栄養を吸収しやすくなります。消化能力が落ちて体が弱っている人におすすめです。

注意ポイント

ビタミンCと食物繊維を補って

完全栄養食品といわれる卵ですが、ビタミンCと食物繊維は含まれていません。この２つはほかの食品で補う必要があります。

消化しにくい温泉卵は胃弱な人は控えめに

黄身は半熟、白身は完全に固まった状態が最も体に吸収しやすいです。温泉卵は消化しにくいので、胃腸が弱っている人は控えましょう。

牛乳《ぎゅうにゅう》

体を潤し、イライラも解消

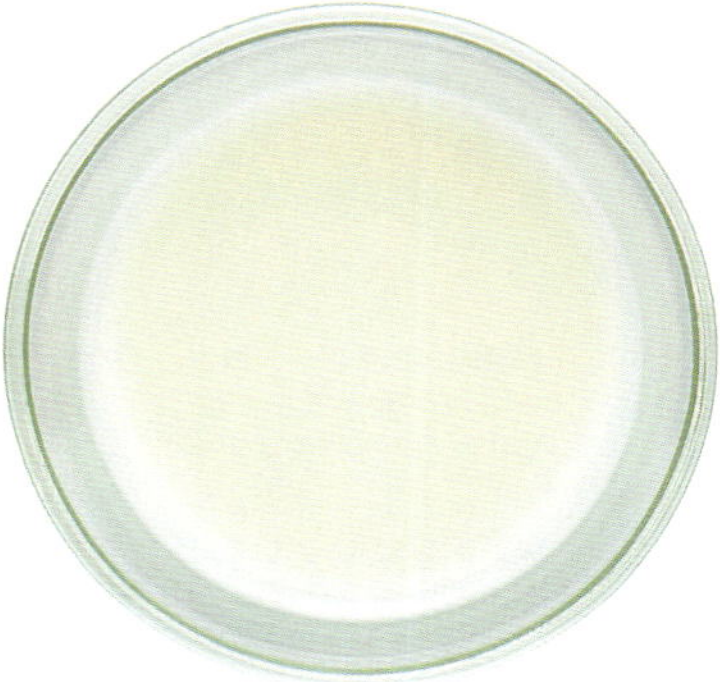

薬膳データ

体質 陰虚 血虚

五性 平 五味 甘

帰経：心、肺、胃

特徴的な栄養成分
（100g中）

たんぱく質：3.0g
カルシウム：110mg
ビタミンB_2：0.15mg

体を潤す作用があり、とくに乾燥肌の改善に効果的。カルシウムが豊富で、消化吸収率が40～70％と高く、骨や歯を丈夫にしたり、精神を安定させてイライラを解消します。脂質や糖質をエネルギーに変えるビタミンB_2も含み、動脈硬化の予防にも効果があるといわれます。そのまま飲むのはもちろん、デザートから料理まで幅広く使え、手軽に栄養を補給できます。

選び方
消費期限がギリギリではないもの。牛乳の成分を損なわない低温殺菌牛乳が望ましい。

保存法
冷蔵庫で保存。消費期限は未開封の状態での期限のため、開封したらなるべく早く飲み切る。

おすすめの食べ合わせ

胃痛の緩和に

＋米

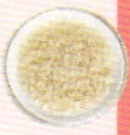

ミルクがゆに。米は気を巡らせ、牛乳は胃壁を守ります。食べ物を効率よく血に変えることができない血虚の人におすすめ。

美肌づくりに

＋白きくらげ

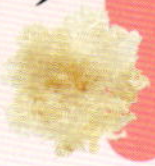

もどした白きくらげをトロトロに煮込み、牛乳を入れてさらに10分煮て、最後にはちみつを加えます。どちらも肌を潤す作用があります。

注意ポイント

低脂肪乳で脂肪摂取を抑える

栄養価が高い分、脂肪も多く含むので、生活習慣病が気になる人は、低脂肪乳を利用するといいでしょう。

チーズ

消化吸収のよい良質のたんぱく質

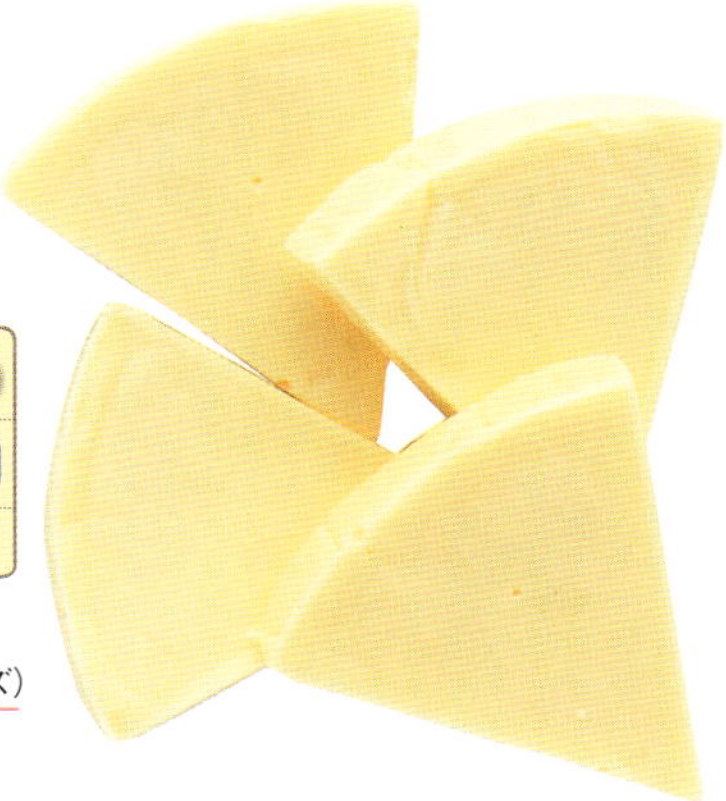

薬膳データ

体質　陽熱　陰虚

五性　寒　五味　甘　酸

帰経：肺、肝、脾

特徴的な栄養成分
（100g中・プロセスチーズ）

たんぱく質：21.6g
カルシウム：630mg
ビタミンB_2：0.38mg

選び方
種類によって異なるが、温度管理がきちんとされている冷蔵庫で保管されているもので、消費期限がギリギリではないものを選ぶ。

保存法
冷蔵庫で保存。消費期限は種類によっていろいろなので、表示されている日付を守って食べる。

水分を補って肺の働きを助け、微熱やのどの渇き、空咳、肌のかゆみを鎮めます。腸を潤す効果もあり、便秘も解消します。たんぱく質の消化吸収率は牛乳よりよく、細胞の活性化や粘膜の保護に有効なビタミンB_2も豊富。牛乳を乳酸菌と酵素で発酵させたものがナチュラルチーズで、何種類かのナチュラルチーズを加熱して混ぜたものがプロセスチーズです。

おすすめの食べ合わせ

便秘解消に

＋セロリ

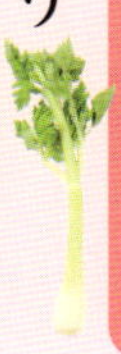

溶かしたチーズをセロリにからめて食べます。チーズの腸を潤す作用とセロリの食物繊維が便通を促します。

滋養強壮に

＋きのこ＋米

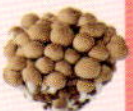

きのこ入りチーズリゾットに。米とチーズの栄養で体力を養い、きのこの食物繊維が余分な脂肪分を排出。気虚、血虚の人におすすめです。

注意ポイント

セロリやきのこと一緒に

2～5割が乳脂肪分のため、血液をサラサラにするセロリやきのこなどの食品を一緒にとれば、動脈硬化や中性脂肪の上昇が防げます。

腸の調子を整える

ヨーグルト

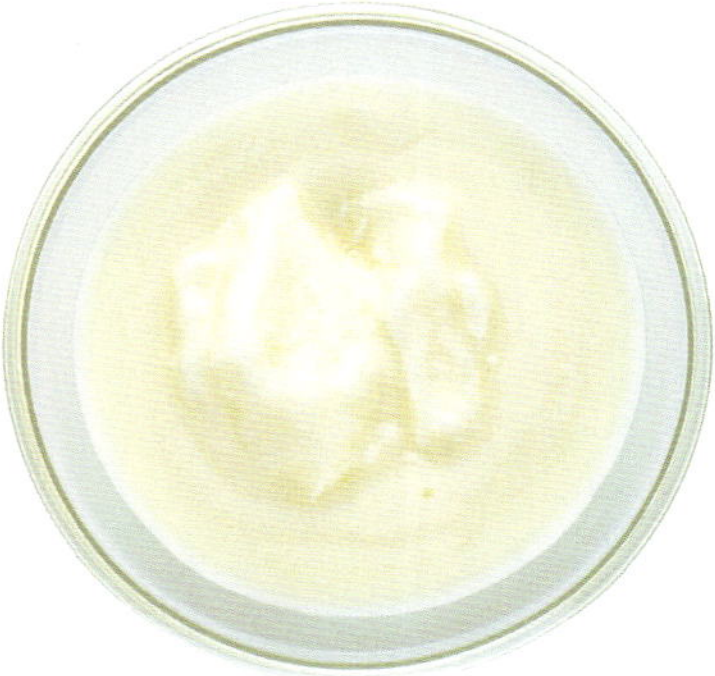

薬膳データ

体質 陰虚 気滞 瘀血 気虚 血虚

五性 涼 五味 甘 酸

帰経：肺、肝、脾

特徴的な栄養成分
（100g中・プレーン）

たんぱく質：3.3g
カルシウム：120mg
ビタミンB_2：0.14mg

選び方
製造年月日の新しいものを選ぶ。上澄み液が少なく、きれいな白色をしているものが新鮮。

保存法
冷蔵庫で保存し、消費期限内に食べる。冷凍庫で凍らせて、フローズンヨーグルトにしてもOK。

牛乳に乳酸菌を加えて発酵させたものです。胃腸を潤す作用があり、さらに乳酸菌が腸の調子を整えるため、便秘を解消する効果が高いです。乾燥肌の改善にも役立ちます。腸内の善玉菌を増やして腸内環境を整えることで、老化防止に効果があるといわれます。豊富に含まれるカルシウムは、乳酸菌によって効率よく吸収され、骨粗しょう症予防にも有効です。

おすすめの食べ合わせ

便秘解消に ＋いちじく

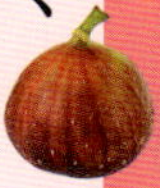

刻んだいちじく2〜3個、ヨーグルトカップ1、チキンコンソメスープ50mlを混ぜて冷たいスープに。ヨーグルトの整腸作用にいちじくの食物繊維が加わって、効果が高まります。

美肌づくりに ＋きゅうり

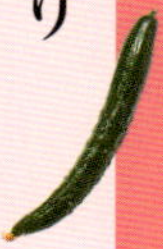

サラダに。ともに肌を潤します。酸味を加えるなら、ビタミンCが多く美肌効果のあるレモン汁を。

注意ポイント

無糖タイプでヘルシーに

ヨーグルトはさまざまなタイプのものが市販されていますが、肥満が気になる人は無糖タイプを選んで。

バター

気を補って疲労を回復

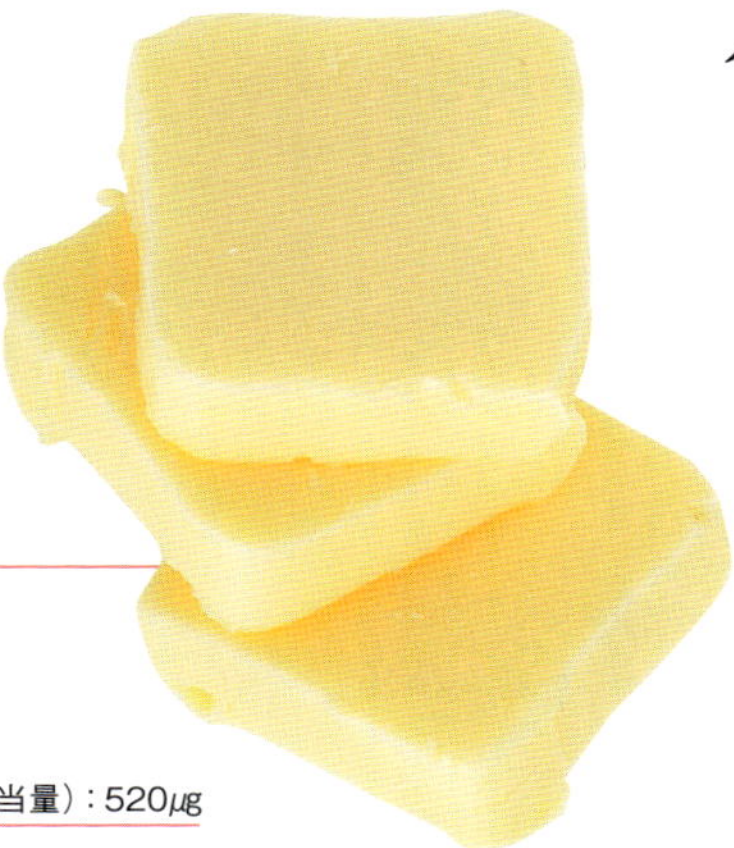

薬膳データ

- 体質　気虚　陰虚　陽熱
- 五性　寒　　五味　甘
- 帰経：肝、脾、肺、胃、腎

特徴的な栄養成分
（100g中・有塩）

脂質：74.5g
たんぱく質：0.5g
炭水化物：0.5g
カルシウム：15㎎
ビタミンE：1.5㎎
ビタミンA（レチノール活性当量）：520μg

気を補い、体に潤いを与えるので、疲労回復やストレス解消、乾燥肌の改善などに効果的です。バターの黄色はビタミンAの色で、ビタミンAは肌や粘膜を健康な状態に保ち、細菌などへの抵抗力も高めます。バターは乳脂肪分が多いですが、実は、カロリーはオリーブ油より低く、栄養価はほかの油より高くて、風味がよいので、上手に料理に取り入れましょう。

選び方
消費期限ギリギリではないものを選ぶ。きれいなクリーム色のものは鮮度がよい。

保存法
冷蔵庫で保存（適温は10度以下）。酸化したり、ほかの食品のにおいが移るのを防ぐために、密閉容器に入れる。

おすすめの食べ合わせ

便秘解消に　＋りんご

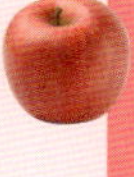

バター、小麦粉、グラニュー糖を混ぜてそぼろ状にし、薄切りにしたりんごにかけて焼きます。バターが腸を潤し、りんごの繊維質が便通を整え、バターの脂肪分も排出します。

滋養強壮に　＋さつまいも＋レモン

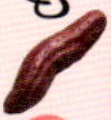

レモン煮に。栄養豊富な取り合わせで、さつまいもがバターの脂肪分を排出。レモンが胸やけを防ぎます。

注意ポイント

溶けないように温度管理を
28～33度程度で溶け、一度溶けたものは冷蔵して固めても、元のような風味や口あたりには戻りません。

column 7

洋風料理×薬膳のアイデア

薬膳では季節や体調に合わせて、食材や調理法を考えます。洋風料理でもこの考え方は応用できます。

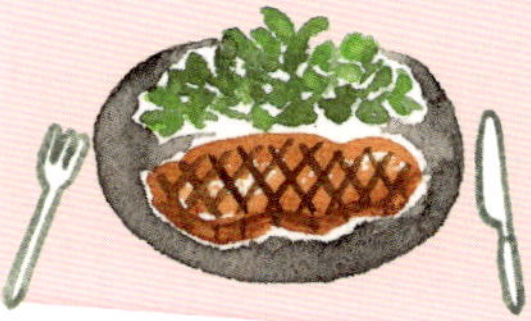

脂肪の多い洋風料理は血液ドロドロになりやすい

洋風料理は動物性脂肪とたんぱく質が多くなりがち。血管に脂肪がつき、血液ドロドロになりやすいので、脂肪の代謝を助け、体に吸収されるのを防ぐ、野菜をたっぷり組み合わせましょう。

たっぷりの野菜を加えれば肉料理もヘルシーに

肉料理には、脂肪の吸収を抑える効果のあるクレソンやルッコラのサラダと一緒に。ドレッシングには、血液サラサラ効果が期待できるたまねぎを加えましょう。サラダの代わりに、蒸し野菜を添えるのもおすすめ。低カロリーでビタミンを補給できます。

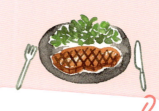

肉料理に赤ワインは理にかなった組み合わせ

ヨーロッパでは、肉料理のときに赤ワインを飲むのが定番ですが、赤ワインには脂肪の吸収を抑える働きがあります。つまり、食事のとき何を飲むのかも重要なことなのです。

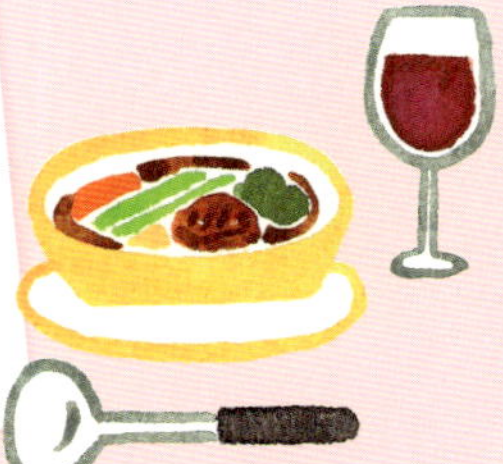

第八章 調味料
ちょうみりょう

薬膳における調味料の役割

自然の味を生かしながら、調味料で薬効をプラス

　薬膳では調味料にもさまざまな役割があります。調味料は毎日の食事に欠かせないものですから、性質を知っておくと、健康的な食生活に役立つでしょう。

　基本の調味料は、砂糖、塩、酢、しょうゆ、みそ。砂糖は種類によって性質が変わります。例えば黒砂糖は体を温め、氷砂糖は体を冷やすというまったく別の性質があるので、体調や季節に合わせて使い分けます。甘味をつける調味料としては、体を潤すはちみつもよく使われます。

　塩、しょうゆ、みそにも、それぞれ薬効がありますが、とり過ぎは、塩分過多になり、体に害を与えてしまいます。使う量に注意して、素材の旨味を引き出しましょう。

　酢は中国では黒酢が主流ですが、日本の米酢にも同じように血をきれいにする働きがあります。

しょうゆ

熱を冷まして食欲不振を改善

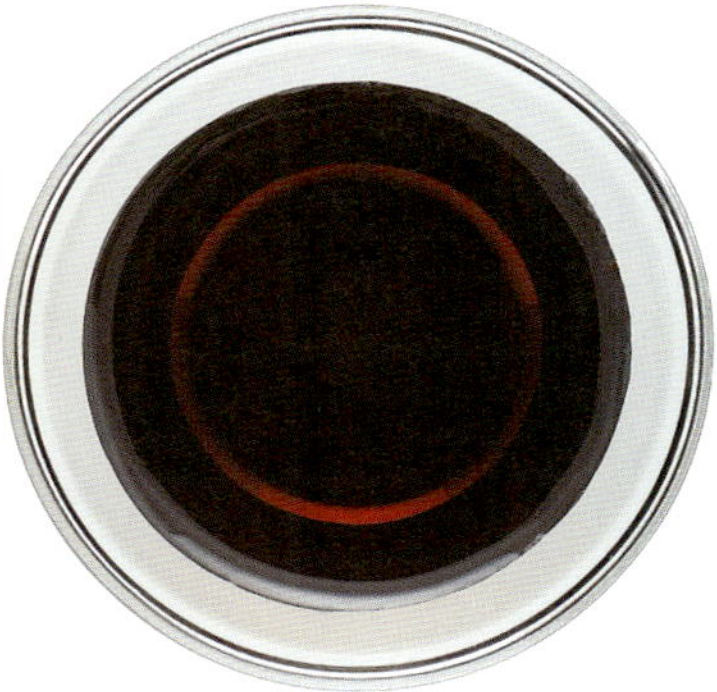

薬膳データ

体質 陽熱

五性 寒 五味 鹹

帰経：脾、胃、腎

特徴的な栄養成分
（100g中・濃口）

たんぱく質：6.1g
炭水化物：1.6g
ナトリウム：5700mg
ナイアシン：1.6mg

体にこもった余分な熱を冷ますので、食欲不振や暑気あたりのときに使うと効果的です。また、解毒作用もあり、生ものなどの食中毒を予防します。食材の旨味を引き出し、食欲を刺激する効果も。じっくり発酵させることで栄養価が高まるので、なるべく1年以上熟成発酵させて作ったものを使いましょう。また、むくみや高血圧が気になる人は使用量を控えます。

選び方
直射日光の当たらない場所で保管され、製造年月日がなるべく新しいものを選ぶ。

保存法
一般に流通しているしょうゆは加熱処理されているため、常温で保存できる。加熱処理していない生じょうゆは、傷みやすいので冷蔵庫へ。開封後はなるべく早めに使う。

おすすめの食べ合わせ

ほてりの解消に

＋きゅうり

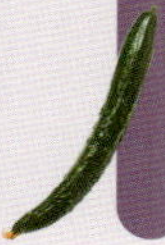

しょうがじょうゆあえに。ともに体の熱を取る作用があり、きゅうりのカリウムによって、余分な塩分を排出することもできます。

疲労回復に

＋あじ

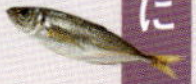

あじの煮つけに。しょうゆがあじの旨味を引き出して食欲を高め、あじの豊富な栄養で体力がつきます。しょうがとねぎを加えるとさらに◎。

注意ポイント

なるべく加熱時間を短くする

長時間加熱すると、香り、旨味、栄養成分とともに損なわれるので、加熱し過ぎないようにします。

塩《しお》

熱を取り、胃の働きを助ける

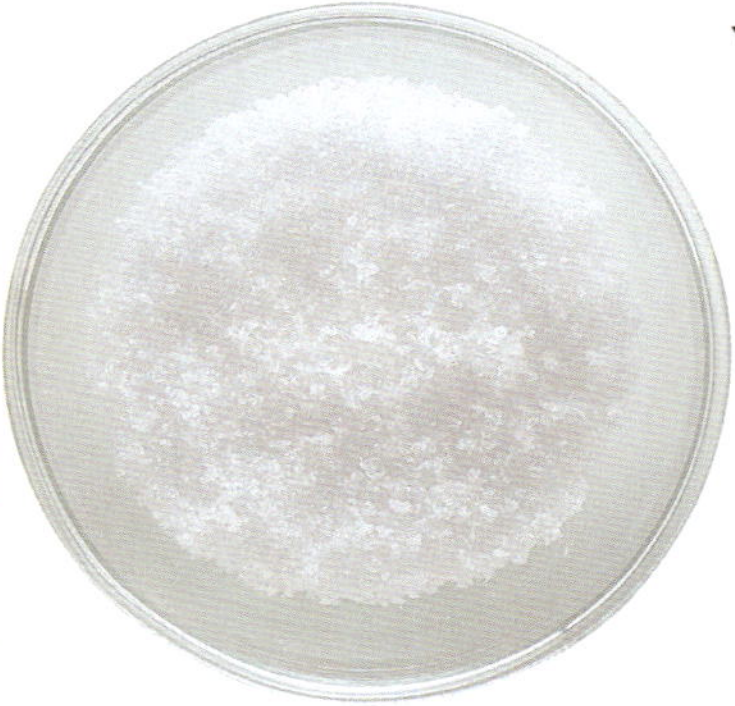

薬膳データ

体質 陽熱
五性 寒　五味 鹹
帰経：胃、腎、大腸、小腸

特徴的な栄養成分（100g中）

ナトリウム：39000mg
カリウム：100mg
マグネシウム：18mg

食べ過ぎや消化不良で食べ物が胃の中にたまることで起こる、吐き気や膨満感を改善。体にこもった熱を冷やして、ねばついた痰を溶かす作用もあります。体の機能を正常に保つには塩は欠かせないもの。体内の塩分量が極端に減ると、めまい、嘔吐、視力減退、けいれんなどの症状が現れます。大量に汗をかいたときなどは、少し多めの塩をとってもいいでしょう。

選び方
人工的に精製された塩ではなく、天然塩にする。湿気の少ない場所に置かれた、保存状態のよいものを。

保存法
直射日光を避け、温度・湿度の高くならない場所で保存。開封後は密閉できる容器に移し、虫やほこりなどが入らないようにする。

おすすめの食べ合わせ

おなかの張りに
＋はくさい

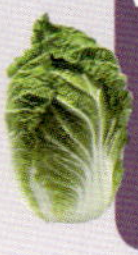

はくさいの塩もみに。塩にはかたくなったものをやわらかくする作用があり、はくさいの食物繊維とともに、便通を促し、おなかの張りを解消。

疲労回復に
＋豚肉

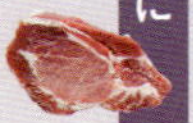

豚肉に塩をすりこみ、冷蔵庫で1日おいたあと、ゆでるか蒸すかします。塩が腎の働きを助け、豚肉のビタミンB_1の疲労回復効果を促進。

注意ポイント
濃い塩味は健康を害す
塩をとり過ぎると、むくみや高血圧などの原因に。通常は薄味を意識して調理しましょう。

みそ

イライラやのぼせを解消

薬膳データ

体質	気滞　水毒　陽熱
五性	涼
五味	鹹　酸
帰経	脾、胃、腎、肝

特徴的な栄養成分
（100g中・米みそ・淡色辛みそ）

炭水化物：11.8g
ナトリウム：4900mg
カルシウム：100mg
マグネシウム：75mg

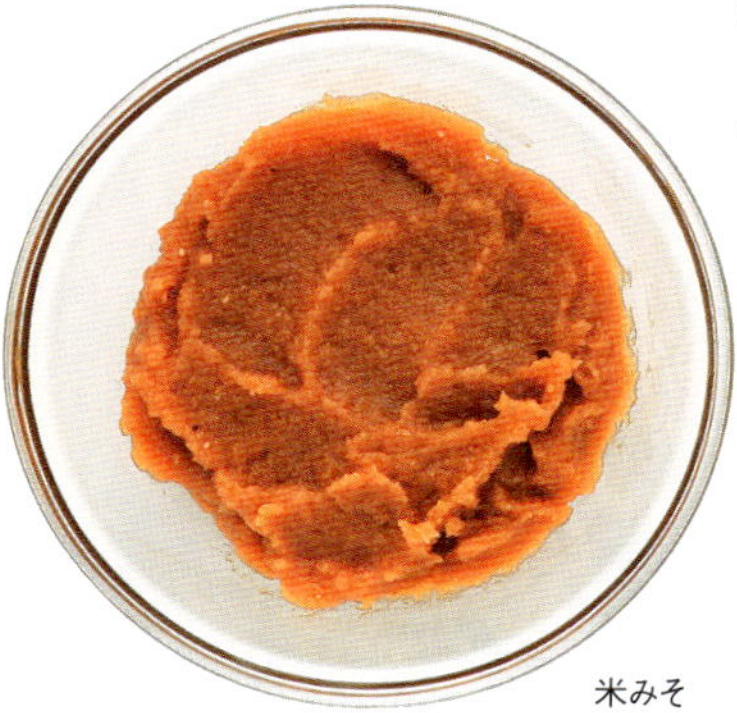
米みそ

選び方
なるべく製造年月日が新しいものを選ぶ。夏は甘みが少なくサッパリした赤みそが、冬は甘みが多くこってりした白みそがおすすめ。

保存法
冷蔵庫で保存し、消費期限内に使う。手作りみそは市販品より傷みやすいので早めに使い切る。

余分な水分を排出するため、むくみに効果的です。熱を冷まして発熱やのぼせ、イライラなども解消。また、みそのリノール酸はコレステロール値を下げ、サポニンは老化防止に役立つといわれています。イソフラボン、ビタミンE、カルシウムの相互作用で骨を丈夫にし、骨粗しょう症の予防効果も期待できます。ただし塩分が多いので、とり過ぎに注意を。

おすすめの食べ合わせ

肝機能アップに

＋いか

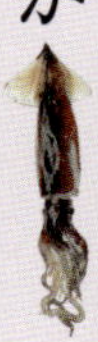

いかのみそ炒めに。いかのタウリンとみそのメチオニンが、肝臓の働きを助けます。酒とみりんを加えると、よりおいしく食べられます。

疲労回復に

＋豚肉

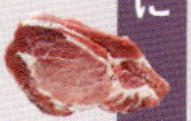

豚肉のみそ漬けを作り、焼いて食べます。豚肉に豊富に含まれるビタミンB_1が疲労を回復し、みそが豚肉の臭みを取ります。

注意ポイント

みそを入れたら沸騰させない

みそに含まれる乳酸菌は熱に弱いので、みそは料理が出来上がる直前に入れ、その後は沸騰させないように。

酒類

酒は百薬の長と言われ、薬膳では「気を巡らせる」作用があるとされています。さらに、原料の種類や、醸造か蒸留かといった製法による影響も受けます。一般的に、食材そのものを発酵させた醸造酒のほうが栄養価が高いと言えます。

赤・白で薬効が異なる

ワイン

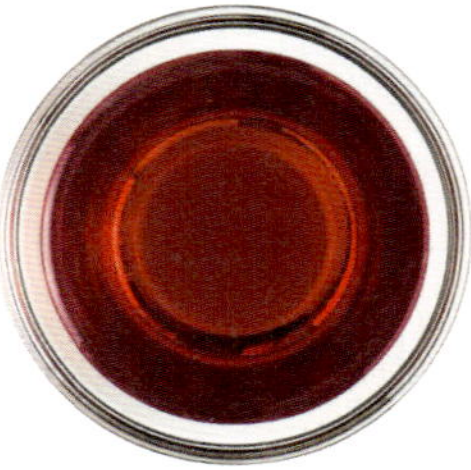

ぶどうが原料の醸造酒。調味料として少量使うことで、風味を増します。赤ワインは紫系のぶどうの皮、種をまるごと使用して作られるため、抗酸化作用のあるポリフェノールが豊富です。白ワインは大腸菌、赤痢菌、サルモネラ菌に対し赤ワインより高い殺菌力を持ちます。

選び方●
直射日光の当たらない場所(できれば冷暗所)に保管されていたものを。

保存法●
開栓後は酸化を防ぐため、ワインストッパーなどで密閉し、冷蔵庫などに立てて保存を。

特徴的な栄養成分
(100g中・赤)

カリウム:110mg

血液をサラサラにする

焼酎《しょうちゅう》

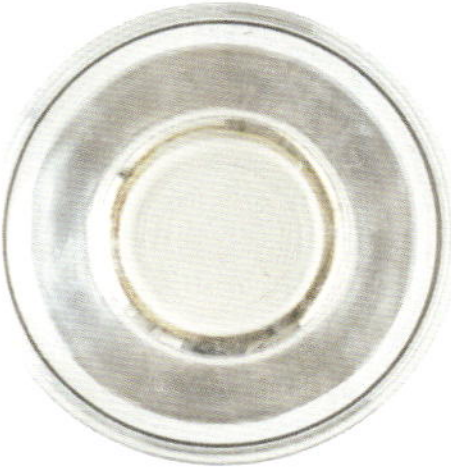

糖蜜から作られる甲類と、芋や穀類から作られる乙類があります。蒸留酒のため栄養成分は含みませんが、乙類は血液をサラサラにする働きが他の酒類より高いとされます。果物や薬草を漬け込んだものは薬膳でおなじみ。アルコールにより薬効成分が吸収されやすくなります。

選び方●
直射日光の当たらない場所(できれば冷暗所)に保管されていたものを。

保存法●
蒸留酒で温度変化には強いが、空気に触れることで劣化してしまう。開栓後は冷蔵庫の野菜室など、冷暗所で保管し、なるべく早く使い切る。

アミノ酸類を含み血行アップ

日本酒《にほんしゅ》

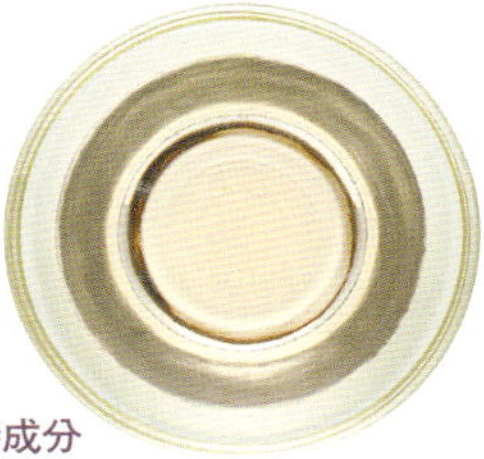

薬膳データ

- 体質：瘀血、陽虚、気滞、水毒
- 五性：温、熱
- 五味：辛、甘、苦
- 帰経：心、肝、肺、胃

特徴的な栄養成分（100g中・清酒・普通酒）

炭水化物：2.5g
ビタミンB6：0.07mg

選び方
直射日光の当たらない場所（できれば冷暗所）に保管されていたものを。

保存法
日本酒、紹興酒は開栓後も常温で保存してOK。ただしどの酒も、アルコールが蒸発するのでなるべく早めに使い切る。

身体機能活性化を助けるアミノ酸、ペプチド、麹酸などを含むため、血行が促されて体が温まります。抗ガン作用がある物質が含まれるほか、善玉コレステロールの増加も期待。醸造酒としてはアルコール度数が22～23度と高く、15度ぐらいに薄められたものが流通しています。

温めて血を巡らせる

酒粕《さけかす》

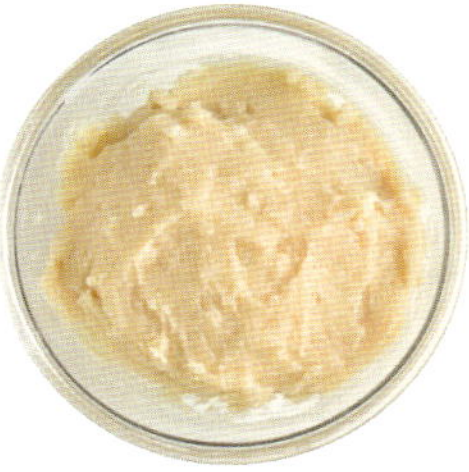

特徴的な栄養成分（100g中）

炭水化物：19.3g　たんぱく質：14.2g
食物繊維：5.2g

旬
新酒が出回る1月～4月

選び方
絞りたてはフレッシュで、熟成が進むとコクが増す。好みや用途に合わせて選ぶ。

保存法
基本的にはアルコールの作用で腐ることはない。ただし発酵が進むので、密閉容器に入れ冷蔵庫で保存を。

体を温め血を巡らせるため、打撲や外傷などの瘀血による痛みとアザの緩和によいとされます。アルコール分のほか、ミネラル・ビタミンB群、食物繊維なども含有。

魚や肉などを漬け込むと旨味が増し、保存もききます。

中国では昔から、酒粕の溶き汁でゆで卵を作り、食べる習慣が。体力を回復し、母乳の出をよくして悪露を排出するといわれます。

酢《す》

血をきれいにし、血行も促進

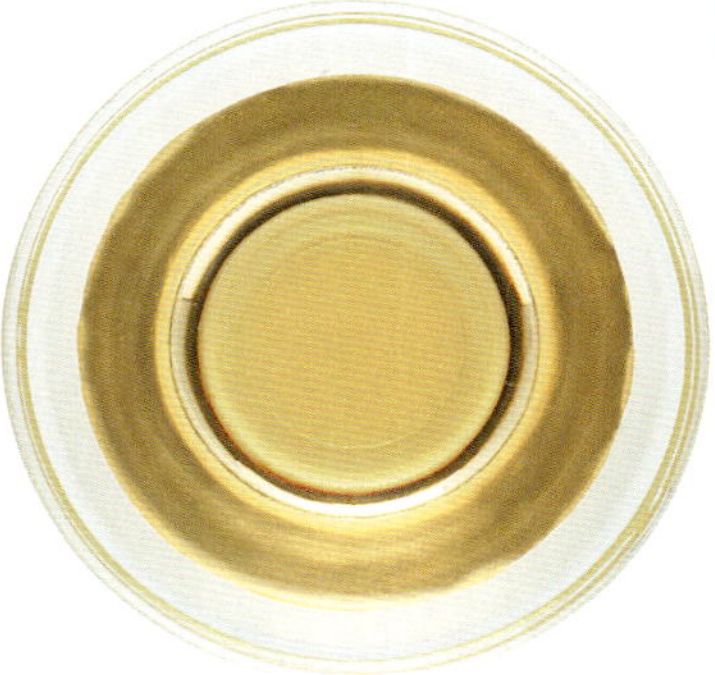

薬膳データ

体質　瘀血　気滞　水毒

五性　温　五味　酸　苦

帰経：肝、胃

特徴的な栄養成分
（100g中・米酢）

炭水化物：7.4g
有機酸：4.4g

酢には米酢、黒酢、もろみ酢、りんご酢などさまざまな種類があります。日本では米酢が一般的ですが、中国で酢といえば、黒酢を意味します。どれも血をきれいにして、流れをよくする働きがあるので、血行不良による冷えやのぼせ、肌荒れなどに効果的。酸味が唾液を分泌させ、食欲不振や消化不良も改善します。血液サラサラ効果や殺菌作用もあります。

選び方
直射日光の当たらない場所に保管され、製造年月日がなるべく新しいものを。

保存法
冷暗所に保存する。空気中の酢酸菌が混入すると浮遊物が生じ、風味が劣化することがあるため、開栓後はキャップをきちんと閉めるようにする。

おすすめの食べ合わせ

血栓の予防に

＋いわし

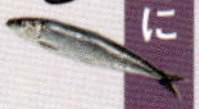

刺身用のいわしを酢漬けに。いわしに含まれるEPAも血液サラサラ効果が高いため、酢と合わせることで効果が倍増します。

食べ過ぎに

＋しょうが

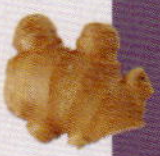

しょうがの甘酢漬けに。しょうがは胃腸を温めることで消化を促進し、酢は唾液の分泌を促して消化不良を改善します。

注意ポイント

酢のとり過ぎは骨を弱める

酢を大量にとると骨の中のカルシウムを溶かし、骨粗しょう症の原因に。1日に大さじ2杯が適量の目安。

砂糖《さとう》

種類によって異なる効果がある

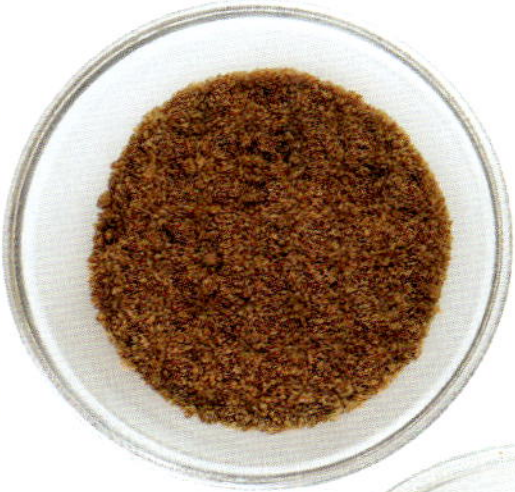

黒砂糖

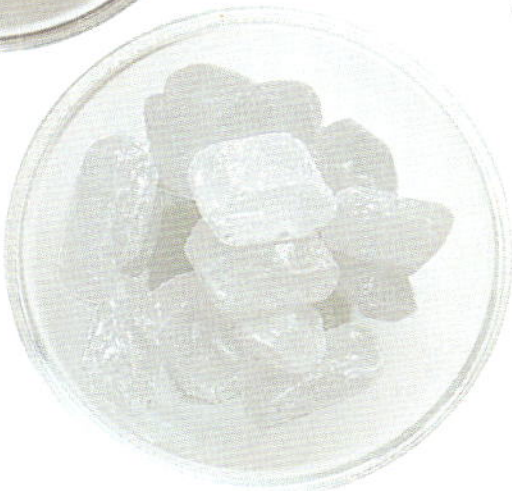

氷砂糖

薬膳では用途に合わせて主に黒砂糖、氷砂糖を使い分けます。黒砂糖は体を温めて、冷え、食欲不振、疲労、下痢を改善するほか、産後の悪露排出を促進。風邪の予防にも使われるほか、冷えが原因の月経痛や月経不順にも有効です。氷砂糖は体を冷やし、熱やのぼせに。また、肺を潤し、痰を出しやすくして咳を止めたり、体内の毒素を排出します。

薬膳データ

体質：白砂糖 陰虚 気虚
黒砂糖 血虚 瘀血 陽虚
氷砂糖 陰虚 気虚

五性：白砂糖 平
黒砂糖 温 氷砂糖 涼

五味 甘

帰経：白砂糖／脾
黒砂糖／脾、胃、肝
氷砂糖／脾、肺

特徴的な栄養成分
（100g中・黒砂糖）

炭水化物：88.9g
カリウム：1100mg
カルシウム；240mg
ナトリウム：27mg
鉄：4.7mg

選び方
製造年月日が新しいものを選ぶ。

保存法
常温で保存。湿気に触れると風味が落ちるので、なるべく湿度の低い場所に置く。虫が入らないよう、ふたが閉まる容器で保存する。

おすすめの食べ合わせ

風邪のひき始めに

＋しょうが

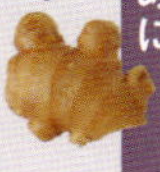

薄切りにしたしょうがを10分程度煮て成分を抽出し、黒砂糖を加えて飲みます。両方の温め効果で、風邪のひき始めの寒気を取ります。

熱中症の予防に

＋緑豆

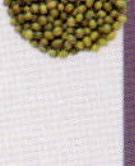

緑豆をやわらかく煮て、氷砂糖を加え、おしるこに。ともに熱を取ってくれます。室温に冷まして食べて。

注意ポイント

料理によって使い分けて

白砂糖、氷砂糖、グラニュー糖は甘みが上品ですっきりした味わい、黒砂糖は風味があって、複雑な味わいです。料理によって使い分けて。

水飴《みずあめ》

体を潤し温めて、体力を回復

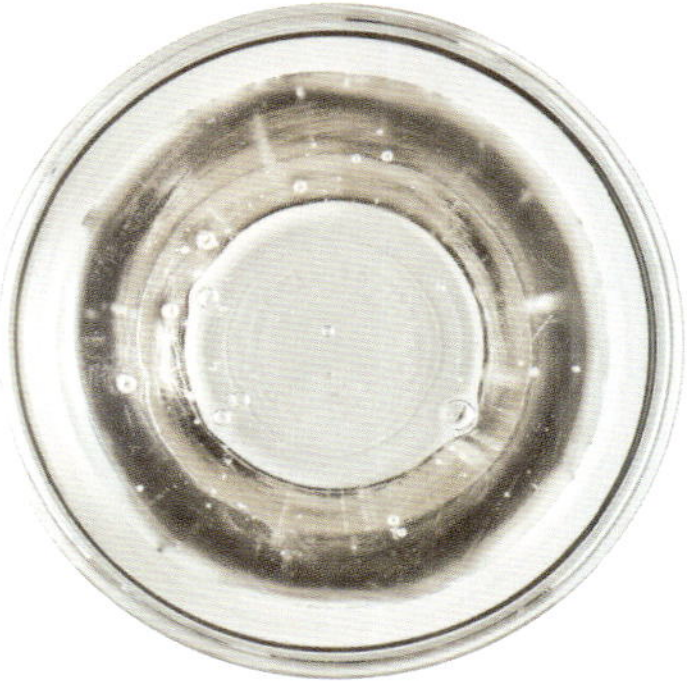

薬膳データ

体質	気虚　陰虚
五性	微温　五味　甘
帰経	脾、胃、肺

特徴的な栄養成分
（100g中）

炭水化物：85.0g

選び方
化学的に精製されたものでなく、昔ながらの製法で作られたものを。「米水飴」「麦芽水飴」などと表示されているものを選ぶ。

保存法
直射日光を避け、湿度の低いところで常温で保存を。

薬膳では固くなったものを膠飴（こうい）といい、気や陰を養い、気と陰の不足による腹痛や慢性の咳、呼吸困難の緩和などに用います。痛み止めや虚弱体質の改善にも効果を発揮。粘り気があり、体を潤す作用にも優れています。過労で胃腸が弱っているときなどに食すると、体力を高めてくれる効果が。そのまま舐めても、お湯に溶かして飲んでもＯＫです。

おすすめの食べ合わせ

おなかの冷え・腹痛に

＋しょうが

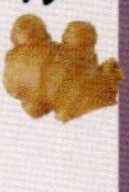

乾姜（干して乾燥させたしょうが）や中国の山椒「蜀椒（ショクショウ）」などと使用すると温め効果がアップ。お湯に溶かした水飴に、乾姜や蜀椒をそのまま加えて。

滋養強壮に

＋高麗人参

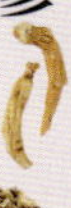

＋黄耆

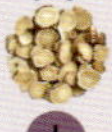

＋当帰

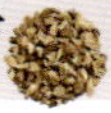

エネルギーが不足していると感じるときは、高麗人参や黄耆とともに、貧血などのときは当帰とともに用います。いずれも、お茶や煎じ汁に水飴で甘みを加えるようにして飲むとよいでしょう。

はちみつ

肺や腸を潤し、乾燥を防ぐ

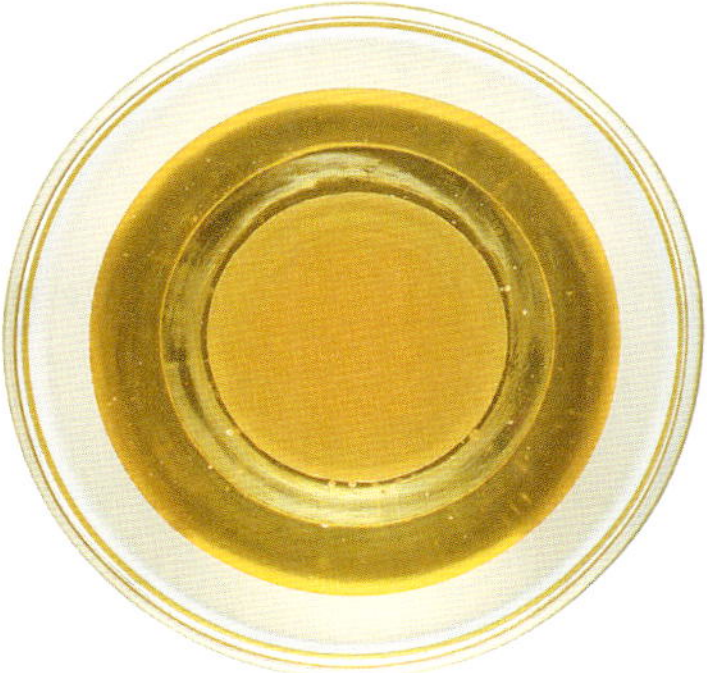

薬膳データ

体質	陰虚　気虚
五性	平　五味　甘
帰経	脾、肺、大腸

特徴的な栄養成分
（100g中）

炭水化物：75.2g
鉄：0.2mg
ビタミンB_2：0.01mg

肺を潤して咳、息切れ、皮膚の乾燥を改善します。腸を潤す効果も高く、乾燥が原因の便秘に効果的です。弱っている脾と胃の働きを高めて、食欲不振、胃痛、腹痛を緩和します。栄養豊富なため、疲労回復や口内炎の改善にも効果があります。胃の粘膜を保護するため、胃腸が弱い人にもおすすめです。漢方でははちみつの効能を重視し、治療薬としても使われます。

選び方
水飴などが添加されていない、100%純正なはちみつで、できれば国産品が望ましい。花の種類によって風味や味が異なるため、好みのものを選ぶとよい。

保存法
直射日光の当たらない涼しい場所に保管し、虫などが入らないようにふたはきちんと閉める。

おすすめの食べ合わせ

疲労回復に ＋レモン

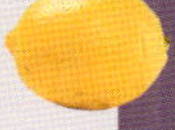

レモンのはちみつ漬けに。レモンのビタミンCとクエン酸、はちみつのビタミンB_1、B_2が疲労を解消。レモネードにして飲んでも。レモンは国産の無農薬品を使いましょう。

便秘解消に ＋くるみ

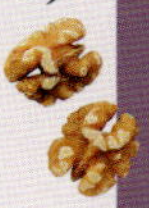

くるみにはちみつをかけて食べます。ともに腸を潤す作用があり、便通を整えます。

注意ポイント

1歳未満の赤ちゃんにはNG
ボツリヌス菌が入っていることがあり、1歳未満は中毒を起こす可能性があるため与えないでください。

ω-3　加熱×

強力な抗酸化オイル

亜麻仁油《あまにゆ》

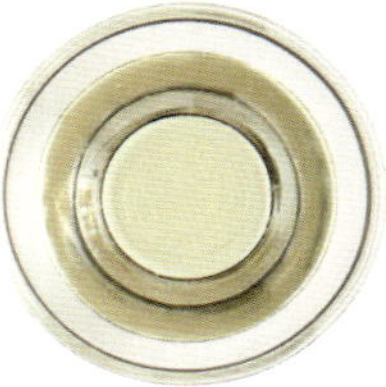

炎症を抑えるω-3系脂肪酸であるのαリノレン酸を57%と多く含みます。細胞膜の若さを保ち、血管を広げて血流をアップ。強力な抗酸化作用を持つポリフェノールの一種、リグナンが豊富です。

ω-3　加熱×

日本で古来使用されてきた

えごま油

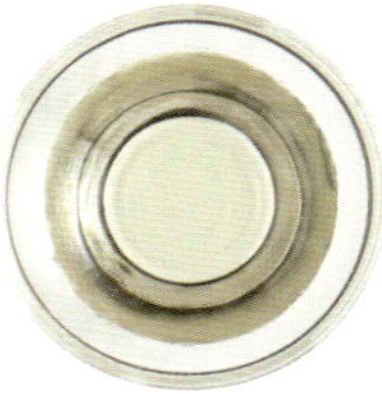

日本では縄文時代から江戸時代前期頃まで使用されてきました。

脂肪酸組成で見ると、ω-3のαリノレン酸が58%と豊富に含まれているのが特徴です。抗酸化物質ルテオリンを含み、炎症を抑える働きがあります。

ω-3　加熱×

肺、腸の働きをスムーズに

しそ油

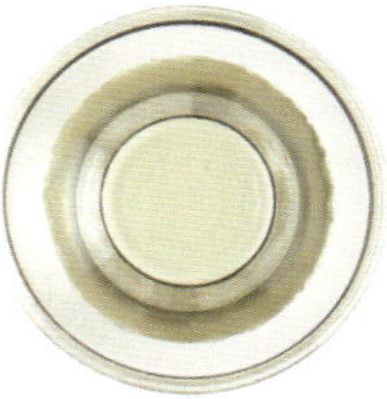

さわやかな香りが体を潤わせ、肺と腸の気をスムーズにして便秘を改善します。

気が不足し、咳が続いているときや、消化機能が弱く下痢の人は避けて。酸化に弱いので遮光瓶で保存をしましょう。

ω-3系　加熱○

ビタミンEが豊富

グリーンナッツオイル

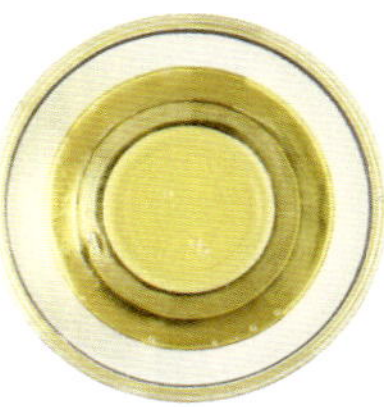

アマゾンに生育する植物の種子から作られます。ビタミンEのγ-トコフェロールがごま油の約4倍強と豊富で、ω-3のなかでは加熱に強い油です。ただし植物油などでふだんからとっているリノール酸含有量も多いので、使い過ぎに注意。

ω-6　加熱○

ダイエット効果で注目

ココナッツオイル

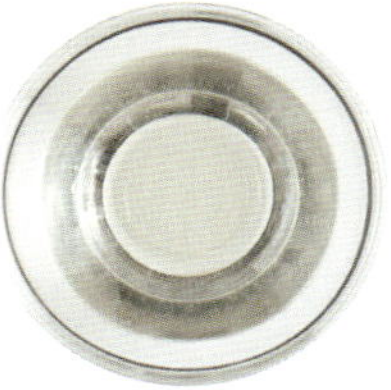

中鎖脂肪酸であるラウリン酸が43%と多く含まれます。

この脂質は体内で分解され、脳や体内のエネルギーとして利用されるため、ダイエットやアルツハイマーの改善に役立つとされています。

ω-6　加熱○

ごま特有の栄養素が豊富

ごま油

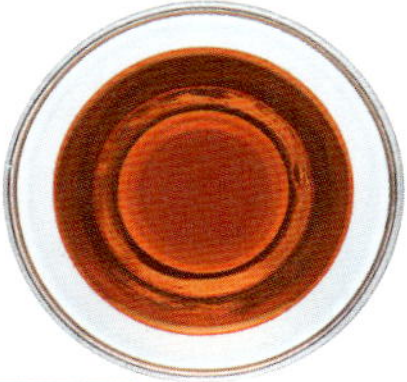

薬膳データ

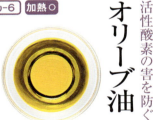

体質	陰虚　血虚　気虚
五性	涼
五味	甘
帰経:	肺、脾、大腸

特有のゴマリグナンが脂質の酸化を防ぎます。またセサミンには、肝機能の活性化、脂肪の燃焼を促すなどの作用も期待できます。

ω-6　加熱○

抗酸化作用が高い

米油

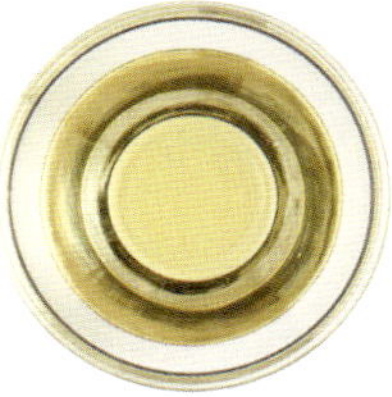

米ぬかから抽出される油で、米特有のオリザノールなど、各種の抗酸化物質を含みます。またビタミンEのなかでも、体内で働きやすいα-トコフェロールが豊富です。サラッとしていて、胃もたれなどもしにくい油です。

ω-6　加熱○

活性酸素の害を防ぐ

オリーブ油

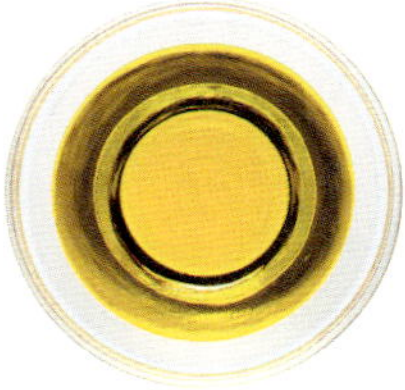

薬膳データ

体質	陽熱　陰虚
五性	平
五味	甘　酸
帰経:	肺、胃、大腸

オレイン酸や抗酸化ビタミンが多く、とくにエキストラバージンオイルには抗酸化作用の高いオレオカンタールが豊富に含まれています。

column 8 薬膳風たれ&ドレッシング

たれやドレッシングを数種類作っておけば、手軽に薬膳効果を取り入れることができて便利です。

だしじょうゆ、ごまみそは何にでも合う万能だれ

かつおぶしのだしとしょうゆを2：1の割合で作るだしじょうゆは冷や奴やおひたしに。塩分も控えられます。みそにすりごまとしょうが・にんにくのみじん切りを混ぜたごまみそは、ごはんにのせたり、野菜につけて楽しんで。

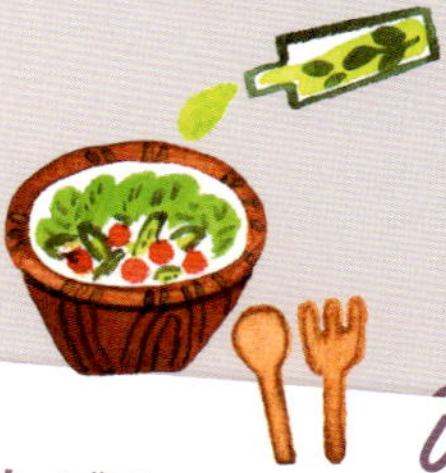

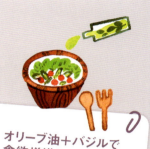

オリーブ油＋バジルで食欲増進ドレッシング

オリーブ油にバジルを漬け込み、塩・こしょうで味を調えれば、食欲増進効果のあるドレッシングが完成。タイム、ローズマリーなどを加えると、さらに効果が高まります。サラダはもちろん、焼き魚や刺身、蒸し鶏など、いろいろな食材と相性バッチリです。

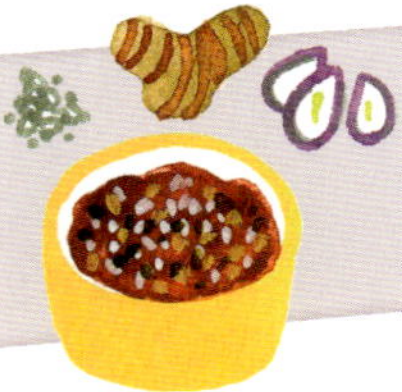

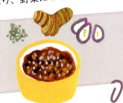

ハーブを漬け込んだ酢は風味がよくなり便利です

タイム、ローズマリー、オレガノなど好みのハーブを漬け込んだハーブビネガーを作っておくと、ドレッシングを作るときに便利。酢の酸っぱさが苦手な人も、ハーブの風味でおいしく食べられます。

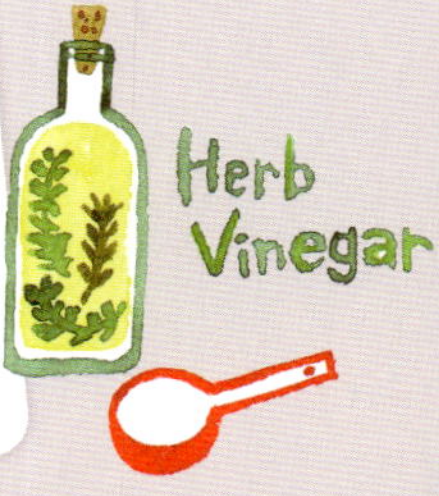

第九章

飲《の》み物《もの》

シャキッと元気に
コーヒー

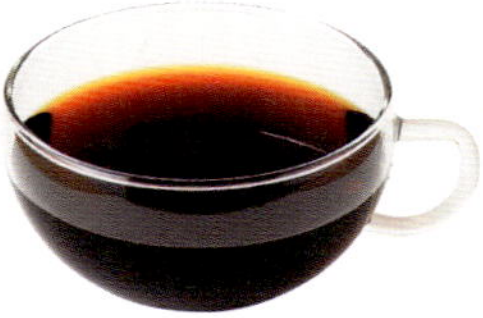

心の働きを助け、やる気のないときや眠気に襲われたとき、精神的に疲れているときなどに飲むと元気になります。苦みが便秘や二日酔いに効果的。

薬膳データ

体質	気虚 気滞 水毒 瘀血
五性	温
五味	苦 甘 辛

体を温める
紅茶

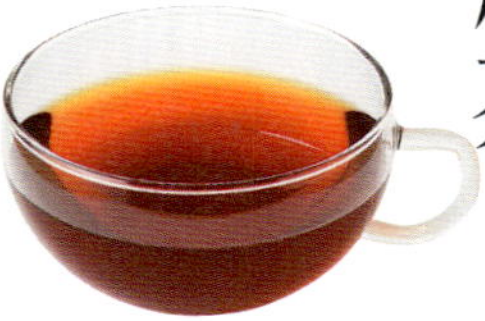

茶葉を発酵させているので体を温める作用があり、冷えを解消するとともに、精神を安定させます。インフルエンザや血栓を予防する効果も注目されています。

薬膳データ

体質	陽虚 瘀血 血虚 気虚 気滞
五性	温
五味	甘 苦

体を丈夫にする
ココア

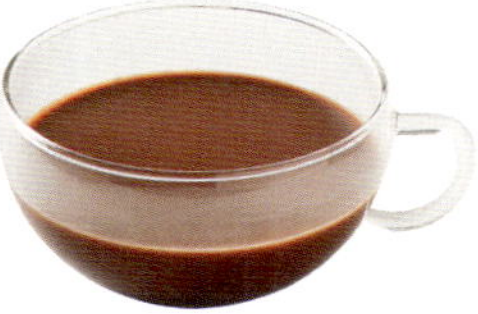

気を補い、動悸、疲労、眠気を解消。動脈硬化予防や整腸の作用もあります。ココアに含まれるポリフェノールは抗酸化作用が強く、抗ガン作用も期待されています。

薬膳データ

体質	気虚 水毒 瘀血
五性	平
五味	苦 甘

余分な熱を取る
緑茶

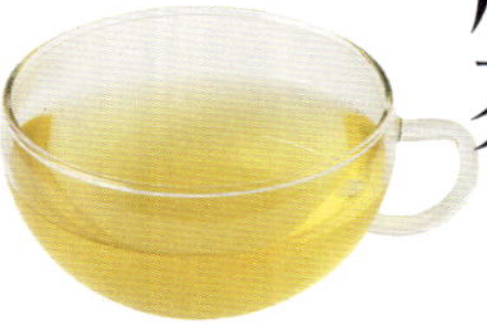

こもった熱を冷まし、頭をすっきりさせます。視力の回復、イライラ解消、血圧安定、痰を収める効果もあります。消化を促すため、食後に飲むのがおすすめです。

薬膳データ

体質	陽熱
五性	涼
五味	甘 苦

食べ過ぎを解消

ウーロン茶

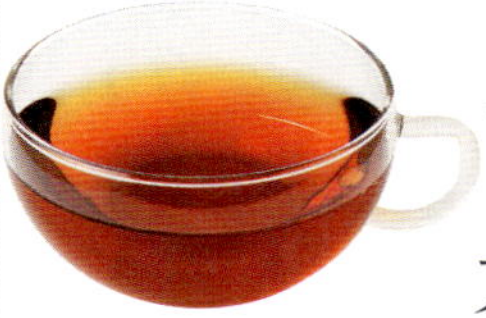

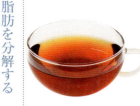

消化を促進し、食べたものの脂肪を溶かし、食べ過ぎによる膨満感を緩和。水分代謝をよくして、むくみも改善します。コレステロールの抑制作用も期待されています。

薬膳データ

体質	気滞 水毒 瘀血
五性	涼 平
五味	甘 苦

脂肪を分解する

プーアール茶

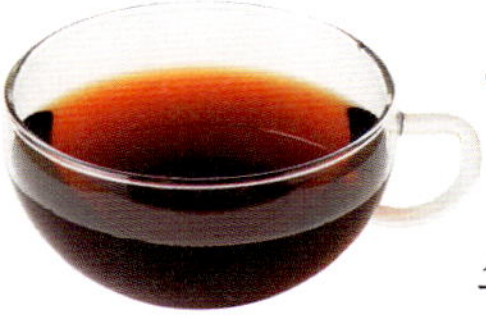

動物性脂肪を分解する働きがあるといわれ、ダイエット茶として有名。胃の働きを助けて消化を促し、おなかの張りを解消します。のどの渇きや痰も改善します。

薬膳データ

体質	気滞 瘀血 水毒
五性	平 涼
五味	苦

暑気あたりを予防

麦茶

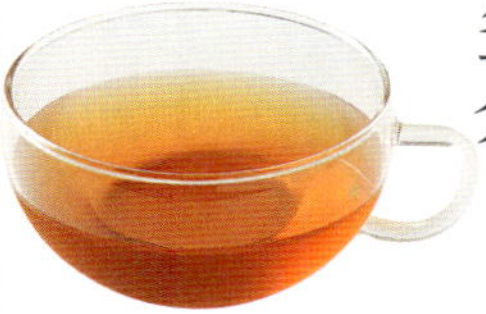

体にこもった熱を取り、消化も助けるので、夏に飲むと暑気あたりを予防できます。カフェインを含まないため、子どもや妊婦、高齢者なども安心して飲める飲料です。

薬膳データ

体質	陽熱 気虚 水毒
五性	涼
五味	甘

気持ちを鎮める

ジャスミン茶

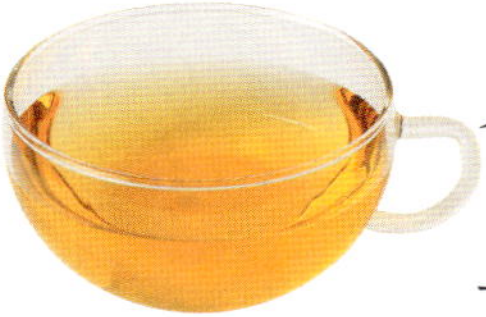

独特の香りが滞った気の巡りをよくして、落ち込みやイライラを解消します。食欲不振や胃もたれなど胃の不快感にも有効です。目と頭の働きを助け、集中力を高めます。

薬膳データ

体質	気滞 瘀血
五性	涼
五味	甘 辛

毛細血管を健やかに保つ
ルイボスティ

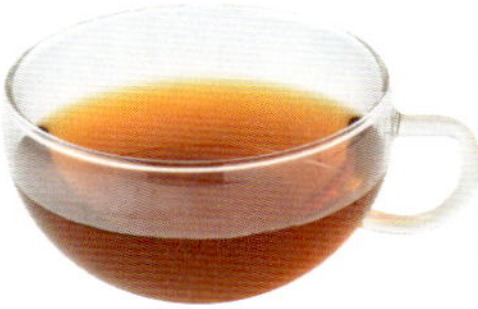

原産地である南アフリカでは古来飲用されてきたお茶。抗酸化物質を多く含み、毛細血管の組織を健やかに保つ働きがあります。

ただし体を冷やす効果が非常に強いので、子どもに飲ませる場合はは温かいものを少量にとどめましょう。

夏の不調を改善
蓮の葉茶

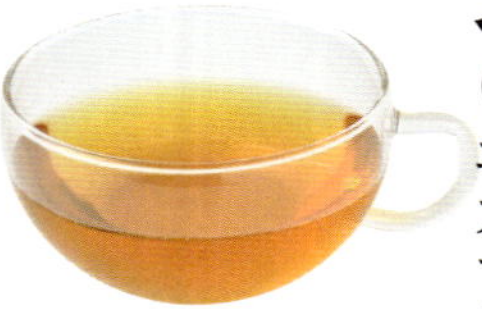

蓮の、葉の部分を乾燥させてお茶にしたもの。夏の暑さからくる体調不良を和らげます。清らかな芳香があり、気持ちをスッキリさせます。むくみの解消にも。

薬膳データ

体質	陽熱
五性	平
五味	苦
帰経:	肝、脾、胃

発熱や炎症を軽減
桑の葉茶

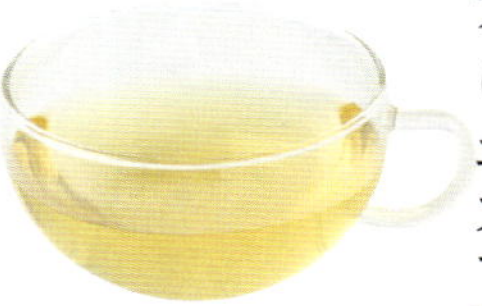

体の熱を取る働きに優れています。風邪などの熱や咳に薄荷を、目の充血には菊花を加えたものを飲むとより効果的。また糖質吸収抑制作用があり、糖尿病の予防・改善にも。

薬膳データ

体質	陽熱
五性	寒
五味	苦 甘
帰経:	肺、肝

足腰を丈夫にする
杜仲茶

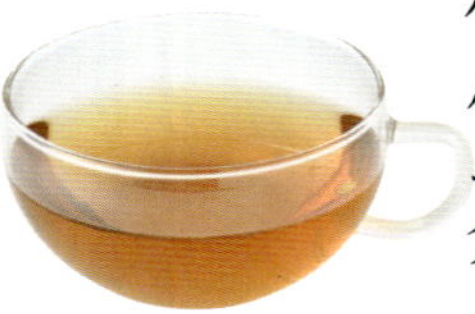

漢方では樹皮が薬として利用されますが、お茶としては主に葉を使用します。腎を補い、骨を丈夫にし、加齢による腰膝のだるさや骨粗しょう症、腰痛などを緩和します。

薬膳データ

体質	気虚 陽虚
五性	温
五味	甘
帰経:	肝、腎

ケツメイシ茶

生活習慣病の改善に

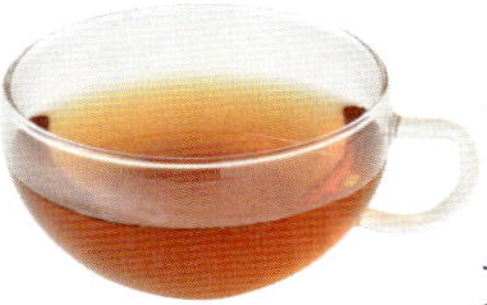

ハブ茶とも。熱を取る作用があり、高血圧、脂質異常、頭痛やめまいの薬として使われます。お茶にもさまざまな効果があり、便秘肥満、目の充血、疼痛などを改善。

薬膳データ

体質	気滞 陽熱
五性	微寒
五味	甘 苦 鹹
帰経：	肝、胆、大腸

そば茶

肥満予防に

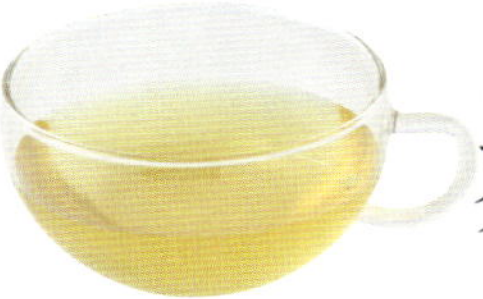

気を巡らせる働きがあり、高血圧や動脈硬化の予防に。消化機能を高めるので、下痢のときに用いるとよいでしょう。また脂質代謝を高めるので、肥満の予防・改善にも。

薬膳データ

体質	気滞
五性	平 微寒
五味	甘
帰経：	脾、胃

菖蒲根茶

水の滞りを取り除く

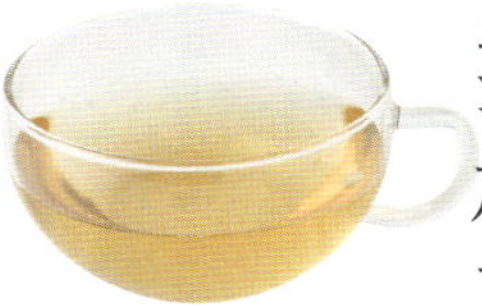

サトイモ科の石菖蒲の根を乾燥させたもの。漢方薬局で入手できます。水の滞りを取り除き、代謝をよくする働きがあります。アルツハイマーや、不眠などに。

薬膳データ

体質	水毒 気滞
五性	温
五味	辛 苦
帰経：	心、胃、脾

ほうじ茶

緑茶より作用がおだやか

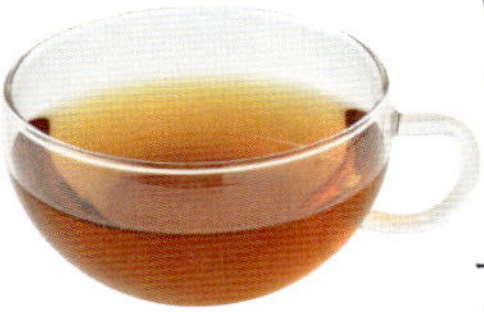

番茶を焙烙で炒ったのがほうじ茶。体を冷やし、胃への刺激がある緑茶に対し、ほうじ茶は焙じてあるので、胃腸の弱い人や、高齢者、子どもにもおすすめです。

薬膳データ

体質	陰虚
五性	平
五味	苦 甘
帰経：	心、肺、胃

おうちで薬膳Q&A

薬膳は家庭でも作れます。
家庭で作る場合のポイントを紹介します。

Q 家で薬膳を作るとき、押さえておきたいポイントを教えてください。

A 食材を組み合わせて効果を高めます

家庭で薬膳を作るときは、体質、季節、食材の組み合わせを考えて作ります。食材は自分や家族の体質に合ったもので、季節の特徴をふまえたものを選びましょう。旬の食材がおすすめです。

また、薬膳の食材の組み合わせにはパターンがあります。効果を高めたり、強すぎる作用を和らげたり、組み合わせによって、食材の力はさらに発揮されます。

●季節による薬膳のポイント●

春　毒を排出する食材を

冬の間に落ちた代謝を上げるため、春は、滞った気を巡らせる働きがあるものや、肝機能を活発にして解毒を助けるものを取り入れましょう。

夏　熱を取り発汗を促す

湿気と熱が体にこもって体調不良になりがちなため、熱を取ったり、発汗を促すものを食べます。また、冷房の冷えが気になる人は、温性のもので冷え防止を。

秋　冬に向けて気を補う

やってくる寒さに備え、気を補って体を温める作用があるものを食べましょう。また、体の中も外も乾燥しやすくなるため、潤す作用のあるものも取り入れます。

冬　血の巡りをよくする

寒い時期は、体を温めるものや、血の巡りがよくなるものを食べましょう。寒さで血管が収縮するため、血栓を予防する作用のある食材を選んで。

食材の組み合わせのポイント

良い組み合わせ

似た性質の食材の組み合わせ

同じような性質や成分を持つ食材を組み合わせて、効果を高めます。

例）ねぎ 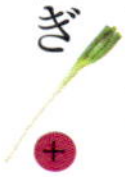 ＋ えび 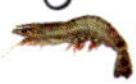

どちらも気を巡らせ、体を温める食材。組み合わせることで、体を温める作用がアップします。

ひとつの食材とその食材の効果を高める食材の組み合わせ

ひとつの食材の効果を、組み合わせた食材が助けて、さらに高めます。

例）なのはな 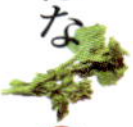 ＋ からし 

なのはなの血を養う作用を、体を温めるからしが、血行を促進することでサポートします。

強い性質を持つ食材とその作用を抑える食材の組み合わせ

作用が強い食材の効果を、組み合わせた食材が和らげ、有用な働きを引き立てます。

例）なす 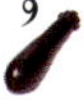 ＋ とうがらし 

なすの体を冷やす作用をとうがらしの体を温める作用で穏やかに。

悪い組み合わせ

お互いの有用な作用を消したり、悪い作用を生む組み合わせ

組み合わせることで、効果を相殺したり、悪い作用を生む組み合わせがあります。

例）なし 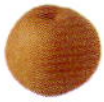 ＋ かに 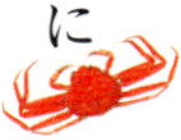

両方とも体を冷やす性質で一緒に食べると下痢を起こすおそれが。

Q 薬膳でダイエットする場合、どんなことに気をつければいいですか？

A 体質と太った原因に合ったものを食べる

薬膳では、体質によって太る原因が異なると考えます。例えば、水太りの人は水の巡りが悪くなっているのが原因なので、脾と胃の働きを補って水の巡りをよくするものを食べるようにします。また、食べ過ぎる人は、胃の熱を取って胃の働きを正常にするものを食べます。つまり薬膳ダイエットは、まず、自分の体質と太った原因を知ることが大切なのです。

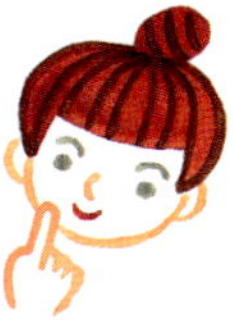

「舌診」で日々の体調をチェック

舌の状態には、身体の状態がいち早く表れます。毎朝チェックする習慣をつけると、体調管理に役立ちます。

東洋医学では「舌診」といって、舌の色や形、苔の状態、舌裏の静脈の太さなどで、体内環境の変化や病気の状態を調べ診断します。舌には五臓六腑（P14参照）の経絡が通じており、体の気・血・水や内臓の状態が反映されるのです。舌の状態でP16で紹介した8つの体質のいずれに属しているのかもわかります。毎朝、歯磨きのときにチェックをしてみましょう。また、日々変化する体調のバロメーターとして役立ちます。自分の体質をチェックし、その都度適した食材を取り入れましょう。

舌のチェックの仕方

全体の形、動き、色やツヤ、苔を見ます。健康な舌は歯の内側にちょうど収まる大きさと形。淡いピンク色で、白く薄い苔がついています。

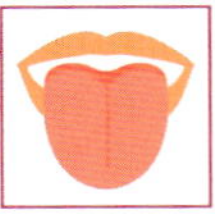

気虚《ききょ》体質

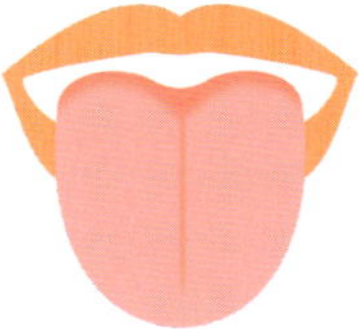

形：歯痕（歯のあと）がつくことも
色：赤味が薄い
苔：普通またはやや厚くなる

血虚《けっきょ》体質

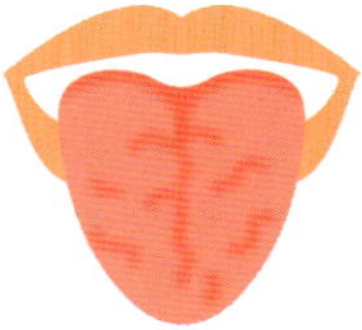

形：厚みがなく、裂紋（ひびわれ）が表れることも
色：赤味が薄く、白っぽい
苔：白や黄色の苔がつくことがある

気滞《きたい》体質

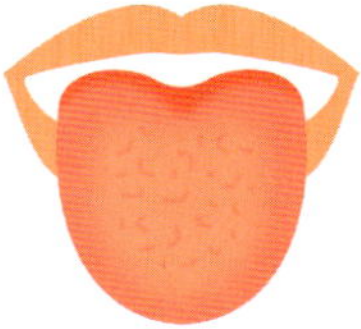

色：内熱がある場合は両側がやや赤くなる
苔：胃腸に気滞があると厚くつく

瘀血《おけつ》体質

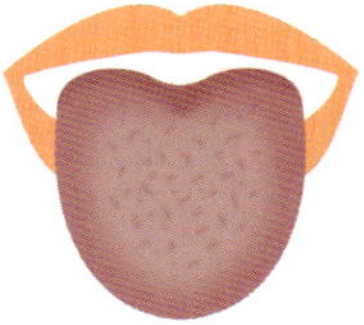

形：舌の裏側の血管が青黒く、太くなって盛り上がる
色：紫や暗紫色を帯びる
苔：熱があるときは黄色、寒があるときは白の苔がつく

陰虚《いんきょ》体質

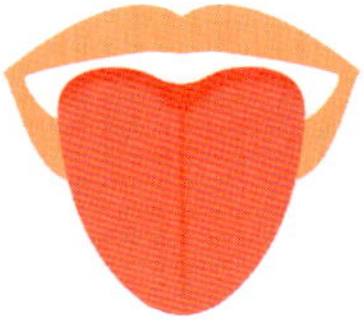

形：細く、正常より薄い傾向
色：赤味が濃く、紅色
苔：薄く、白から薄黄色。ひどくなると苔が剥落してツルツルになることも

陽虚《ようきょ》体質

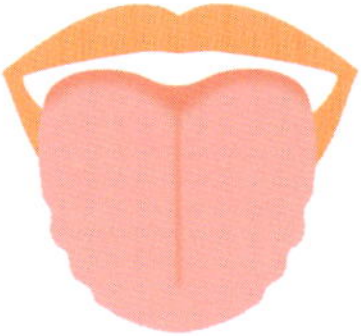

形：大きく、周りに歯痕がついている
色：白っぽい
苔：舌に水分が多いまたは苔が厚くなる

水毒《すいどく》体質

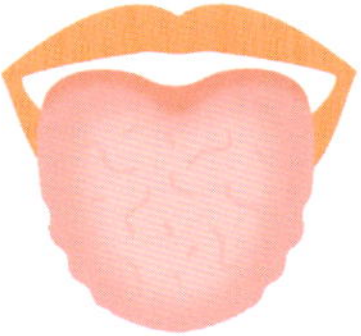

形：大きく、水っぽくて歯痕がついている
色：白っぽい
苔：ネバネバした白く厚い苔がつく

陽熱《ようねつ》体質

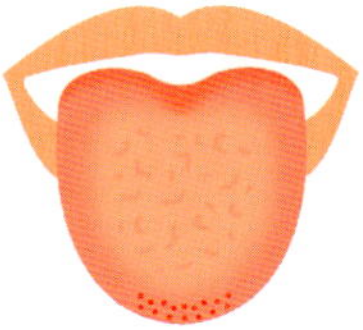

形：舌の先端や縁に赤い点や棘のようなものが見られる
色：赤味が濃い紅色
苔：黄色くネバネバした苔がつく

用語解説

【薬膳・漢方について】

医食同源 イショクドウゲン●食べ物は薬と同じように体を治し、健康を保つために大切という考え方。

陰と陽 イントヨウ●対立し合い、補い合う関係を指す。この世にあるものはすべて陰と陽に分けられる。例えば夜と昼、上と下、女性と男性など。

陰の気、陽の気 インノキ、ヨウノキ●生命エネルギーである気にも、陰と陽があり、互いに抑制し合っている。例えば昼は陽の気がより強いため活発に活動できるが、夜は陰の気がより強くなり、眠くなる、という具合に働く。

気・血・津（水） キ・ケツ・シン（スイ）●体を構成している基本要素。気は生命エネルギー、血は血液、津（水）は血液以外の体液。全身を巡りながら、互いに協力し合って健康を保っている。

気が昇る、気を降ろす キガノボル、キヲオロス●気の動きが異常な状態で、エネルギーが体の上のほうに昇り、うまく全身を巡っていない状態を「気が昇る」という。頭痛、目の疲労、イライラなどとなって表れる。現代人は頭や神経を使い過ぎることでこの状態になりやすいため、食事や呼吸法などで「気を降ろす」のが大切。

帰経 キケイ●食べ物が体のどの臓腑に影響を及ぼすかを示したもの。五味と深い関わりがある。

五行説 ゴギョウセツ●この世のすべては木・火・土・金・水の5つの要素から成るという考え方。5つがバランスを取りながら、ものごとを生み出している。

五性 ゴセイ●体に与える作用により、食べ物の性質を5つに分類したもの。体を温める熱性・温性、体を冷やす寒性・涼性、体を温めも冷やしもしない平性がある。

五臓六腑 ゴゾウロップ●臓器を体の機能や働きで分けたもの。五臓は肝・心・脾・肺・腎を、六腑は胆・小腸・胃・大腸・膀胱・三焦（体内の空間）を指す。

五味 ゴミ●食べ物の味を5つに分類したもので、「酸・甘・辛・苦・鹹」の5つがある。このほかに「淡・渋」の2つの味がある。

生薬 ショウヤク●漢方薬の材料となるもので、植物を中心に動物や鉱物などの天然のものが含まれている。

天人合一 テンジンゴウイツ●人間は宇宙や自然の一要素であるという考え方のこと。その法則に従って生活することが、健康のためにもよいとされる。

養生法 ヨウジョウホウ●生命力を高めるための方法。健康を維持し、病気を予防する生活のしかたのこと。

【栄養について】

亜鉛 アエン●たんぱく質の合成にかかわるミネラルの一種。肉・魚に多く含まれる。

アスタキサンチン●えび、かになどに含まれる赤い色素。強い抗酸化作用を持つ。

アスパラギン酸 アスパラギンサン●疲労物質を燃焼してエネルギーに変える。アスパラガスに多い。

アミノ酸 アミノサン●たんぱく質を構成する要素。体内で作ることのできない9種類を必須アミノ酸という。

アントシアニン●抗酸化作用のほか、目の健康を保つ働きがある。赤紫色の野菜や果物に多い。

EPA イーピーエー●不飽和脂肪酸の一種。脂質代謝をよくする。青魚に多く含まれる。

ω-3系脂肪酸 オメガスリーケイシボウサン●体内でつくられない

必須脂肪酸で、大豆油などに含まれ比較的ふだんから摂取しているω-6系に対し、不足しがちなため、積極的にとるとよい。

カリウム●ナトリウムとのバランスをとり、血圧を調整する。野菜、果物に多く含まれる。

カルシウム●歯や骨を作るほか、神経や筋肉の働きを調節。乳製品に多く含まれる。

キチン●かにやえびの殻に含まれる多糖類。免疫力を高める。

クエン酸 クエンサン●柑橘類やうめ干しなどの酸味成分。エネルギーを作るのを助け、疲労回復を早める。

脂質 シシツ●三大栄養素のひとつでエネルギーのもと。血液や細胞膜などの構成成分。

食物繊維 ショクモツセンイ●食べ物に含まれる、人の消化酵素で消化できない成分。便秘解消や、生活習慣病などを予防する第六の栄養素として、近年注目される。野菜、海藻、豆類などに多い。

タウリン●アミノ酸のひとつで、血圧を正常に保つなどの働きがある。いか、貝類に多い。

タンニン●植物の色素、苦味や渋み成分に含まれるポリフェノールの一種。殺菌作用、抗酸化作用がある。お茶やワインなどに多く含まれる。

たんぱく質 タンパクシツ●三大栄養素のひとつで体をつくる。約20種類のアミノ酸から構成される。

DHA ディーエイチエー●青魚に多く含まれる不飽和脂肪酸。中性脂肪を減少させるほか、脳を活性化する働きもある。

鉄 テツ●血液の成分となる。レバーやひじきなどに多い。

ナイアシン●ビタミンB群のひとつで、エネルギーを作る助けをするほか、皮膚や神経を健康に保つ役割をする。

ナトリウム●食塩の成分。体内の水分量を一定に保つ。

糖質 トウシツ●三大栄養素のひとつで、エネルギーとなる。果物や穀物に多く含まれる。

ビタミン●代謝を助け、体の調子を整える13種類の物質で、不足すると欠乏症が起こる。

ビタミンA●皮膚や粘膜、目を健康に保つ。レバーなどの主に動物性食品に含まれるレチノールと、緑黄色野菜などに含まれるベータカロテンなどがある。

ビタミンB_1●炭水化物からエネルギーを作るほか、神経の機能を正常に保つ。豚肉や玄米に多い。

ビタミンB_{12}●葉酸とともに赤血球を作る。しじみなどに豊富。

ビタミンB_2●脂肪を燃焼させ、皮膚や粘膜を正常に保つ。乳製品やレバー、卵、大豆に多い。

ビタミンC●抗酸化ビタミンのひとつ。コラーゲンの合成にかかわる。ブロッコリーなどの緑黄色野菜に多く含まれる。

ビタミンD●カルシウムの吸収を助け、骨、歯を丈夫にする。魚、干ししいたけなどのきのこに多く含まれる。

ビタミンE●抗酸化ビタミンとして、細胞の健康を保って老化を防ぐ。ナッツ類、植物油などに多く含まれる。

不飽和脂肪酸 フホウワシボウサン●脂質の主成分、脂肪酸の一種で、植物や魚に多く含まれる。脂質代謝をよくする働きがある。リノール酸・オレイン酸などがある。

ベータカロテン●緑黄色野菜などに含まれる栄養素で、体内でビタミンAに変わる。

マグネシウム●カルシウムとともに骨や歯を強化するほか、神経の興奮を抑え、血圧の調整などをする。ナッツ類、海藻などに多く含まれる。

ミネラル●無機質とも呼ばれ、体を作ったり、体の働きを調整するのに欠かせない要素。欠乏したり、摂取し過ぎたりするとさまざまな症状が起こる。

葉酸 ヨウサン●ビタミンB_{12}とともに赤血球を作る。レバーやほうれんそうなどに多い。

硫化アリル リュウカアリル●にんにく、たまねぎなどに含まれる。ビタミンB_1の吸収を助ける。血液をサラサラにし、血中の脂質を減らす効果もある。

リン●骨や歯を作るほか、細胞膜や細胞の成分となる。肉、魚、乳製品などに多く含まれる。

食材別索引

効能別食べ合わせ索引

参考文献

医心方・食養篇（丹波康頼著／筑摩書房）
本草綱目（李時珍著／［中国］人民衛生出版社）
食療中薬薬物学（苗明三編／［中国］科学出版社）
中医飲食栄養学（翁維健編／［中国］上海科技出版社）
食物本草（姚可成・匯輯／［中国］人民衛生出版社）
中薬学（呂広振編　周鳳梧主審／［中国］山東省科学技術出版社）
食物本草（中国古典新書続編／明徳出版）
医食同源の処方箋（葉橘泉著／中国漢方）
飲膳正要（忽思慧著 金世琳訳／八坂書房）
中医臨床のための中薬学（神戸中医学研究会編著／医歯薬出版）
中医臨床のための方剤学（神戸中医学研究会編著／医歯薬出版）
中医薬膳学（新世紀全国高等中医薬院校教材／［中国］中国中医薬出版社）
薬膳素材辞典（辰巳洋主編／源草社）
食の医学館（本多京子ほか監修／小学館）
八訂 食品成分表 2021（香川明夫監修／女子栄養大学出版部）

美容・老化

監修者 **喩 静**（ゆ せい）

横浜薬科大学・漢方薬学科・教授。中国山東中医薬大学卒業。12年間の内科医勤務を経て、来日。慶應義塾大学医学部を経て、東京大学大学院に入学、医学博士号を取得。東京大学大学院医学系研究科漢方生体防御機能学講座 助手・助教を経て、現職。

監修者 **植木もも子**（うえき ももこ）

管理栄養士、国際中医師、国際中医薬膳管理師、遼寧中医薬学院薬膳講師。東京家政学院家政学科管理栄養士課程卒業。各種料理、健康、食品関連の雑誌、広告等での料理作成、メニュー開発などを手がける。著書に、文庫『体を整える薬膳スープ』（マイナビ）、『お茶でかんたん 飲む薬膳』『薬善おむすび』（家の光協会）、『薬膳サラダごはん』（新星出版社）、『簡単!美味しい! ビューティーアップ薬膳レシピ』（NHK出版 生活実用シリーズ Kindole版）。雑誌『きょうの健康』（NHK出版）にて「食養生」の連載を2015.4～2018.3まで担当。

撮影	村尾香織
イラスト	あらいのりこ、天野恭子、内田尚子
デザイン・DTP	佐々木恵実（ダグハウス）
写真協力	マルク画像素材「生鮮の素プラス やおや野菜図鑑」「生鮮の素プラス くだものやフルーツ図鑑」、PIXTA、Getty Images
取材協力	漢方薬局ロチュス、上森米穀店、株式会社エヌ・ディー・シー
執筆協力	東 裕美、松井京子、湊 香奈子・沢谷龍子（カーブ）
編集協力	小島朋子、圓岡志麻
栄養計算	株式会社フードアイ
校正	くすのき舎

※本書は、当社ロングセラー『薬膳・漢方 食材&食べ合わせ手帖』（2012年4月発行）を再編集し、書名・価格等を変更したものです。

増補新版《ぞうほしんばん》 薬膳《やくぜん》・漢方《かんぽう》 食材《しょくざい》&食《た》べ合《あ》わせ手帖《てちょう》

2018年 7月 5日発行 第1版
2025年 7月10日発行 第2版 第7刷

監修者 喩 静／植木もも子
発行者 若松和紀
発行所 株式会社 西東社
〒113-0034 東京都文京区湯島2-3-13
https://www.seitosha.co.jp/
電話 03-5800-3120（代）

ISBN 978-4-7916-2663-2